高等医学院校改革教材

供高职高专护理、助产、检验及相关医学类专业使用

免疫基础与病原生物

（修订版）

主　编　柯海萍

副主编　陈新江　张士化

编　者　（以姓氏笔画为序）

卢　金　宁波卫生职业技术学院

冯伟云　宁波市第二人民医院

岑叶平　宁波卫生职业技术学院

张士化　宁波卫生职业技术学院

陈　菁　宁波卫生职业技术学院

陈新江　宁波卫生职业技术学院

金玉梅　宁波市妇女儿童医院

柯海萍　宁波卫生职业技术学院

费红军　宁波卫生职业技术学院

科学出版社

北　京

内 容 简 介

本书是高等医学院校改革教材。全书遵循教学大纲，根据职业教育注重应用型人才培养的要求，共撰写"免疫基础""病原生物"与"实践项目"三篇，分别阐述免疫基础知识、免疫病理、免疫防治及病原生物的生物学特性、致病性、防治原则等内容。实践部分以项目形式融入了密切相关的实训教学内容，强化了有菌观念和无菌操作理念，突出了知识的实用性，更利于培养学生分析问题和运用知识解决问题的能力。

本书可供高职高专护理、助产及相关医学专业使用。

图书在版编目(CIP)数据

免疫基础与病原生物/柯海萍主编.—修订本.—北京：科学出版社，2017.6
高等医学院校改革教材

ISBN 978-7-03-053866-6

Ⅰ.①免… Ⅱ.①柯… Ⅲ.①免疫学—高等学校—教材 ②病原微生物—高等学校—教材 Ⅳ.①R392 ②R37

中国版本图书馆 CIP 数据核字(2017)第 141435 号

责任编辑：徐卓立 / 责任校对：何艳萍
责任印制：徐晓晨 / 封面设计：龙 岩

科 学 出 版 社 出版
北京东黄城根北街 16 号
邮政编码：100717
http://www.sciencep.com

北京虎彩文化传播有限公司 印刷
科学出版社发行 各地新华书店经销

*

2013 年 9 月第 一 版 开本：787×1092 1/16
2017 年 6 月修 订 版 印张：11 1/2
2019 年 7 月第三次印刷 字数：273 000

定价：35.00 元
（如有印装质量问题，我社负责调换）

前　言

　　《免疫基础与病原生物》是我校护理及相关医学专业的必修基础课程。长期以来，课程组一直重视课程的教学改革和教学研究，以岗位需求和职业能力培养为导向，不断优化教学内容、调整教学重点，结合职业考试及可持续发展的要求进行更新。

　　本书于2013年9月出了第一版，现根据4年教学实践的反馈意见和体会，以及现代医学科学的研究进展和最新理论，在学校和出版社的指导下，我们启动了教材第二轮的修订。修订后的教材继续继承发扬原教材编写的创新性、科学性、先进性等"三基""五性"原则，基本结构仍为"免疫基础""病原生物"与"实践项目"三篇，内容仍以体现细菌、病毒和寄生虫等的整合性以及免疫与感染性疾病的整体性为主要宗旨。在此基础上修订主要体现在以下几方面：

　　1. 再版教材对框架体系进行了调整，按照先"免疫基础"后"病原生物"的顺序排列，两者内容虽有交叉，但免疫学知识更多应用在感染性疾病的病原生物检测和防治上，这样更符合循序渐进的认知规律，也使二者交叉更趋协调与完善。

　　2. 修改和完善了"实践项目"的内容，调整微生物分布测定等项目的设计，不仅与理论知识紧密结合，而且使实践内容更体现与临床岗位的对接，突出"理实"一体的职业教育理念。

　　3. 教材体例中补充和更换新的"相关链接"和"图片"，增加新进展、新技术，增加教材的启发性和可读性，有利于培养学生探索问题和运用知识的能力。

　　4. 教材编写表述更加简明扼要，增加图解替代不必要的文字叙述。

　　教学参考时数为30～40课时。

　　编写组成员长期从事基础医学教学，坚持临床一线实践，教学经验和临床积累均丰富，同时熟悉护理等相关专业所必需的知识体系和技能结构，在教材编写过程中较好地把握了专业需求与职业教育特点。限于学术水平和编写能力，教材中若存在不足之处，恳请广大师生在使用过程中提出宝贵意见和建议。

编　者

2017年6月

目　录

绪论 ················· (1)
　一、免疫基础 ············· (1)

二、病原生物 ·············· (2)

第一篇　免疫基础

第1章　免疫系统 ··········· (7)
　第一节　免疫器官 ········· (8)
　　一、中枢免疫器官 ········ (8)
　　二、外周免疫器官 ········ (8)
　第二节　免疫细胞 ········· (9)
　　一、T淋巴细胞和B淋巴细胞 ··· (10)
　　二、自然杀伤细胞 ········ (12)
　　三、抗原提呈细胞 ········ (12)
　　四、其他免疫细胞 ········ (12)
第2章　免疫物质 ··········· (14)
　第一节　抗原 ··········· (14)
　　一、概念与特性 ········· (14)
　　二、构成抗原的条件 ······· (15)
　　三、抗原的特异性和交叉反应 ··· (16)
　　四、抗原的种类及其医学意义 ··· (16)
　第二节　免疫球蛋白 ······· (19)
　　一、抗体与免疫球蛋白的概念 ··· (19)
　　二、免疫球蛋白的结构 ····· (20)
　　三、免疫球蛋白的生物学功能 ·· (21)
　　四、各类免疫球蛋白的特性和
　　　　作用 ············ (22)
　　五、人工制备抗体 ········ (24)
　第三节　补体系统 ········· (24)
　　一、概述 ············ (24)
　　二、补体系统的激活 ······· (25)

　　三、补体的生物学作用 ······ (29)
　第四节　细胞因子 ········· (30)
　　一、概述 ············ (30)
　　二、主要的细胞因子 ······· (30)
　　三、细胞因子的生物学活性 ···· (32)
　　四、细胞因子及其受体相关的生
　　　　物制品 ··········· (33)
　第五节　主要组织相容性复合体 ·· (34)
　　一、概述 ············ (34)
　　二、HLA复合体的基因结构和
　　　　遗传特征 ·········· (34)
　　三、HLA分子的分布、结构和
　　　　功能 ············ (36)
　　四、HLA与医学 ········· (37)
第3章　免疫应答 ··········· (38)
　第一节　概述 ··········· (38)
　　一、免疫应答的概念 ······· (38)
　　二、免疫应答的类型 ······· (38)
　　三、免疫应答的场所 ······· (38)
　　四、免疫应答的基本过程 ····· (39)
　　五、抗原提呈 ·········· (39)
　第二节　B细胞介导的体液免疫
　　　　应答 ············ (39)
　　一、B细胞对TD抗原的免疫
　　　　应答 ············ (40)

二、体液免疫应答的一般规律……（42）

第三节　T细胞介导的细胞免疫

应答…………………（42）

一、抗原的提呈和识别阶段………（43）

二、活化、增殖和分化阶段………（43）

三、效应阶段……………………（44）

四、细胞免疫应答的生物学效应

…………………………（44）

第4章　超敏反应……………（46）

第一节　Ⅰ型超敏反应………（46）

一、发生机制……………………（46）

二、临床常见疾病………………（47）

三、防治原则……………………（48）

第二节　Ⅱ型超敏反应………（49）

一、发生机制……………………（49）

二、临床常见疾病………………（50）

第三节　Ⅲ型超敏反应………（51）

一、发生机制……………………（51）

二、临床常见疾病………………（52）

第四节　Ⅳ型超敏反应………（53）

一、发生机制……………………（53）

二、临床常见疾病………………（54）

第5章　免疫应用……………（55）

第一节　免疫防治……………（55）

一、人工主动免疫………………（56）

二、人工被动免疫………………（57）

三、计划免疫……………………（57）

四、免疫治疗……………………（58）

第二节　免疫诊断……………（59）

一、抗原或抗体的检测…………（59）

二、免疫细胞及其功能检测………（61）

第二篇　病原生物

第6章　病原生物概述………（65）

第一节　细菌…………………（65）

一、细菌的生物学特性…………（65）

二、细菌的致病性与感染………（77）

第二节　病毒…………………（83）

一、病毒的生物学特性…………（83）

二、病毒的致病性与感染………（85）

第三节　其他病原生物………（87）

一、真菌概述……………………（87）

二、寄生虫概述…………………（90）

第7章　呼吸道感染的病原生物（93）

第一节　呼吸道感染的病原菌（93）

一、结核分枝杆菌………………（93）

附：麻风分枝杆菌………（96）

二、白喉棒状杆菌………………（97）

三、脑膜炎奈瑟菌………………（98）

四、肺炎链球菌…………………（99）

第二节　呼吸道感染的病毒……（101）

一、流行性感冒病毒……………（101）

二、麻疹病毒……………………（102）

三、风疹病毒……………………（103）

四、冠状病毒和SARS冠状病毒

…………………………（104）

附：其他呼吸道病原生物……（104）

第8章　消化道感染的病原生物……（106）

第一节　消化道感染的病原菌（106）

一、埃希菌属……………………（106）

二、志贺菌属……………………（107）

三、沙门菌属……………………（108）

四、霍乱弧菌……………………（110）

五、幽门螺杆菌…………………（111）

六、食物中毒病原菌……………（111）

第二节　消化道感染的病毒……（112）

一、脊髓灰质炎病毒……………（112）

二、柯萨奇病毒与艾柯病毒……（113）

三、轮状病毒……………………（113）

四、甲型肝炎病毒………………（114）

五、戊型肝炎病毒………………（115）

第三节　消化道感染的寄生虫……（115）

一、似蚓蛔线虫…………………（115）

二、蠕形住肠线虫 ……………… （117）

三、毛首鞭形线虫 ……………… （118）

四、链状带绦虫 ………………… （118）

五、肥胖带绦虫 ………………… （119）

六、布氏姜片吸虫 ……………… （120）

七、卫氏并殖吸虫 ……………… （121）

八、华支睾吸虫 ………………… （122）

九、溶组织内阿米巴 …………… （123）

十、刚地弓形虫 ………………… （124）

　　附：其他消化道感染的病原生物

　　　………………………… （124）

第9章　皮肤创伤感染的病原生物

　　………………………………… （125）

第一节　创伤感染的病原菌……… （125）

一、葡萄球菌 …………………… （125）

二、链球菌 ……………………… （127）

三、铜绿假单胞菌 ……………… （129）

四、破伤风梭菌 ………………… （129）

五、产气荚膜梭菌 ……………… （130）

六、无芽孢厌氧菌 ……………… （132）

第二节　创伤感染的病毒………… （133）

一、狂犬病病毒 ………………… （133）

二、流行性乙型脑炎病毒 ……… （134）

第三节　皮肤黏膜感染的真菌…… （135）

一、表面感染真菌 ……………… （135）

二、皮肤癣真菌 ………………… （135）

三、着色真菌和孢子丝真菌 …… （136）

四、假丝酵母菌 ………………… （136）

第四节　皮肤黏膜感染的寄生虫 … （137）

一、日本血吸虫 ………………… （137）

二、疟原虫 ……………………… （138）

三、丝虫 ………………………… （140）

　　附：其他皮肤创伤感染的病原

　　　生物 …………………… （141）

第10章　性传播病原体 ………… （143）

一、淋病奈瑟菌 ………………… （143）

二、梅毒螺旋体 ………………… （144）

三、沙眼衣原体 ………………… （146）

四、溶脲脲原体 ………………… （146）

五、阴道毛滴虫 ………………… （147）

六、性传播的病毒 ……………… （147）

第11章　多途径传播病原生物 … （149）

一、结核分枝杆菌 ……………… （149）

二、人类免疫缺陷病毒 ………… （149）

三、乙型肝炎病毒 ……………… （151）

　　附：其他肝炎病毒 ………… （154）

四、疱疹病毒及其他病原菌 …… （154）

第三篇　实践项目

实践项目一　微生物的分布测定…… （159）

实践项目二　细菌的形态与结构检查

　　………………………………… （161）

实践项目三　细菌的生长繁殖与代谢

　　产物检查……………………… （163）

实践项目四　外界因素对细菌生长繁

　　殖的影响……………………… （165）

实践项目五　病原生物检查………… （169）

实践项目六　免疫实验……………… （172）

绪　论

一、免疫基础

(一)免疫与免疫功能

免疫学起源于抗感染的研究。在与疾病作斗争的过程中人们发现,当机体所患的某种传染病痊愈后,即对该传染病有了不同程度的抵抗力,如患过天花并已康复的人不会再患天花。因此长期以来人们认为免疫(immune)就是机体对抗病原微生物感染的能力。随着免疫学理论和实验技术的进展,发现许多免疫现象与微生物感染无关,认识到机体还可以对除了病原微生物以外的"非己"物质加以识别和排斥。从而明确,现代免疫的概念是指机体识别和排除抗原性异物以维护自身生理平衡与稳定的功能。

免疫功能主要表现在以下三个方面:①免疫防御,指免疫系统在正常情况下抵御病原生物入侵的能力,但免疫防御能力过高时引起超敏反应,过低或缺失时引起免疫缺陷病;②自身稳定,指免疫系统对自身成分的耐受,对体内损伤和衰老的细胞进行清除,维持机体生理平衡的能力,异常时可引起自身免疫病;③免疫监视,指免疫系统识别、清除体内突变细胞的作用,异常时可导致肿瘤的发生(表0-1)。

表 0-1　免疫系统的功能

功　能	生理性表现	病理性表现
免疫防御	防御病原生物侵害	超敏反应、免疫缺陷
自身稳定	清除损伤或突变细胞	自身免疫病
免疫监视	清除复制错误/突变细胞	肿瘤、持续感染

(二)免疫应答类型

机体免疫系统执行免疫功能的过程称为免疫应答(immune response)。根据免疫应答发生的时期、作用机制及特点的不同,将免疫应答分为固有性免疫应答和适应性免疫应答。

固有性免疫应答,又称先天性免疫应答或非特异性免疫应答,是机体在种系发育进化过程中逐渐建立起来的一系列天然防御功能。其特点是生来就有,且能遗传给后代;作用无特异性,有明显的个体差异;作用迅速,但较弱,无记忆性。

适应性免疫应答,又称获得性免疫应答或特异性免疫应答,是机体接受抗原(病原微生物等)刺激后产生的,只对相应抗原起作用,使之从体内清除的防御功能。其特点是后天获得、不能遗传;作用有特异性;作用强,但产生需要一定时间,有记忆性。

二、病 原 生 物

病原生物包括病原微生物与人体寄生虫。

(一)病原微生物

微生物(microorganism)是一群存在于自然界中的个体微小、结构简单、肉眼直接看不到,必须借助显微镜放大数百倍甚至数万倍才能看到的微小生物的总称。微生物种类繁多,广泛存在于自然界。绝大多数微生物对人和动植物是有益的;只有少数能使人类、动植物发生疾病,称为病原微生物;还有一些在特定条件下可导致疾病的微生物,属于条件致病性微生物。微生物按其结构与组成不同分为以下三大类。

1. 非细胞型微生物 是最小的一类微生物,能通过滤菌器,无典型的细胞结构,需要在活细胞内增殖,如病毒、亚病毒。

2. 原核细胞型微生物 其细胞核无核膜与核仁,缺乏完整的细胞器,主要以二分裂法繁殖。这类微生物种类较多,包括:①细菌,单细胞型,具有细胞壁和原始的核质,对抗生素敏感;②支原体,缺乏细胞壁,具有高度多态性,可通过滤菌器,并能在无生命培养基上生长;③衣原体,严格细胞内寄生、有独特的发育周期(原体和始体),能通过滤菌器;④立克次体,介于细菌和病毒之间,有明显的多形态性,专性细胞内寄生;⑤螺旋体,介于细菌和原虫之间,有细菌壁和核质,菌体借助轴丝而运动;⑥放线菌,无典型细胞核,含胞壁酸,呈分支状生长。

3. 真核细胞型微生物 细胞核分化程度高,有核膜、核仁和染色体,细胞质内具有完整的细胞器,如真菌。

(二)人体寄生虫

寄生虫(parasite)是指营寄生生活的多细胞无脊椎动物和单细胞原生生物,其中一部分寄居于人体并对机体造成损害的称为人体寄生虫,主要包括医学原虫、医学蠕虫和医学节肢动物。

(三)微生物分布与人类关系

在自然环境中广泛生存着各种微生物,人自出生1～2h后即可从其体内分离出细菌。胎儿在出生过程中,经过产道时,皮肤就开始沾染上了细菌。出生后开始呼吸、吞咽,外界的细菌也就随着进入上呼吸道和肠道,所以在人的皮肤、口腔、鼻咽部、肠道、尿道、生殖道等处,都集居着多种细菌,这是在生物进化过程中形成的,一般是无害的。

在成年人,凡与外界接触或相通的部位皆有微生物和寄生虫的存在,形成了人体的微生态环境。通常把这些在人体各部位经常寄居而对人体无害的微生物称之为正常菌群(normal flora of bacteria)。正常菌群大部分是长期居留于人体的,又称为常住菌;也有少数微生物是暂时寄居的,称为过路菌。其生理作用包括:①拮抗作用,正常菌群,特别是占绝对优势的厌氧菌对外来的致病菌有明显的生物拮抗作用,阻止其在机体内定植,从而构成一道生物屏障。②免疫作用,机体的抗感染免疫力与其接受正常菌群抗原的刺激有密切关系。正常菌群作为一种抗原刺激,使宿主产生免疫,从而限制了它们本身的危害性。乳酸杆菌和双歧杆菌对胃肠道黏膜抗感染免疫作用的激活具有重要意义。③营养作用,正常菌群参与人体的物质代谢、营养转化与合成,除参与蛋白质、糖类、脂肪代谢及合成维生素(如维生素 B、生物素、叶酸、吡哆醇及维生素 K 等)外,还参与胆汁代谢、胆固醇代谢及激素转化等过程。④抗衰老与抑癌作用,肠道正常菌群中的双歧杆菌具有抗衰老作用,且双歧杆菌和乳酸杆菌有抑制肿瘤发生的作用,它们的抑癌作用机制可能与其能降解亚硝酸铵,并能激活巨噬细胞、提高其吞噬能力有关。

正常菌群在一定的条件下与人体的平衡关系被打破而引起疾病,称条件致病菌。常见的原因有:①菌群失调,如大剂量使用广谱抗生素或长期服用抗生素,使机体某个部位正常菌群中各菌种间的比例发生较大幅度变化,超出正常范围的状态,由此导致一系列临床症状,称为菌群失调;②居住部位的改变,如正常菌群进入泌尿道、腹腔、血流等;③机体局部或全身免疫功能下降,如使用大量的皮质激素、抗肿瘤药物、放疗等,均使机体免疫力降低,而导致条件致病。

【复习思考题】

1. 名词解释 正常菌群 免疫

2. 问答题

(1)简述正常菌群的生理作用。

(2)举例说明免疫的功能。

第一篇

免疫基础

第 1 章

免疫系统

免疫器官的主要功能；T 细胞、B 细胞的亚群、表面标志及主要功能；NK 细胞、单核-巨噬细胞等的主要功能。

相关链接 **胸腺**

胸腺位于胸骨柄后方，上纵隔前部，贴近心包上方，大血管的前面，有的人胸腺可向上突入颈根部。胸腺一般分为不对称的左、右两叶，两者借结缔组织相连，每叶多呈扁条状，质软。胸腺有明显的年龄变化，新生儿和幼儿的胸腺相对较大，重 10～15g；性成熟后最大，重达 25～40g，此后逐渐萎缩、退化，成年人胸腺常被结缔组织所代替。

免疫系统(immune system)是机体产生免疫应答的物质结构基础。免疫系统由免疫器官、免疫细胞和免疫分子三部分组成(图 1-1)。

案例分析

患儿，女，7 个月。1 个月前受凉后出现咳嗽、近日加重，5d 前无明显诱因头面部、躯干出现许多鲜红色丘疹，皮疹很快波及全身，并形成水疱，病程进行性加重，于当地对症治疗无效，遂到医院就诊入院。胸部 X 线片示支气管肺炎，胸腺缺如；胸部 CT 示两肺粟粒状阴影，胸腺缺如；诊断为先天性胸腺发育不良(DiGeorge 综合征)。

讨论：胸腺在免疫器官中的地位和作用是什么？

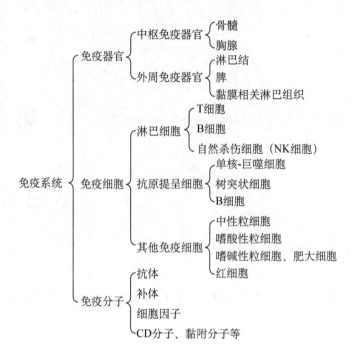

图 1-1 人类免疫系统的组成

第一节 免疫器官

一、中枢免疫器官

中枢免疫器官是免疫细胞发生、分化和成熟的场所,包括骨髓和胸腺。人类的 B 细胞在骨髓中发育成熟,T 细胞在胸腺中发育成熟。

(一)骨髓

骨髓(bone marrow)是人和其他哺乳动物的造血器官,也是各种免疫细胞的发源地。骨髓的多能干细胞经过增殖和分化成为髓样干细胞和淋巴样干细胞,前者是红细胞、粒细胞、血小板、单核细胞的前身,后者是淋巴细胞的前身。骨髓也是人类和其他哺乳动物 B 细胞分化成熟的场所,始祖 B 细胞在骨髓微环境和激素样物质作用下发育为成熟的 B 细胞。骨髓功能缺陷时,将严重损害机体的造血功能和免疫功能。

(二)胸腺

胸腺(thymus)是 T 细胞分化、成熟的器官。来自骨髓的始祖 T 细胞经血流进入胸腺,在胸腺素和胸腺微环境作用下,分化成熟为具有免疫活性的 T 淋巴细胞,成熟 T 细胞离开胸腺到外周免疫器官定居并产生免疫效应。胸腺发育不全或功能减退,均可导致机体的免疫功能尤其是细胞免疫功能障碍,易发生严重感染和肿瘤。

二、外周免疫器官

外周免疫器官是 T 细胞、B 细胞等成熟淋巴细胞定居和发生免疫应答的场所,包括淋巴结、脾和黏膜相关淋巴组织。

(一)淋巴结

淋巴结(lymph nodes)的实质分为皮质区和髓质区。靠近被膜的皮质称浅皮质区,浅皮质区和淋巴小结生发中心,以及髓质的髓索为 B 细胞定居的部位,称为非胸腺依赖区。浅皮质区的内侧为深皮质区(也称副皮质区),主要是 T 细胞定居的部位,又称胸腺依赖区。淋巴结的髓质包括髓索和髓窦,聚集有 B 细胞、巨噬细胞等。

淋巴结具有过滤淋巴液作用,通过淋巴窦内吞噬细胞的吞噬作用、抗体和其他免疫分子的作用,杀伤清除进入淋巴液中的病原微生物及毒素;淋巴结中的免疫细胞接受抗原刺激后通过增殖分化,产生免疫应答;此外,淋巴结是进行淋巴细胞再循环的场所,有利于机体更好地捕捉抗原。

(二)脾

脾(spleen)是体内最大的免疫器官。由被膜和实质组成,实质分红髓和白髓。中央动脉周围的白髓是 T 细胞定居区。白髓的淋巴小结生发中心是 B 细胞定居的区域。红髓在白髓周围,分脾索和脾窦,脾索中含大量 B 细胞,脾窦含大量巨噬细胞和血细胞。脾除具有造血、储血和过滤作用外,也是淋巴细胞移居和进行免疫应答的场所。

(三)黏膜相关淋巴组织

主要包括扁桃体、阑尾、肠集合淋巴结及消化道、呼吸道和泌尿生殖道黏膜下层弥散的淋巴组织,是机体免疫防御的第一道防线,在局部抗感染中起重要作用。

相关链接　**树突状细胞**

树突状细胞是由美国学者拉尔夫·斯坦曼于 1973 年发现的,是目前所知的功能最强的抗原提呈细胞,因其成熟时伸出许多树突样或伪足样突起而得名。2011 年 10 月初,被誉为"树突状细胞之父"的拉尔夫·斯坦曼与另外两位免疫细胞科学家一起,共同分享了 2011 年度诺贝尔生理学或医学奖。作为一名胰腺癌患者,68 岁的斯坦曼在获颁诺贝尔奖前几天不幸离开了人世。事实上,他在 4 年前就被诊断出患有这一疾病,而胰腺癌恶性程度很高,平均存活率仅有 6~8 个月,斯坦曼生前利用自己发现的免疫系统原理,通过一种"树突细胞疗法"延长了自己的生命。

第二节　免疫细胞

凡参与免疫应答或与免疫应答有关的细胞称为免疫细胞,包括造血干细胞、淋巴细胞、单核-巨噬细胞、肥大细胞和粒细胞等。淋巴细胞是体内唯一表达特异性抗原受体的一群免疫细胞,在介导获得性免疫应答中扮演着十分重要的角色,其中接受抗原刺激后能活化、增殖分化,产生特异性免疫应答的淋巴细胞称为抗原特异性淋巴细胞或免疫活性细胞,主要包括 T 淋巴细胞和 B 淋巴细胞。

一、T 淋巴细胞和 B 淋巴细胞

T 淋巴细胞起源于骨髓的多能干细胞,在胸腺及胸腺素微环境影响下分化成熟,故称胸腺依赖性淋巴细胞(thymus dependent lymphocyte),简称 T 细胞。成熟 T 细胞经血流分布到外周免疫器官的胸腺依赖区定居,并通过淋巴细胞再循环游走于全身,具有介导细胞免疫和调节体液免疫的作用。正常人外周血中 T 细胞数占淋巴细胞总数的 70%~80%。

B 淋巴细胞也起源于骨髓的多能干细胞,哺乳类在骨髓中分化成熟,故称骨髓依赖性淋巴细胞(bone marrow dependent lymphocyte),简称 B 细胞。成熟 B 细胞随血流分布于外周免疫器官的非胸腺依赖区,主要功能是产生特异性抗体,执行体液免疫功能。外周血中 B 细胞占淋巴细胞总数的 20%~30%。

(一)T 细胞

1. T 细胞的主要表面标志

(1)T 细胞抗原受体(T-cell antigen receptor,TCR):TCR 是指 T 细胞表面能特异性识别和结合抗原的结构,它是 T 细胞特有的表面标志。通常 TCR 与 CD3 分子以共价键结合形成 TCR-CD3 复合物,当与抗原提呈细胞表面的抗原肽-MHC 分子复合物结合,可启动 T 细胞活化,引起免疫应答。大多数成熟 T 细胞的 TCR 分子是由 α 和 β 两条肽链组成的异二聚体,少数 T 细胞的 TCR 是由 γ、δ 链组成的。两条肽链都由膜外区、跨膜区及胞质区组成。胞外区与 Ig 结构有些相似,折叠形成可变区(V 区)和恒定区(C 区),其中 V 区是与特异性抗原结合的部位。不同 T 细胞可变区与抗原结合的特异性是不同的,从而决定了免疫应答的特异性。

(2)绵羊红细胞受体:在人类 T 细胞表面有能与绵羊红细胞结合的受体,简称 E 受体(即 CD2 分子)。在体外一定实验条件下,T 细胞能与多个绵羊红细胞结合形成玫瑰花样的花环,该实验称为 E 花环形成试验。临床上曾用于检测人外周血中的 T 细胞数量,以辅助判断机体的细胞免疫功能。

(3)促有丝分裂原受体:促有丝分裂原是指能非特异性地激活淋巴细胞发生有丝分裂的物质。T 细胞表面有植物血凝素(PHA)、刀豆蛋白 A(ConA)及美洲商陆(PWM)等促有丝分裂原的受体,受这些物质刺激后 T 细胞可以活化、增殖、分化为淋巴母细胞。据此,在体外进行淋巴细胞转化试验,可以反映 T 细胞的免疫功能。正常人 T 细胞转化率为 60%~80%。

(4)细胞因子受体:T 细胞表面有多种细胞因子受体,如 IL-1R、IL-2R、IL-4R、IL-6R 等。这些受体与相应细胞因子结合,可促进或诱导 T 细胞活化、增殖、分化与成熟。

(5)T 细胞表面抗原:所有 T 细胞都表达 MHC-Ⅰ类分子,人 T 细胞被激活后还表达 MHC-Ⅱ类分子。MHC 分子参与 T 细胞对抗原肽的识别与免疫应答过程。T 细胞还表达多种 CD 分子,如 CD2、CD3、CD4、CD8、CD28、CD45L 等,它们在 T 细胞特异性识别和激活,以及与其他免疫细胞相互作用中分别发挥不同的生物学作用。

2. T 细胞亚群 T 细胞是一个极不均一的群体,根据其表面标志及功能特征,可以分为多个亚群。根据 T 细胞抗原受体不同,可将 T 细胞分为 TCRαβT 细胞和 TCRγδT 细胞两大类。TCRαβT 细胞占 T 细胞总数的 95%,是主要参与免疫应答的 T 细胞。

按 CD 分子不同可将 TCRαβT 细胞分成两个亚群,既 CD4$^+$ T 细胞和 CD8$^+$ T 细胞。CD4$^+$ T 细胞的抗原表型为 CD2$^+$、CD3$^+$、CD4$^+$、CD8$^-$,CD8$^+$ T 细胞的抗原表型为 CD2$^+$、CD3$^+$、CD4$^-$、CD8$^+$。

(1)CD4$^+$T细胞:其识别的抗原是抗原肽MHC-Ⅱ类分子复合体,在识别抗原时受MHC-Ⅱ类分子限制,它们主要是辅助性T细胞(helper T cell,Th)。根据其产生的细胞因子种类不同,Th细胞又可分为Th1细胞和Th2细胞。Th1细胞主要分泌IL-2、IFN-γ、TNF-β等细胞因子,辅助CD8$^+$T细胞活化,介导炎症反应,参与细胞免疫;此外,Th1细胞还是迟发型超敏反应的效应细胞,故又称为迟发型超敏反应性T细胞(T_{DTH});Th2细胞主要通过分泌IL-4、IL-5、IL-6、IL-10等细胞因子诱导B细胞增殖分化和抗体生成,从而增强B细胞介导的体液免疫应答。

(2)CD8$^+$T细胞:其识别的抗原是抗原肽MHC-Ⅰ类分子复合体,在识别抗原时受MHC-Ⅰ类分子限制,主要包括两种T细胞,即细胞毒性T细胞(cytotoxic T cell,Tc或CTL)和抑制性T细胞(suppressor T cell,Ts)。Tc细胞具有杀伤带有特异性抗原的靶细胞的作用,其功能与抗病毒、抗肿瘤免疫及对移植物的排斥反应有关。Ts细胞能抑制抗体的产生和其他T细胞的分化成熟,这种调节作用主要靠其分泌抑制性T细胞因子(TSF)来介导的。

(二)B细胞

1. B细胞的主要表面标志

(1)B细胞抗原受体(B-cell antigen receptor,BCR):BCR是镶嵌在B细胞膜上的免疫球蛋白,称为膜表面免疫球蛋白(surface membrane immunoglobulin,SmIg),是B细胞的特征性标志。BCR的功能是特异性识别不同的抗原分子,使B细胞活化并增殖分化为浆细胞,产生抗体发挥体液免疫功能。不同B细胞的SmIg与抗原结合的特异性是不同的,因而决定了免疫应答的特异性。

(2)IgG Fc受体:B细胞表面存在着IgG Fc段受体,能与免疫复合物中IgG的Fc段结合,有助于B细胞捕捉和结合抗原,促进B细胞活化、增殖、分化和抗体的产生。

(3)补体受体(CR):大多数B细胞表面存在有与补体C3b和C3d结合的受体,分别称为CR1和CR2。B细胞膜上的CR1与相应补体成分结合后,可促使B细胞活化;CR2是B细胞活化辅助受体的一个组分,也是EB病毒受体,与EB病毒选择性感染B细胞有关。

(4)有丝分裂原受体:B细胞表面有美洲商陆(PWM)、细菌脂多糖(LPS)和葡萄球菌A蛋白(SPA)等有丝分裂原的受体,与相应有丝分裂原作用后,可非特异性多克隆激活,发生有丝分裂。

(5)细胞因子受体:活化的B细胞表面可表达多种细胞因子受体,如IL-1、IL-2、IL-4、IL-5、IL-6及IFN-γ等的受体,与相应的细胞因子结合对B细胞活化、增殖和分化具有重要调节作用。

(6)B细胞表面抗原:B细胞表达MHC-Ⅰ类分子和MHC-Ⅱ类分子,其中MHC-Ⅱ类分子可促进B细胞活化,还参与B细胞的抗原处理和提呈过程。B细胞表面有多种CD分子,其中CD19、CD20是B细胞特有的标志;CD40是B细胞表面的协同刺激分子受体,配体为T细胞表面的CD40L,两者结合可促进B细胞活化;活化的B细胞还表达CD80(B7),与T细胞表面的CD28分子结合后产生协同刺激信号,诱导T细胞活化。

2. B细胞亚群　根据B细胞膜表面是否表达CD5分子,可将B细胞分为B1(CD5$^+$)和B2(CD5$^-$)细胞。B2细胞即为通常所指的B细胞,是执行体液免疫功能的主要细胞,并具有抗原提呈和免疫调节功能。

二、自然杀伤细胞

自然杀伤细胞(natural killer cell,NK)来源于骨髓的造血干细胞,占外周血淋巴细胞总数的5%～10%。其细胞表面不表达 TCR 或 BCR,CD56 是 NK 细胞表面特有的标志,其他表面标志主要有 IgG Fc 受体和 CD2 分子。

NK 细胞表面没有特异性抗原识别受体,杀伤靶细胞时不需要抗原预先致敏,也不受MHC 限制,故称自然杀伤细胞。NK 细胞可直接与肿瘤细胞、病毒感染细胞等靶细胞接触,通过释放穿孔素等细胞毒因子破坏靶细胞;NK 细胞表面有 IgG Fc 受体,能定向杀伤与 IgG 结合的靶细胞,这种杀伤作用称为抗体依赖性细胞介导的细胞毒作用(antibody dependent cell mediated cytotoxicity,ADCC)。NK 细胞在机体免疫监视和早期抗感染免疫过程中起重要作用。活化的 NK 细胞还可分泌 IL-1、IFN-γ、TNF 等因子,发挥免疫调节作用。此外,NK 细胞还参与移植排斥反应、自身免疫病和超敏反应的发生。

三、抗原提呈细胞

在免疫应答过程中,细胞摄取、加工、处理抗原,并将有效的抗原肽提呈给淋巴细胞的过程,称为抗原提呈。执行抗原提呈功能的细胞则称为抗原提呈细胞(antigen presenting cell,APC)。APC 分为专职和非专职 APC。专职 APC 主要有单核-巨噬细胞、树突状细胞和活化的 B 细胞等;非专职 APC 有成纤维细胞、血管内皮细胞等。

(一)单核-巨噬细胞

单核-巨噬细胞指血液中的单核细胞(monocyte,MC)和组织中的巨噬细胞(macrophage,MΦ)。单核-巨噬细胞来源于髓系干细胞,其表面有多种受体,如 IgG Fc 受体、C3b 受体及某些细胞因子受体。MC 表面表达 MHC-Ⅰ类和 MHC-Ⅱ类分子,与抗原提呈有关。

单核-巨噬细胞不仅参与非特异性免疫防御,而且是特异性免疫应答中的一类关键细胞,广泛参与免疫应答和免疫调节。主要功能有:①吞噬和杀伤作用,单核-巨噬细胞能吞噬及杀灭病原微生物及衰老、损伤和癌变的细胞,并且这种作用通过 MΦ 表面受体而增强;②提呈抗原作用,单核-巨噬细胞是重要的抗原提呈细胞,可以向 T 细胞提呈抗原和提供协同刺激;③免疫调节作用,MΦ 能合成和分泌多种细胞因子,如 IL-1、IL-6、IL-12、IFN-γ、TNF-α、白三烯、补体成分等,发挥其重要的免疫调节功能。

(二)树突状细胞

树突状细胞(DC)是一大类重要的专职抗原提呈细胞,高度表达 MHC-Ⅱ类分子,具有较强的激活 T 细胞的能力。DC 形状不规则,细胞质有许多突起呈触须状,分布于全身的上皮组织和实质性器官。DC 的主要功能是将其在外周捕获的抗原带入淋巴器官中并提呈给 T 细胞。

四、其他免疫细胞

中性粒细胞、嗜酸性粒细胞、嗜碱性粒细胞和肥大细胞、红细胞和血小板等均可作为免疫细胞,直接或间接参与免疫应答。

【复习思考题】

1. 名词解释　免疫活性细胞　ADCC
2. 问答题
(1) 简述中枢免疫器官的组成及其主要作用。
(2) 试述 T 细胞亚群及功能。

第 **2** 章

免疫物质

【学习要点】

构成抗原的条件、医学上重要的抗原物质及临床意义；免疫球蛋白的基本结构和生物学活性；各类免疫球蛋白的主要特性及作用；人工制备抗体的方法；激活补体系统的途径及生物学功能；主要细胞因子的种类及生物学活性；HLA 的高度多态性与移植排斥反应、输血反应和法医鉴定的关系。

第一节 抗 原

> **相关链接** **Rh 血型**
>
> Rh 是恒河猴(rhesus macacus)外文名称的头两个字母。兰德斯坦纳等科学家在 1940 年做动物实验时，发现恒河猴和多数人体内的红细胞上存在 Rh 血型的抗原物质，故而命名。凡是人体血液红细胞上有 Rh 抗原(又称 D 抗原)的，称为 Rh 阳性。Rh 阳性血型在我国汉族及大多数民族中占 99.7%，个别少数民族为 90%。在国外的一些民族中，Rh 阳性血型的人为 85%，其中在欧美白种人中，Rh 阴性血型人占 15%。

一、概念与特性

抗原(antigen,Ag)是指能刺激机体的免疫系统产生特异性免疫应答，并能与相应的应答产物在体内外发生特异性结合的物质。抗原具有两种基本特性：①免疫原性，即能刺激机体免疫系统产生免疫应答的能力，包括产生抗体和(或)效应淋巴细胞；②免疫反应性，即能与相应免疫应答产物[抗体和(或)效应淋巴细胞]发生特异性结合的能力(图 2-1)。

在某些情况下，抗原诱导机体对该抗原产生免疫耐受时，该抗原被称为耐受原(tolerogen)；刺激机体发生超敏反应时，称为变应原(allergen)。

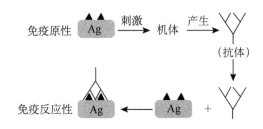

图 2-1　免疫原性与免疫反应性的示意

二、构成抗原的条件

某种物质能否成为抗原及免疫原性强弱取决于多种因素。一方面取决于抗原物质本身的性质,另一方面取决于机体对该抗原物质的反应性和抗原物质进入机体的途径。

(一)异物性

异物性是指抗原与自身正常组织成分的差异程度,是构成抗原免疫原性的首要条件。通常认为,在胚胎期未与自身免疫活性细胞接触过的物质,均可视为异物。具备异物性的物质有三类。

1. 异种物质　绝大多数抗原都是异种物质。病原微生物及其代谢产物、异种动物血清蛋白或组织细胞对人体来说均是良好的抗原性物质,可刺激机体产生免疫应答。通常抗原物质与宿主间的种系亲缘关系越远,其组织结构差异越大,免疫原性就越强。

2. 同种异体物质　同一种属不同个体之间,由于遗传基因不同,其相同组织或细胞表面的化学组成或结构也有差异。因此,同种异体物质间也有免疫原性。例如,人类红细胞表面的 ABO 血型抗原和组织细胞表面存在的主要组织相容性抗原是医学上重要的同种异体物质。

3. 改变和隐蔽的自身物质　自身组织成分通常对机体没有免疫原性,但在感染、外伤、电离辐射、药物和手术等因素作用下,可导致自身组织细胞结构的改变或某些隐蔽性的自身成分的释放,可被机体免疫系统视为"非己"物质,引起免疫系统对自身物质进行排斥而产生自身免疫性疾病。

(二)理化性状

1. 分子的大小　抗原多为大分子物质,完全抗原的分子量通常在 1×10^4 以上,小于 1×10^4 者免疫原性弱,低于 4×10^3 一般不具有免疫原性。但分子量大小不是决定抗原物质免疫原性的唯一因素,免疫原性的强弱还与其分子结构的复杂性密切相关,如明胶的相对分子量虽高达 1×10^5,但结构简单,缺乏芳香族氨基酸,故其免疫原性很弱。

2. 化学组成结构　通常,抗原分子的结构越复杂其免疫原性就越强。天然蛋白质结构都较复杂,无论是单纯的蛋白质还是糖蛋白、核蛋白或脂蛋白,都是良好的抗原。当蛋白质分子中含有大量芳香族氨基酸尤其是酪氨酸时,其免疫原性更强;复杂的多糖也具有免疫原性;核酸及脂类的免疫原性均很弱,但若与蛋白质结合,其免疫原性则明显增强。

3. 分子构象和物理状态　抗原分子中一些特殊化学基团的立体构象是决定抗原分子与免疫细胞表面的抗原受体结合,引起免疫应答的关键。若抗原分子的构象发生改变,就可导致其免疫原性改变或丧失。抗原的物理状态对免疫原性也有一定影响,通常聚合状态的蛋白质较其单体免疫原性强,颗粒性抗原较可溶性抗原免疫原性强。因此,对一些免疫原性弱的抗原,可采用聚合或吸附在某些大颗粒物质表面的方式,增强其免疫原性。

4. 免疫方式 抗原物质可因进入机体的途径、剂量的不同及是否应用佐剂而产生不同的效果。通常情况下,多数抗原需经非胃肠道途径进入机体才能产生良好的免疫效果,经口服则易被消化、降解,失去免疫原性。但刺激肠黏膜相关淋巴组织产生分泌型 IgA 的抗原物质,则需经适当处理后口服才能产生良好的免疫效果。每种抗原均有其最适剂量,太高或太低则诱导免疫耐受。若将抗原与佐剂同时注入机体,可增强抗原的免疫原性。

5. 机体的应答能力 机体对某种物质的应答能力受其遗传基因(主要是 MHC)的控制。由于个体遗传因素的差异,因此对同一种抗原的应答能力也不同。此外,机体的年龄、性别和健康状态也会影响机体对抗原的应答能力。一般青壮年比幼年和老年的免疫应答强,如新生儿和婴儿对多糖类抗原不产生免疫应答,故易发生细菌感染。

三、抗原的特异性和交叉反应

(一)抗原的特异性

所谓特异性是指物质之间的相互吻合性或专一性。抗原的特异性是指某种抗原只能激活相应的淋巴细胞产生只针对该抗原的特异性抗体和(或)效应淋巴细胞,并且只能与相应的应答产物发生特异性结合反应的特性。抗原特异性是免疫应答中最重要的特征,也是免疫学诊断、防治的理论依据。抗原特异性既表现免疫原性,也表现免疫反应性。

抗原的特异性由抗原分子表面的抗原决定簇决定。抗原决定簇是指抗原分子表面或其他部位决定抗原特异性的特殊化学基团,又称表位(epitope)。一般由 5~7 个氨基酸,单糖或核苷酸组成。一个抗原分子可具有一种或多种不同的抗原决定簇。抗原借其决定簇与相应的淋巴细胞表面的受体结合而激活淋巴细胞,引起免疫应答;抗原也依靠其决定簇与相应抗体或致敏淋巴细胞发生特异性结合而发挥免疫效应。

(二)交叉反应

天然抗原分子结构复杂,具有多种抗原决定簇。两种不同的抗原分子所具有的相同或相似的抗原决定簇称为共同抗原(common antigen)。同一生物种属间存在的共同抗原称为类属抗原;不同生物种属间存在的共同抗原称为异嗜性抗原。由共同抗原刺激机体产生的抗体可以和两种抗原(共同抗原)结合发生反应,此反应称为交叉反应(图 2-2)。

四、抗原的种类及其医学意义

(一)完全抗原与半抗原

根据抗原的两种基本特性分类。

1. 完全抗原 同时具有免疫原性和免疫反应性的物质称为完全抗原,如各种微生物和异种蛋白质等。

2. 半抗原 只有免疫反应性而无免疫原性的物质称为半抗原或不完全抗原,如大多数多糖、类脂和某些药物等。半抗原是一些相对分子量较小的物质,能与相应的抗体结合,但本身不能诱发免疫应答,只有与大分子蛋白载体结合后,才能获得免疫原性,刺激机体产生半抗原特异性的抗体或效应 T 细胞。

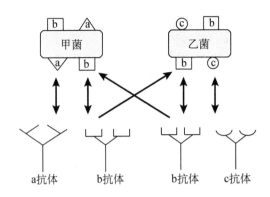

图 2-2　细菌共同抗原与交叉反应

(二)胸腺依赖性抗原与胸腺非依赖性抗原

1. 胸腺依赖性抗原(thymus dependent antigen,TD-Ag)　此类抗原需要在 T 细胞协助下才能刺激 B 细胞产生抗体。大多数天然抗原如病原微生物及其代谢产物、血细胞和血清蛋白质等均属 TD-Ag。

2. 胸腺非依赖性抗原(thymus independent antigen,TI-Ag)　与 TD-Ag 不同,此类抗原刺激 B 细胞产生抗体时不依赖 T 细胞的协助。天然 TI-Ag 种类较少,主要有细菌脂多糖,肺炎链球菌荚膜多糖和聚合鞭毛素等。TD-Ag 与 TI-Ag 的特性比较见表 2-1。

表 2-1　TD-Ag 与 TI-Ag 的特性比较

项　目	TD-Ag	TI-Ag
是否需要 T 细胞协助	需要	不需要
免疫应答类型	体液免疫、细胞免疫	体液免疫
抗体类型	IgG、IgM	IgM
免疫记忆	有	无
抗原类型	蛋白质	脂多糖

(三)内源性抗原和外源性抗原

根据抗原是否在抗原提呈细胞内合成进行分类。

1. 外源性抗原(exogenous antigen)　是指抗原提呈细胞通过吞噬、吞饮等作用,从外界摄入感染的微生物、蛋白质等,将其降解成小分子的抗原肽,如吞噬的细胞、细菌等。外源性抗原与 MHC Ⅱ类分子结合,诱导 CD4$^+$ T 细胞产生应答。

2. 内源性抗原(endogenous antigen)　是指在抗原提呈细胞内新合成的抗原物质,如病毒感染细胞合成的病毒蛋白、肿瘤细胞内合成的肿瘤抗原等。内源性抗原与 MHC Ⅰ类分子结合,诱导 CD8$^+$ T 细胞产生应答。

(四)医学上重要的抗原

根据抗原与机体的亲缘关系分类。

1. 异种抗原

(1)病原微生物及其代谢产物:病原微生物如细菌、病毒、立克次体和螺旋体等均为良好的抗原。它们虽然结构简单,但其化学组成相当复杂,具有多种抗原成分,如某些细菌具有菌体抗原、荚膜抗原、鞭毛抗原及菌毛抗原等。

(2)细菌的外毒素和类毒素:某些细菌在生长代谢过程中,能产生一些毒性物质释放到菌体外,称为外毒素。外毒素多为蛋白质,有很强的抗原性,能刺激机体产生抗毒素。外毒素经0.3%~0.4%甲醛处理后,可失去毒性而仍然保留抗原性,称为类毒素。类毒素用于人工自动免疫,可预防由外毒素引起的疾病。常用的类毒素有白喉类毒素、破伤风类毒素等。

(3)动物免疫血清:临床上用于防治某些疾病的抗毒素,通常是用类毒素免疫动物(一般是马)后获得的。这种动物免疫血清对人体具有双重性:一方面它是抗体,可以中和细菌外毒素,具有防治疾病的作用;另一方面它又是异种蛋白,具有抗原性,可刺激机体产生相应的抗体,引起超敏反应。因此,使用动物免疫血清(如破伤风抗毒素)之前,必须进行皮肤过敏试验。

2. 同种异型抗原　由于遗传基因的差异,在同一种属的不同个体之间存在着不同的抗原成分,称为同种异型抗原。

(1)血型抗原:指存在于红细胞表面的同种异型抗原,如人类的 ABO 血型和 Rh 血型抗原等。若 ABO 血型不合的个体间相互输血,可引起严重输血反应;如母亲血型为 Rh 阴性,胎儿血型为 Rh 阳性,且在第二次妊娠时可引起流产或发生新生儿溶血症。

(2)主要组织相容性抗原:因首先在外周血白细胞表面发现,故又称人类白细胞抗原(human leukocyte antigen,HLA)。HLA 是最复杂的同种异型抗原,存在于血小板和一切有核细胞表面。除同卵双生外,不同个体的 HLA 不完全相同,因此进行器官移植时可引起排斥反应。

3. 异嗜性抗原　异嗜性抗原是一类与种属特异性无关的存在于人、动物、植物和微生物之间的共同抗原。某些病原微生物与人体组织之间存在的异嗜性抗原是引起免疫性疾病的原因之一。如溶血性链球菌与人的肾小球基底膜及心肌组织有异嗜性抗原存在,因此感染该菌可引起急性肾小球肾炎或风湿性心肌炎;大肠埃希菌 O14 的细胞壁脂多糖与人的结肠黏膜有异嗜性抗原,可导致溃疡性结肠炎的发生。

4. 自身抗原

(1)隐蔽的自身抗原:正常情况下与血液循环和免疫系统相隔绝的自身组织成分称为隐蔽的自身抗原。当外伤,感染或手术不慎等原因,使其进入血液循环成为自身抗原,则引起自身免疫病。如甲状腺球蛋白释放引起超敏反应性甲状腺炎(即桥本甲状腺炎);眼葡萄膜色素蛋白释放引起交感性眼炎,精子抗原释放引起男性免疫性不育等。

(2)修饰的自身抗原:正常情况下,自身组织成分处于免疫耐受状态。当受到多种因素如病原微生物感染、电离辐射或化学药物等的作用,使自身组织成分及分子结构发生改变,形成新的抗原决定簇或暴露出内部的决定簇,即可刺激机体产生免疫应答,严重时引起自身免疫病。如有的患者服用甲基多巴类药物后,可使红细胞抗原发生改变,从而引起自身溶血性贫血。

(五)肿瘤抗原

肿瘤抗原是细胞癌变过程中出现的新抗原及过度表达的抗原物质的总称。主要包括肿瘤特异性抗原和肿瘤相关抗原。

1. 肿瘤特异性抗原(tumor specific antigen,TSA)　是指仅存在于某种肿瘤细胞表面,而不存在于正常细胞表面的新抗原。此类抗原可被机体的免疫系统识别,产生免疫应答。目前应用单克隆抗体已在人类黑色素瘤、结肠癌和乳腺癌等肿瘤细胞表面检测到此类抗原。

2. **肿瘤相关抗原**(tumor associated antigen,TAA)　是指非肿瘤细胞所特有、正常细胞表面也存在的抗原,只是在细胞癌变过程中其含量明显增多。主要包括两类:①与肿瘤相关的病毒抗原,如鼻咽癌与 EB 病毒有关,宫颈癌与人类乳头瘤病毒有关,在患者血清中能检测到较高滴度的相关病毒抗体;②肿瘤胚胎性抗原,指在胚胎发育阶段产生的正常成分,出生后大多消失或含量极微,当细胞癌变时可重新大量生成。如原发性肝癌患者血清中出现高滴度的甲胎蛋白(alpha fetoprotein,AFP)。目前 AFP 检测已广泛用于原发性肝癌的诊断和普查。

(六)超抗原

超抗原(supper antigen,SAg)是一类主要由细菌和病毒的成分及其代谢产物组成的,只需极低浓度(1~10ng/ml)即可多克隆激活大量 T 细胞或 B 细胞,并诱导强烈免疫应答的物质。如金黄色葡萄球菌肠毒素及 A 族溶血性链球菌致热外毒素等均可作为 SAg,激活大量 T 细胞释放 IL-2、TNF 等细胞因子,产生生物学效应,引起毒素性休克等严重临床症状。

(七)其他抗原

除上述抗原外还有许多与医学有关的抗原,如植物花粉、药物等,可作为变应原引起超敏反应。此外,根据抗原的来源可分为内源性抗原和外源性抗原;根据化学组成可分为蛋白抗原、多糖抗原、核蛋白抗原等;根据抗原获得方式把抗原分为天然抗原、人工抗原和基因工程抗原等。

第二节　免疫球蛋白

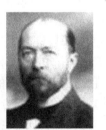

相关链接

免疫学奠基人、德国细菌学家贝林

1854 年 3 月 15 日,德国医学家贝林出生于西普鲁士。贝林经过数百次试验,发现了一种有对抗破伤风毒素能力的抗毒素,被称为"抗毒素的被动免疫"。1891 年圣诞节夜晚,贝林首次运用白喉抗毒素治疗了柏林诊所一个儿童患者,使其死里逃生,立刻震动了欧洲医学界。贝林被誉为免疫学尤其是血清治疗法的创始人,从此抗毒素作为新的篇章载入医学史。

一、抗体与免疫球蛋白的概念

抗体(antibody,Ab)是 B 细胞识别抗原后增殖分化为浆细胞所产生的一类能与相应抗原特异性结合的,具有免疫功能的球蛋白。凡是具有抗体活性或化学结构与抗体相似的球蛋白统称为免疫球蛋白(immunoglobulin,Ig)。抗体具有免疫球蛋白的分子结构,但有些免疫球蛋白不具有和抗原结合的功能,如多发性骨髓瘤患者尿中的本-周蛋白,为一种异常的免疫球蛋白,无抗体活性。因此,抗体是生物学功能上的概念,而免疫球蛋白是化学结构上的概念。所有的抗体均属于免疫球蛋白,但免疫球蛋白并非都是抗体。

免疫球蛋白分为分泌型和膜型。前者主要存在于体液中,具有抗体活性,后者是 B 细胞膜上特异性结合抗原的受体结构。多数免疫球蛋白分布在循环血的血浆中，占血浆蛋白的20％。在血浆球蛋白电泳图谱中的γ球蛋白又称丙种球蛋白，其主要成分为IgG。

二、免疫球蛋白的结构

(一)免疫球蛋白的基本结构

Ig的基本结构是由二硫键连接四条多肽链组成的单体结构(图2-3)。其中两条相同的长链称为重链(heavy chain，H链)，每条重链含450～570个氨基酸残基；两条相同的短链称为轻链(light chain，L链)，每条轻链约含214个氨基酸残基。

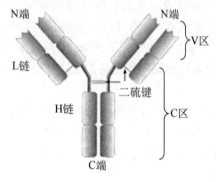

图2-3　Ig的基本结构

在Ig多肽链氨基端(N端)轻链的1/2和重链的1/4或1/5区域内，氨基酸组成和排列顺序多变，称为可变区(variable region，V区)；羧基端(C端)轻链的1/2及重链的3/4或4/5区域内氨基酸的组成和排列较恒定，称为恒定区(constant region，C区)。V区可特异性结合抗原，重链和轻链的V区分别称为VH和VL。V区中某些位置的氨基酸残基变化更明显且变异性大，称为超变区或称互补决定区。超变区是与抗原决定簇发生特异性结合的关键部位。V区中其他区域变化较小，称为骨架区，起着维持空间构象的作用。重链和轻链的C区分别称为CH和CL。C区不能结合抗原，但具有其他的生物学功能。

根据Ig重链的结构及抗原特异性的不同，将重链分为五类，分别以希腊字母γ、α、μ、δ及ε来表示，与之相应的Ig分别为IgG、IgA、IgM、IgD及IgE五类。根据轻链的结构及抗原特异性不同可将轻链分为二型，即κ型和λ型。一个Ig分子两条重链同类，两条轻链同型。

五类Ig中IgG、IgD、IgE及血清型IgA均为单体，分泌型IgA为双体，IgM为五聚体。

(二)免疫球蛋白的其他结构

1. 铰链区　铰链区是位于Ig CH1和CH2之间的区域，是重链间二硫键的连接部位。该区含有大量脯氨酸，富有弹性及展开性，转动自如，有利于Ig与不同距离的抗原决定簇更好地结合，也易使补体结合位点暴露，为补体的活化创造条件。铰链区对木瓜蛋白酶及胃蛋白酶敏感，具有酶切位点。IgM和IgE无铰链区。

2. 连接链(joining chain，J链)　是连接两个或两个以上Ig单体的一条多肽链，由浆细胞合成。5个单体IgM由一条J链连接成五聚体，2个单体IgA由J链连接成双聚体(图2-4)。J链以二硫键的形式共价结合到Ig的H链上，起稳定Ig多聚体的作用。

3. 分泌片(secretory piece，SP)　是分泌型IgA分子上的一个辅助成分，是由黏膜上皮细胞合成和分泌的一种含糖的肽链。SIgA分布在上皮黏膜表面，SP的作用是保护SIgA不被分泌液中的蛋白酶降解破坏，同时介导SIgA从黏膜下通过黏膜等细胞到黏膜表面的转运。

(三)免疫球蛋白的功能区

Ig分子的每条肽链可折叠成几个球形结构，其结构靠链内二硫键连接而稳定。每个球形结构大约由110个氨基酸残基组成，具有一定的生理功能，称为功能区。Ig的轻链有两个功能区，即VL及CL；IgG、IgA、IgD的重链有VH、CH1、CH2、CH3四个功能区，IgM和IgE的

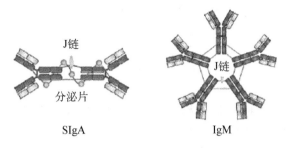

图 2-4　Ig 多聚体结构示意图

重链还有一个 CH4,共五个功能区。

Ig 各功能区的作用分别是:①VL、VH,为抗原结合部位;②VH、CH1,为遗传标记所在部位,决定同种异型 Ig 的抗原特异性;③IgG 的 CH2 和 IgM 的 CH3,具有补体 C1q 结合位点,可通过传统途径激活补体;④CH3 或 CH4,能与组织细胞表面的 Fc 受体结合。

(四)免疫球蛋白的水解片段

在一定条件下,分别用木瓜蛋白酶和胃蛋白酶水解 IgG 形成水解片段(图 2-5)。通过对 Ig 水解片段的研究,有助于了解 Ig 的基本结构和功能特点。

用木瓜蛋白酶水解 IgG,可将其从重链铰链区二硫键的近 N 端切断,得到三个水解片段,即两个抗原结合片段(fragment of antigen binding,Fab)和一个可结晶片段(fragment crystalizable,Fc)。每一 Fab 片段含有一条完整的轻链和部分的重链,能与一个抗原决定簇结合;Fc 段含有两条重链的剩余部分,具有活化补体等生物学活性。

用胃蛋白酶水解 IgG 分子,可将其从重链铰链区二硫键的近羧基端切断,得到一个具有双价抗体活性的 F(ab')₂,其特性与功能和 Fab

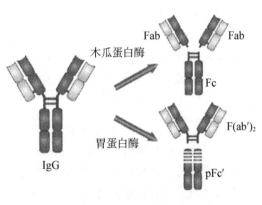

图 2-5　Ig 的酶解片段

相似;还有小分子多肽碎片称为 pFc′,无任何生物学活性。胃蛋白酶水解 IgG 具有较大的应用价值,可用于一些以 IgG 为主要成分的生物制品的精制。如白喉或破伤风抗毒素血清经胃蛋白酶处理后,可除去大部分 Fc 段,降低了免疫原性,给人注射可减少血清过敏反应的发生;人丙种球蛋白经胃蛋白酶处理后,可供静脉注射。

三、免疫球蛋白的生物学功能

(一)特异性结合抗原

Ig 通过其 V 区(尤其是 V 区中的超变区)与细菌、病毒、寄生虫、毒素、药物、其他异物等抗原发生特异性结合,介导多种生物学功能:①中和毒素,抗毒素与外毒素的活性中心结合,能中和外毒素的毒性,使其失去毒害组织细胞的作用;②中和病毒,病毒抗体和病毒结合后阻止病毒进入易感细胞;③阻止病原体吸附易感细胞,SIgA 与相应细菌、病毒等结合,可抑制病原体吸附于宿主细胞。此外,B 细胞表面的 mIg 是 B 细胞识别抗原的受体,能特异识别抗原分子,引起免疫应答;抗体与相应抗原在体外发生特异性结合可用于鉴定病原微生物或检测抗体。

(二)激活补体

当IgG、IgM抗体分子与抗原结合后,其构型改变,暴露补体C1q结合点,从而启动补体经典激活途径,使补体各成分依次活化,从而发挥补体各种生物学效应。

(三)与细胞表面Fc受体结合

不同Ig的Fc段能与多种细胞表面相应的Fc受体结合,产生不同的作用:①IgE的Fc段与肥大细胞和嗜碱性粒细胞表面的IgE Fc受体结合,引起Ⅰ型超敏反应;②IgG的Fc段与吞噬细胞表面的IgG Fc受体结合后,可产生调理吞噬作用;③IgG与带有相应抗原的靶细胞(如病毒感染细胞和肿瘤细胞)结合后,通过其Fc段与NK细胞表面的IgG Fc受体结合,而直接杀伤靶细胞,此即抗体依赖性细胞介导的细胞毒作用(antibody dependent cell mediated cytotoxicity,ADCC)。

(四)通过胎盘和黏膜

IgG是唯一能从母体通过胎盘转移到胎儿体内的Ig,这种母体特异性免疫力的获得,形成了婴儿的天然被动免疫。SIgA可通过呼吸道、消化道和泌尿生殖道等黏膜上皮细胞向外分泌,分布于黏膜表面发挥局部抗感染作用。

(五)具有免疫原性

Ig的本质为蛋白质,具有免疫原性,因此也能刺激机体产生免疫应答。

(六)与SPA结合

IgG Fc段能与葡萄球菌A蛋白(staphylococcal protein A,SPA)非特异性结合,这一特性已被应用在免疫学诊断的协同凝集反应中。

> **相关链接**
>
> **多发性骨髓瘤**
>
>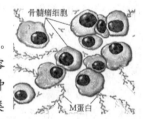
> 骨髓瘤细胞
> M蛋白
>
> 多发性骨髓瘤(multiple myeloma)是浆细胞的恶性肿瘤。骨髓内肿瘤性浆细胞增生,常侵犯多处骨组织,引起多发性溶骨性病损。肿瘤性浆细胞可合成并分泌免疫球蛋白。由于肿瘤性浆细胞为单克隆性,故所产生的免疫球蛋白为均一的、类型相同的单克隆免疫球蛋白,具有相同的重链和轻链。浆细胞除合成完全的免疫球蛋白外,也可合成过多的轻链或重链。多发性骨髓瘤时血液内的这种单克隆Ig称为M蛋白或M成分。有时肿瘤性浆细胞只合成轻链或重链而没有完整的Ig,这种游离的轻链称为本-周(Bence-Jones)蛋白,分子小,可通过肾由尿排出。99%的多发性骨髓瘤患者血液内都有一种免疫球蛋白增高。患者的M成分多数为IgG和IgA,少数为IgM、IgD或IgE,15%～20%患者尿中有本-周蛋白,但血中无M成分。80%的骨髓瘤患者血中M成分和尿液中本-周蛋白两者都有。这是诊断多发性骨髓瘤的重要指标。

四、各类免疫球蛋白的特性和作用

(一)IgG

IgG于出生后3个月开始合成,3～5岁时接近成年水平。主要由脾和淋巴结中的浆细胞合成,通常以单体形式存在于血液与其他体液中,是血清中含量最高的 Ig,占血清 Ig 总量的 75%。人类 IgG 有 IgG1、IgG2、IgG3、IgG4 四个亚类。IgG 是唯一能通过胎盘的抗体,对防止新生儿感染起重要作用,6 个月后这些特异性抗体逐渐降解,婴儿此时尚未能建立良好的抗感染免疫,因此感染一些病原微生物的风险增大。IgG 半衰期最长,为 20～23d,故临床上使用丙种球蛋白(主要含 IgG)进行人工被动免疫时,以每隔 2～3 周注射 1 次为宜。

　　IgG 是主要的抗感染抗体,在中和毒素、抗菌、抗病毒方面起着重要作用;不少自身抗体如抗核抗体、抗甲状腺球蛋白抗体和引起 Ⅱ、Ⅲ 型超敏反应的抗体属于 IgG;IgG 还可经传统途径激活补体,发挥免疫效应;IgG Fc 段与具有 IgG Fc 受体的细胞结合产生多种生物学作用,如促进吞噬细胞的吞噬作用,促进 NK 细胞对靶细胞的杀伤作用等。

(二)IgM

　　IgM 为五聚体,分子量最大,又称巨球蛋白,占血清 Ig 总量的 5%～10%。脾是 IgM 的主要合成部位。IgM 是个体发育中最早合成和分泌的抗体,在胚胎后期已能合成,临床上常把脐血中特异性 IgM 水平升高作为诊断宫内感染的依据;在免疫应答过程中最先产生的抗体也是 IgM,且其半衰期短,约为 5d,因此感染过程中血清特异性 IgM 水平升高,则表示有近期感染,以此作为早期诊断的依据。

　　IgM 分子量最大,主要分布于血管内,其对颗粒性抗原的凝聚作用、激活补体作用、促吞噬作用和杀菌作用均比 IgG 强,对防止菌血症、败血症的发生起重要作用,但中和病毒或毒素的能力低于 IgG;天然血型抗体、类风湿因子等均为 IgM。IgM 也参加 Ⅱ、Ⅲ 型超敏反应的发生。

(三)IgA

　　IgA 分为血清型和分泌型两种。血清型 IgA 主要为单体,在血清中含量较少,其免疫作用较弱。分泌型 IgA(secretory IgA,SIgA)为双体,由两个 IgA 单体、一条 J 链和一个分泌片组成。新生儿出生 4～6 个月后开始合成 SIgA,至 12 岁左右达成年人水平。

　　SIgA 主要存在于呼吸道、消化道、泌尿生殖道黏膜及唾液、泪液、初乳等分泌液中,可抑制病原微生物吸附于黏膜细胞,发挥局部抗感染作用。新生儿可从母体初乳中获得 SIgA,这对婴儿抵抗呼吸道和消化道病原微生物感染具有重要作用,故应大力提倡用母乳喂养。易患呼吸道、胃肠道感染者(如新生儿)与 SIgA 合成不足有关。慢性支气管炎发作与 SIgA 的减少有一定关系。

(四)IgD

　　IgD 以单体形式存在于血清中,正常人血清中含量极低,约占 Ig 总量的 1%。IgD 是 B 细胞的重要表面标志,成熟的 B 细胞膜上带有 mIgD,是 B 细胞表面的抗原识别受体,可接受相应抗原的刺激,并对 B 细胞的活化、增殖和分化产生调节作用。

(五)IgE

　　IgE 是人体血清中含量最少的一类 Ig,占血清总 Ig 的 0.002%。IgE 是亲细胞抗体,其 Fc 段易与肥大细胞和嗜碱性粒细胞膜上的 IgE Fc 受体结合,使机体处于致敏状态,而引发 Ⅰ 型超敏反应。IgE 主要由呼吸道如鼻咽、扁桃体、支气管和消化道黏膜固有层的浆细胞产生,这些部位正是变应原入侵和超敏反应的好发部位。此外,肠道寄生虫患者的血液及肠黏液中的 IgE 也可升高,这对机体抗寄生虫感染具有一定的意义。

五、人工制备抗体

(一)多克隆抗体

大多数天然抗原由多种抗原分子或多种抗原决定簇组成,免疫动物后可刺激多种具有相应抗原识别受体的 B 细胞克隆增殖而产生多种抗体,分泌到体液中,即多克隆抗体(polyclonal antibody,PcAb)。多克隆抗体特异性不高,易出现交叉反应,其应用受限。

(二)单克隆抗体

单克隆抗体(monoclonal antibody,McAb)是指由识别一种抗原决定簇的一个 B 细胞杂交瘤细胞克隆增殖分化产生的抗体。制备 McAb 应用杂交瘤技术,即把经抗原免疫后的小鼠脾细胞(B 细胞)与小鼠骨髓瘤细胞融合成杂交瘤细胞,再选育出单个杂交瘤细胞增殖形成单一细胞克隆,可产生针对单一抗原决定簇的抗体。杂交瘤细胞既具有 B 细胞合成、分泌抗体的能力,又具有骨髓瘤细胞无限增殖的特性。其产生的 McAb 具有高度特异性、高度均一性、高效价和高产量的特点,现已广泛应用于医学、生物学各领域,如对各种病原体的检测和分型、肿瘤抗原、免疫细胞的分化抗原及受体、激素、神经递质的检测等。

(三)基因工程抗体

体外制备的鼠源性 McAb 对人类是异种抗原,可引起超敏反应,因而 McAb 在人体内的应用受到了严重限制。利用基因工程方法制备的抗体称基因工程抗体。研究者采用 DNA 重组技术,根据不同的需要在基因水平对 Ig 分子进行切割、拼接或修饰,甚至是人工合成后导入受体细胞,表达产生新型抗体。基因工程抗体保留了天然抗体的特异性和主要生物学活性,并使其结构接近于人的 Ig,从而确保抗体应用于人的安全性,是新一代具有广阔应用前景的抗体制备技术。目前已获表达产物的基因工程抗体有嵌合抗体、人源化抗体、单链抗体等。

第三节　补体系统

相关链接

补体的发现

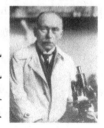

1894 年,Jules Bordet(1870~1961)发现了免疫溶菌现象。他将霍乱弧菌注射到已被该菌免疫的豚鼠腹腔内,发现新注入的霍乱弧菌迅速溶解。此外,取细菌免疫血清与相应细菌注入正常豚鼠腹腔也可得到同样结果。Bordet 将新鲜免疫血清加热 30min 后,再加入相应细菌,发现只出现凝集,丧失了溶菌能力。据此认为,免疫血清中可能存在两种与溶菌有关的物质,一种是对热稳定的物质即抗体,其能与相应细菌或细胞特异性结合,引起凝集;另一种是对热不稳定的物质,称之为补体,它是正常血清中的成分,无特异性,但具有协助抗体溶解细菌或细胞的作用。

一、概　　述

补体(complement,C)是存在于正常人或动物血清及组织液中具有酶活性的一组与免疫有关的球蛋白。补体并非单一物质,而是由 30 余种存在于血清、组织液和膜表面的蛋白质组成,故称为补体系统。补体系统是构成机体免疫系统的重要组成部分,受激活因子作用后可通过生物级联反应体系使整个补体系统活化,从而发挥溶菌、介导炎症反应和调节免疫应答等生物学功能。

(一)补体系统的组成和命名

1. 补体系统的组成　补体系统按其功能可分为三组:①补体固有成分,即 C1~C9、B 因子、D 因子等;②调节与控制补体活化的分子,如 C1 抑制物、I 因子、H 因子、P 因子等;③分布于多种细胞表面的补体受体分子。

2. 补体系统的命名　补体系统的命名原则:参与经典激活途径的固有成分,按其被发现的先后分别命名为 C1、C2……C9;补体系统的其他成分用英文大写字母表示,如 B 因子、D 因子、P 因子等;补体活化后的裂解片段另加英文小写字母表示,如 C3a 和 C3b 等,并以 a 表示分子量较小的片段,b 表示分子量较大的片段;具有酶活性的成分或复合物,则在符号上方加一横线表示,如活化的 $\overline{C1}$、$\overline{C3bBb}$ 等;灭活的补体片段在其符号前面加英文字母 i 表示,如 iC3b 等;补体调节成分多以其功能进行命名,如 C1 抑制物、C4 结合蛋白、衰变加速因子等。

(二)补体的理化性质

补体主要由巨噬细胞、肠道上皮细胞和肝细胞合成,其化学组成多为糖蛋白,约占血浆中球蛋白总量的 10%。大多数补体成分属 β 球蛋白,少数为 α 或 γ 球蛋白。补体中各成分含量相差很大,其中 C3 含量最高,D 因子含量最低。补体对许多理化因素敏感,加热 56℃,30min 即可使补体中大部分组分丧失活性,称为补体灭活。此外,如机械震荡、紫外线、乙醇、盐酸、胆汁等均可破坏补体。

二、补体系统的激活

在正常生理情况下,补体系统各组分在体液中通常以类似酶原的非活性状态存在,当其被激活物质作用,或结合在特定固相载体上活化之后,才表现出各种生物学活性。补体系统激活的途径主要有经典途径(classical pathway)、旁路途径(alternative pathway)、甘露糖结合凝集素(mannan-binding lectin,MBL)途径。以上三条补体激活途径具有共同的终末反应过程(图2-6)。

(一)经典激活途径

经典激活途径指主要由 C1q 与激活物结合,顺序活化 C1、C4、C2、C3,形成 C3 转化酶($\overline{C4b2a}$)与 C5 转化酶($\overline{C4b2a3b}$)的级联酶促反应过程,又称传统途径。经典途径的激活物质主要是抗原-抗体复合物,抗体包括 IgG1、IgG2、IgG3 和 IgM 类抗体,补体成分包括 C1~C9。整个激活过程可分为识别、活化阶段(图2-7)。

1. 识别阶段　形成 $\overline{C1}$ 酯酶阶段。经典激活途径从 C1 开始,当抗原与抗体结合形成抗原-抗体复合物后,抗体发生构象改变,使 Fc 段上的补体结合位点暴露,C1q 识别并与之结合而被激活。C1q 为六聚体,必须有两个以上的球形结构与 Ig 结合才能激活补体和后续成分。C1q 与 Ig 补体结合位点结合后发生变构,在 Ca^{2+} 参与下,相继激活 C1r 和 C1s,使 C1 成为具有酯酶活性的 $\overline{C1}$ 分子。

2. 活化阶段　形成 C3 转化酶和 C5 转化酶阶段。$\overline{C1}$ 酯酶在 Mg^{2+} 存在下依次分别裂解 C4、C2 为 a 片段和 b 片段。C4a 和 C2b 游离于液相,C4b 和 C2a 结合到靶细胞膜上,形成

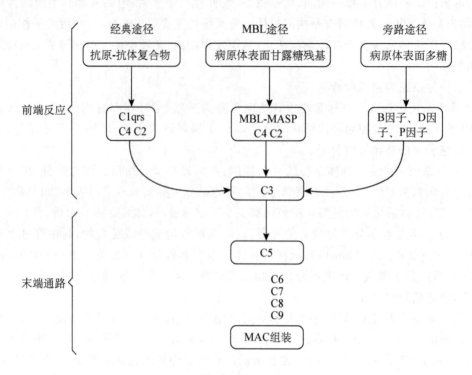

图 2-6　补体三条活化途径示意图

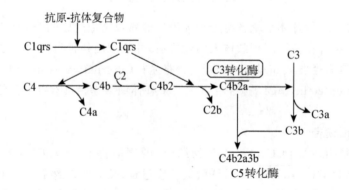

图 2-7　补体的经典激活途径

$\overline{C4b2a}$ 复合物即 C3 转化酶。该酶裂解 C3 为 C3a 和 C3b 两个片段,C3b 也具有与靶细胞结合的特性,能结合至 C4b2a 附着的邻近细胞膜上,形成 $\overline{C4b2a3b}$ 复合物,即 C5 转化酶。在补体活化过程中产生的小片段 C4a、C2b、C3a 游离在液相中发挥各自的生物学作用。

（二）旁路激活途径

旁路激活途径指由 B 因子、D 因子和备解素(P 因子)参与,直接由微生物等物质激活 C3,形成 C3 与 C5 转化酶,激活补体级联酶促反应的活化途径,又称替代途径。主要激活物为细菌脂多糖(LPS)、酵母多糖,以及聚合的 IgA、IgE 和 IgG4。

在生理情况下,体液中可有少量被蛋白酶裂解产生的或通过经典途径获得的 C3 裂解片段 C3b,C3b 可被补体调节蛋白迅速灭活。在有旁路途径激活物存在的情况下,C3b 可与 B 因子结合生成 C3bB,血清中的 D 因子可使 C3bB 中的 B 裂解为 Ba 和 Bb,形成了 C$\overline{3bBb}$,即 C3 转化酶。P 因子与 C$\overline{3bBb}$结合可稳定 C3 转化酶,从而使更多的 C3 被活化,进一步形成多分子复合物 C$\overline{3bnBb}$(或 C$\overline{3bBb3b}$),此即旁路途径的 C5 转化酶,能裂解 C5 为 C5a 和 C5b。旁路激活途径的后续各步与经典激活途径相同(图 2-8)。

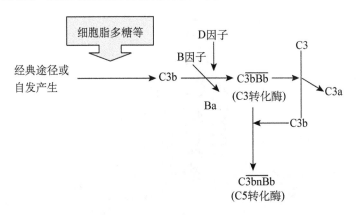

图 2-8　补体的旁路激活途径

(三)MBL 激活途径

MBL 激活途径是由细菌甘露糖残基与急性期蛋白 MBL 结合后启动的激活过程。

在病原生物感染的早期,体内的吞噬细胞可产生一些细胞因子,诱导肝细胞合成分泌急性期蛋白,其中参与补体激活的有甘露糖结合凝集素(MBL)和 C 反应蛋白。MBL 与 C1q 结构相似,它能与细菌表面甘露糖残基结合,然后与丝氨酸蛋白酶结合,形成 MBL-丝氨酸蛋白酶(MBL-associated serine protease,MASP)。MASP 与活化的 C1q 有同样的生物学活性,可裂解 C4 和 C2 分子,继而形成 C3 转化酶,其后的过程与经典途径相同(图 2-9)。

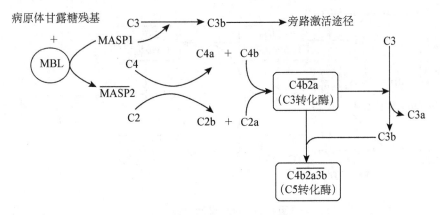

图 2-9　补体的 MBL 激活途径

（四）补体激活的共同终末过程

补体激活的共同终末过程是形成膜攻击复合物（membrane attack complex，MAC）（图 2-10），导致细胞溶解的阶段。C5 转化酶裂解 C5 为 C5a 和 C5b，C5a 游离于液相中，C5b 吸附于靶细胞表面，依次与 C6、C7、C8 结合成 C$\overline{5b678}$复合物。该复合物具有高度的亲脂性，可插入细胞膜的磷脂双分子层中，再与 12～15 个 C9 分子结合，成为 C5b6789n 的大分子膜攻击复合物（MAC）。MAC 在靶细胞膜上形成多个中空的跨膜孔道，细胞内容物外溢，大量水进入细胞内，细胞膨胀，最终导致靶细胞溶解。

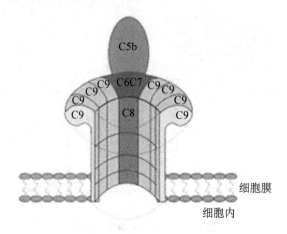

图 2-10　MAC 示意

（五）三条补体激活途径的特点及比较

补体激活的三条途径既有共同之处，又有各自的特点（图 2-11）。在感染早期就能发挥抗感染作用的是不依赖特异性抗体的旁路途径和 MBL 途径，感染后期才是依赖抗体的经典途径发挥作用。补体三条激活途径的比较见表 2-2。

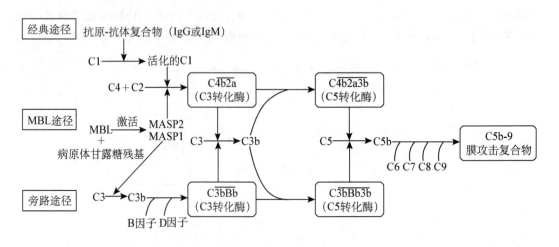

图 2-11　补体激活途径比较

表 2-2　补体三条激活途径的比较

	经典激活途径	旁路激活途径	MBL 激活途径
激活物质	抗原-抗体复合物	脂多糖、酵母多糖、凝集的 IgA、IgG4	MBL、甘露糖
起始因子	C1q	C3	C4
参与的补体成分	C1～C9	C3、C5～C9、B 因子、D 因子	C2～C9
C3 转化酶	C$\overline{4b2a}$	C$\overline{3bBb}$	C$\overline{4b2a}$
C5 转化酶	C$\overline{4b2a3b}$	C$\overline{3bBb3b}$或 C$\overline{3bnBb}$	C$\overline{4b2a3b}$
生物学功能	参与特异性免疫,感染后期发挥作用	参与非特异性免疫,感染早期发挥作用	参与非特异性免疫,感染早期发挥作用

三、补体的生物学作用

(一)溶解靶细胞作用

补体三条途径激活后均可介导溶菌和溶细胞作用。当细菌感染机体时,一旦产生特异性抗体,就可通过激活补体经典途径形成 MAC,引起细菌细胞溶解死亡。在感染早期尚无特异性抗体产生时,则可通过激活补体旁路途径或 MBL 途径发挥溶菌作用。除溶菌作用以外,补体还能溶解多种靶细胞,如红细胞、粒细胞、血小板、病毒感染细胞和肿瘤细胞等。在病理情况下,补体亦可导致自身组织细胞的溶解。

(二)调理作用和免疫黏附作用

补体的裂解产物 C3b、C4b 一端与细菌、靶细胞或免疫复合物结合,另一端与吞噬细胞表面相应的 C3b、C4b 受体结合,通过架桥作用,促进了吞噬细胞对靶细胞的吞噬,此为补体的调理作用。免疫复合物激活补体后,可通过 C3b 黏附到有 C3b 受体的红细胞、血小板或某些淋巴细胞上,形成较大的复合物,有利于被吞噬细胞吞噬清除,此即免疫黏附作用。免疫黏附作用在抗感染免疫和免疫病理过程中具有重要意义。

(三)炎症介质作用

1. 趋化作用　补体激活后产生的 C3a、C5a 具有趋化作用,能吸引吞噬细胞向组织损伤或炎症部位集中,对入侵的病原体进行吞噬清除。

2. 过敏毒素作用　C3a、C4a 和 C5a 具有过敏毒素作用,它们与肥大细胞和嗜碱性粒细胞表面相应受体结合,使细胞脱颗粒,释放组胺等血管活性物质,导致毛细血管通透性增加及平滑肌收缩,引起局部水肿,支气管痉挛等。

3. 激肽样作用　C2a 能使小血管扩张、通透性增强,引起炎症性充血和水肿。

此外,补体还参与特异性免疫应答的调节,发挥广泛的生物学效应。

第四节 细 胞 因 子

相关链接 **骨髓移植的"北京方案"**

目前,治疗白血病最有效的方法是进行造血干细胞移植即骨髓移植。而骨髓供体来源不足长期困扰着白血病患者的治疗。自 1996 年起,由北京大学血液病研究所所长黄晓军带领的团队开始自主探索粒细胞集落刺激因子(细胞因子)在人体内抑制细胞排异功能的机制,从而逐渐形成了中国原创的单倍体骨髓移植技术体系。如今,这种"人人有供体"的单倍体移植技术的实施成功率已达到 70%,与全相合骨髓移植成功率相当。2016 年,该方案被世界骨髓移植协会正式命名为白血病治疗的"北京方案",并推荐作为全球缺乏全相合供体移植的可靠方案。

一、概 述

细胞因子(cytokine,CK)是由活化的免疫细胞或某些非免疫细胞(如成纤维细胞、血管内皮细胞等)合成分泌的具有多种生物学活性的小分子多肽或糖蛋白。它们主要在细胞间发挥作用,作为细胞的刺激或抑制信号分子,在免疫应答及免疫调节中起重要作用。

细胞因子种类繁多,其生物学效应及作用机制各不相同,但它们具有以下共同特性:①多源性,一种细胞因子可由多种细胞在不同条件下产生,一种细胞也可产生多种细胞因子。②多效性和重叠性,一种细胞因子可作用于多种靶细胞,产生不同的生物学效应,此为多效性;几种不同的细胞因子可作用于同一靶细胞,产生相同或相似的生物学效应,此为重叠性。③高效性和速效性,细胞因子在极微量(pg,10^{-12} g)的情况下就可发挥明显的生物学效应;细胞因子对激发因素的反应非常迅速,合成释放的速度也非常快捷。④自分泌或旁分泌特点,一种细胞产生的细胞因子作用于其本身,称为自分泌;若作用于邻近的细胞,称为旁分泌;在生理情况下,多数细胞因子仅在产生的局部发挥作用,但在一定条件下,某些细胞因子也能以内分泌方式作用于远端靶细胞。⑤多样性和网络性,一种细胞因子可以抑制或增强其他细胞因子的作用,即表现为拮抗或协同作用效应,从而使众多细胞因子在体内相互调节,构成十分复杂的细胞因子网络。

二、主要的细胞因子

(一)白细胞介素

白细胞介素(interleukin,IL)是一组由淋巴细胞、单核-巨噬细胞等免疫细胞和其他非免疫细胞产生的,能在免疫细胞间发挥调节作用的细胞因子。其主要的生物学作用是调节细胞生长、分化,促进免疫应答和介导炎症反应。迄今已正式命名的有 23 种,几种主要 IL 的生物学活性见表 2-3。

表 2-3　主要的白细胞介素

名称	主要产生细胞	主要生物学作用
IL-1	单核-巨噬细胞、血管内皮细胞、成纤维细胞	促进 T、B 细胞活化、增殖和分化；刺激单核-巨噬细胞和 NK 细胞活化；协同刺激造血细胞增殖分化；介导发热、炎症反应
IL-2	活化的 T 细胞、NK 细胞	刺激 T、B 细胞活化、增殖和分化；增强 NK 和 LAK 细胞、Tc 和巨噬细胞的杀伤活性
IL-3	活化 T 细胞	刺激多能造血干细胞增殖和分化；协同促进肥大细胞增殖和分化
IL-4	活化 T 细胞、肥大细胞	刺激 T、B 细胞增殖和分化；促进 B 细胞发生 Ig 类别转换，产生 IgG、IgE 类别抗体；刺激造血干细胞的增殖和分化；促进肥大细胞的增殖；抑制 Th1 细胞，降低细胞免疫功能
IL-6	单核-巨噬细胞、活化 T 细胞、成纤维细胞	促进 B 细胞增殖和分化，促进浆细胞产生抗体；协同促进 T 细胞增殖分化和 Tc 细胞成熟；刺激肝细胞合成和分泌急性期蛋白，参与炎症反应
IL-8	单核-巨噬细胞、血管内皮细胞	对中性粒细胞、嗜碱性粒细胞和 T 细胞起趋化作用；活化中性粒细胞、嗜碱性粒细胞引起炎症和 I 型超敏反应
IL-10	活化 T 细胞、单核-巨噬细胞	抑制 Th1 细胞合成及分泌，下调细胞免疫功能；促进 B 细胞增殖和抗体生成，上调体液免疫功能；抑制单核-巨噬细胞的功能
IL-12	B 细胞、单核-巨噬细胞	诱导 Th1 和 Tc 细胞的形成；促进 NK 和 LAK 细胞的增殖分化，增强其杀伤活性

(二)集落刺激因子

集落刺激因子(colony stimulating factor,CSF)是由活化 T 细胞、单核-巨噬细胞、血管内皮细胞和成纤维细胞等产生,可刺激不同的造血干细胞在半固体培养基中形成相应细胞集落的细胞因子。根据其作用范围可分为粒细胞 CSF(G-CSF),巨噬细胞 CSF(M-CSF),粒细胞-巨噬细胞 CSF(GM-CSF),多集落刺激因子(Multi-CSF),干细胞因子(SCF)和红细胞生成素(EPO)等。不同的 CSF 能特异性地促进和调节不同的造血干细胞的增殖、活化、分化,是血细胞生成必不可少的刺激因子。目前已有部分 CSF 试用于临床治疗多种血细胞减少症,并取得一定效果。

(三)肿瘤坏死因子

肿瘤坏死因子(tumor necrosis factor,TNF)是一类能特异性杀伤肿瘤细胞的细胞因子。根据其结构和来源分为两种,即由巨噬细胞产生的 TNF-α 和由 T 细胞产生的 TNF-β(又称淋巴毒素,LT)。TNF 具有杀伤肿瘤细胞、介导炎症反应和抗病毒作用,可引起发热反应,并有免疫调节作用。

(四)干扰素

干扰素(interferon,IFN)是由微生物或其他干扰素诱生剂刺激细胞产生的一种细胞因子。根据其细胞来源、生物学性质和活性不同,把人 IFN 分为 IFN-α、IFN-β、IFN-γ 三种类型,分别由白细胞、成纤维细胞和活化 T 细胞产生。其中 IFN-α 和 IFN-β 称为 I 型干扰素,IFN-γ 称为 II 型干扰素。

IFN 具有重要的生物学作用:①抗病毒作用,IFN 不直接杀伤病毒,而是诱导宿主细胞产生多种酶来干扰病毒复制的各个环节,包括抑制病毒蛋白质的合成;Ⅰ型干扰素的抗病毒作用比Ⅱ型干扰素强;②抗肿瘤作用,IFN可以直接抑制肿瘤细胞生长,并增强机体的抗肿瘤免疫应答;③免疫调节作用,IFN通过诱导MHCⅠ类分子的表达,从而增强NK细胞和CTL的活性。目前,干扰素制剂已应用于乙型肝炎、急性病毒性脑炎、尖锐湿疣等病毒感染性疾病的临床治疗。

(五)生长因子

生长因子(growth factor,GF)指一类可以促进相应细胞生长和分化的细胞因子,其种类较多,如血小板生长因子(platelet-derived growth factor,PDGF)、表皮生长因子(epithelial growth factor,EGF)、转化生长因子β(transforming growth factor-β,TGF-β)、成纤维细胞生长因子(fibroblast growth factor,FGF)、神经生长因子(nerve growth factor,NGF)等。

(六)趋化因子

趋化因子(chemokine)英文名来源于 chemoattractant cytokine,故也称为趋化性细胞因子,是一类对不同靶细胞具有趋化作用的细胞因子。趋化因子可由白细胞和某些组织细胞分泌,是一个包括60多个成员的蛋白质家族,分子量多为8~10kD。

趋化因子除介导免疫细胞迁移外,还参与调节血细胞发育、胚胎期器官发育、血管生成、细胞凋亡等,并在肿瘤发生、发展、转移、病原微生物感染、抑制排斥反应等病理过程中发挥作用。

三、细胞因子的生物学活性

(一)抗细菌作用

细菌可刺激感染部位的巨噬细胞释放 IL-1、TNF-α、IL-6、IL-8 和 IL-12,这些细胞因子转而启动对细菌的攻击。IL-1 激活血管内皮细胞,促进免疫系统的效应细胞进入感染部位并激活淋巴细胞。TNF-α增加血管的通透性,促进 IgG、补体和效应细胞进入感染部位和使淋巴液向淋巴结引流。IL-6 激活淋巴细胞,促进抗体的生成。IL-8 趋化中性粒细胞和 T 淋巴细胞进入感染部位。IL-12 激活自然杀伤细胞,诱导 CD4 细胞分化成 Th1 细胞。IL-1、TNF-α 和 IL-6 引起发热反应。上述错综复杂的细胞因子的协同作用构成一种重要的抵抗细菌防卫体系。

(二)抗病毒作用

病毒刺激机体的细胞产生 IFN-α 和 IFN-β。IFN-α 和 IFN-β通过下述环节发挥抗病毒作用。IFN-α 和 IFN-β通过作用于病毒感染细胞和其邻近的未感染细胞产生抗病毒蛋白酶而进入抗病毒状态。IFN-α/β 刺激病毒感染的细胞表达 MHC Ⅰ 类分子,提高其抗原提呈能力,使其更容易被杀伤性 T 淋巴细胞(CTL)识别并杀伤。IFN-α 和 IFN-β 激活自然杀伤细胞,使其在病毒感染早期有效地杀伤病毒感染细胞。被病毒感染细胞激活的 CTL 分泌高水平的 IFN-γ,IFN-γ 刺激病毒感染细胞表达 MHC Ⅰ 类分子,促进 CTL 杀伤病毒感染细胞。IFN 也增强自然杀伤细胞杀伤病毒感染细胞的活性。趋化性细胞因子 MIP-1α、MIP-1β 可和 HIV-1 竞争结合巨噬细胞趋化因子受体而表现抗 HIV 感染的活性。

(三)调节特异性免疫应答

在细胞因子的网络中,参与特异性免疫应答的免疫细胞的激活、生长、分化和发挥效应都受到细胞因子的精细调节。在免疫应答识别和激活阶段,有多种细胞因子可刺激免疫活性细胞的增殖,IL-2 和 IL-15 刺激 T 淋巴细胞的增生,IL-4、IL-6 和 IL-13 刺激 B 淋巴细胞增殖。也有多种细胞因子刺激免疫活性细胞的分化。IL-12 促进未致敏的 CD4$^+$ T 淋巴细胞分化成Th1 细胞,IL-4 促进未致敏的 CD4$^+$ T 细胞分化成 Th2 细胞。在免疫应答的效应阶段,多种细胞因子刺激免疫细胞对抗原性物质进行清除。IFN-γ 激活 CTL,刺激有核细胞表达 MHCⅠ类分子,从而使感染胞内寄生物(如病毒)的细胞受到强力的杀伤。IL-2 刺激 CTL 的增殖与分化并杀灭微生物尤其是胞内寄生物。有些细胞因子如 TGF-β 在一定条件下也可表现免疫抑制活性。它除可抑制巨噬细胞的激活外,还可抑制 CTL 的成熟。分泌 TGF-β 的 T 细胞表现抑制性 T 细胞的功能。

(四)刺激造血

在免疫应答和炎症反应过程中,白细胞、红细胞和血小板不断被消耗,因此机体需不断从骨髓造血干细胞补充这些血细胞。由骨髓基质细胞和 T 细胞等产生刺激造血的细胞因子调控着血细胞的生成和补充。红细胞生成素(EPO)刺激红细胞的生成。粒细胞-巨噬细胞集落刺激因子(GM-CSF)、巨噬细胞集落刺激因子(M-CSF)和粒细胞集落刺激因子(G-CSF)刺激骨髓生成各类髓样细胞。GM-CSF 是树突状细胞的分化因子。IL-7 刺激未成熟 T 细胞前体细胞的生长与分化。IL-6、IL-11 和血小板生成素(TPO)均可刺激骨髓巨核细胞的分化、成熟和血小板的产生。

(五)促进血管的生成

多种趋化性细胞因子和成纤维细胞生长因子可促进血管的生成。这对组织的损伤修复有重要的意义。

四、细胞因子及其受体相关的生物制品

采用现代生物技术研发的重组细胞因子、细胞因子抗体和细胞因子受体拮抗蛋白已获得了广泛的临床应用,创造了十分巨大的商业价值。美国食品和药品管理局(FDA)批准上市的部分细胞因子及其治疗的疾病见表 2-4。

表 2-4　已批准上市的重组细胞因子药物

药物名称	适应证
IFN-α	白血病、Kaposi 肉瘤、肝炎、恶性肿瘤、AIDS
IFN-β	多发性硬化症
IFN-γ	慢性肉芽肿病、生殖器疣、恶性肿瘤、过敏性皮炎、感染性疾病、类风湿关节炎
G-CSF	自身骨髓移植、化疗导致的粒细胞减少症、白血病、再生障碍性贫血
GM-CSF	自身骨髓移植、化疗导致的血细胞减少症、AIDS、再生障碍性贫血、骨髓增生异常综合征(MDS)
EPO	慢性肾衰竭导致的贫血、恶性肿瘤或化疗导致的贫血、失血后贫血
IL-2	恶性肿瘤、免疫缺陷、疫苗佐剂
IL-11	恶性肿瘤或化疗导致的血小板减少症
sTNF RⅠ	类风湿关节炎

第五节　主要组织相容性复合体

相关链接

器官移植的拓荒者

1902 年法国卡雷尔医师发明了进行器官移植最为重要的血管缝合技术,为此获得了 1912 年的诺贝尔生理学或医学奖。

20 世纪 50 年代,美国人斯奈尔发现了组织相容性;法国人多塞在人体内发现了主要组织相容性复合体,即人体白细胞血型。美国人贝纳塞拉夫证明了人体白细胞血型系统在免疫中的作用,发现对疾病的易感性系由遗传决定。这 3 位免疫学家因发现人体另一类血型而共同荣获 1980 年诺贝尔生理学或医学奖。这一发现不仅为器官移植的成功提供了理论依据,也使自身免疫病的病因得以探明。

一、概　述

在同种生物不同个体间进行组织或器官移植时,可发生免疫排斥现象,这是由细胞表面的同种异型抗原所诱导的。这种代表个体特异性的同种异型抗原称为组织相容性抗原或移植抗原。各种生物都具有复杂的组织相容性抗原,其中能引起迅速而强烈的排斥反应者称为主要组织相容性抗原(major histocompatibility antigen),在移植排斥中起决定作用;引起较弱排斥反应的抗原称为次要组织相容性抗原。编码主要组织相容性抗原的基因位于同一染色体上,是一组紧密连锁的基因群,称为主要组织相容性复合体(major histocompatibility complex,MHC)。

人类的主要组织相容性抗原首先在人外周血白细胞表面发现,故将其命名为人类白细胞抗原(human leukocyte antigen,HLA),人类的 MHC 称 HLA 复合体或 HLA 基因;小鼠的 MHC 称 H-2 复合体,位于小鼠的第 17 号染色体上。

二、HLA 复合体的基因结构和遗传特征

(一)HLA 复合体的基因结构

HLA 复合体位于第 6 号染色体短臂上,由一群紧密连锁的基因组成。根据编码的分子结构和功能不同可将 HLA 复合体分为三个区域(图 2-12)。

1. HLA Ⅰ类基因区　位于着丝点远端,主要包括 HLA-A、B、C 三个基因位点,分别编码经典的 HLA-A、B、C 抗原,即 HLA Ⅰ类分子或Ⅰ类抗原的重链(α链)。

2. HLA Ⅱ类基因区　紧靠着丝点,亦称 D 区基因,主要包括 HLA-DP、DQ 和 DR 亚区基因,分别编码 HLA-DP、DQ、DR 等 D 抗原,即 HLA Ⅱ类分子或Ⅱ类抗原。

3. HLA Ⅲ类基因区　位于Ⅱ类与Ⅱ类基因区之间,主要包括编码补体 C4、C2、B 因子的基因,肿瘤坏死因子(TNF)基因及热休克蛋白 70(HSP70)基因。

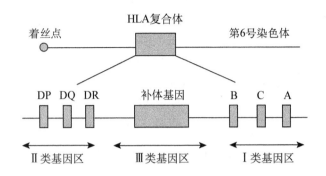

图 2-12　HLA 复合体结构示意图

(二)HLA 复合体的遗传特征

1. 单倍型遗传　同一染色体上 MHC 不同座位等位基因的组成和排列,称为一个单倍型。单倍型由各基因紧密连锁,很少发生同源染色体间的交换。在遗传过程中,HLA 单倍型作为一个完整的遗传单位由亲代传给子代,故子代的 HLA 单倍型一个来自父方,一个来自母方。在同一个家庭的兄弟姐妹间,两个单倍型完全相同的概率为 25%,一个单倍型相同的概率为 50%,两个单倍型不同的概率为 25%(图 2-13)。这一遗传特点可应用于器官移植时供者的选择及法医的亲子鉴定。

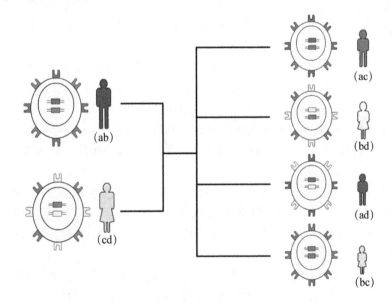

图 2-13　HLA 的单倍型遗传

2. 高度多态性　多态性指一个基因座位上存在多个等位基因。同一基因座位,如存在三个或三个以上的等位基因,即具有复等位性,可造成群体中不同个体在等位基因拥有状态上的差别,其编码的产物呈现高度多态性,即人群中个体间 HLA 抗原存在很大差异。但对同一个体,每一基因座位最多只能有两个等位基因,分别来自父母方的同源染色体。所以,等位基因占有状态的多态性属于群体概念。根据目前已知的各位点上的复等位基因来计算,组成的基因型在 1 亿以上,而且 HLA 复合体中每个等位基因均为共显性。因此,人群 HLA 的表型十分复杂,除了同卵双生以外,要在无血缘关系的人群中寻找 HLA 抗原型别相同者十分困难。

3. **连锁不平衡**　HLA 不同基因座位上的各个等位基因在人群中有各自的出现频率。所谓连锁不平衡是指两个基因座位上的某些等位基因,同时出现在一条染色体上的概率高于随机出现的频率。由于存在连锁不平衡,某些单倍型在群体中有很高的频率,并显示出比单一 HLA 基因更为明显的人种特点和地理特点,其发生机制可能与进化过程中的自然选择有关。

三、HLA 分子的分布、结构和功能

(一)HLA Ⅰ类分子

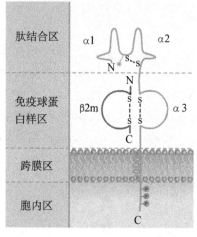

图 2-14　HLA Ⅰ类分子结构

1. **结构**　HLA Ⅰ类分子由 α 链和 β2 微球蛋白组成。α 链为重链,由第 6 号染色体的 HLA Ⅰ类基因编码,分为胞外区、跨膜区和胞内区,胞外区可进一步分为 α1、α2 和 α3 功能区。α1 和 α2 功能区具有高度多态性,共同构成抗原结合部位;α3 区的氨基酸组成相对恒定,为 T 细胞表面 CD8 分子的结合部位。β2 微球蛋白(β2m)由第 15 号染色体的基因编码,通过非共价键附着于 α3 功能区上,其功能与Ⅰ类分子的表达和稳定有关(图 2-14)。

2. **分布和功能**　HLA Ⅰ类分子广泛分布于体内各种有核细胞表面,包括血小板和网织红细胞。不同的组织细胞表达Ⅰ类分子的密度差异很大。以淋巴细胞表面密度最高,其次为肾、肝、肺、心及皮肤、肌肉组织等,神经组织、成熟红细胞一般不表达Ⅰ类分子,初乳、血清、尿液中的 HLA Ⅰ类分子以可溶性形式存在。

HLA Ⅰ类分子对 CD8[+] T 淋巴细胞的抗原识别起限制作用,并参与内源性抗原向 CD8[+] T 淋巴细胞的提呈过程;参与早期 T 细胞的分化成熟,并与移植排斥反应有关。

(二)HLA Ⅱ类分子

1. **结构**　HLA Ⅱ类分子由 α 链和 β 链组成,由第 6 号染色体的 HLA Ⅱ类基因编码。两链的基本结构相似,都分为胞外区、跨膜区和胞内区。胞外区各有两个功能区,即 α1、α2 和 β1、β2。α1 和 β1 区构成抗原结合部位,决定了Ⅱ类分子的多态性;α2 和 β2 区为恒定区,是 TH 细胞表面 CD4 分子的结合部位(图 2-15)。

2. **分布和功能**　HLA Ⅱ类分子主要分布在 B 细胞、巨噬细胞和其他抗原提呈细胞,胸腺上皮细胞及活化的 T 细胞表面,血管内皮细胞及精细胞上亦有少量 HLA Ⅱ类分子。

HLA Ⅱ类分子对 CD4[+] T 淋巴细胞的抗原识别起限制作用,并主要参与外源性抗原向 CD4[+] T 淋巴细胞的提呈过程;与 HLA Ⅰ类分子共同参与早期 T 细胞的分化成熟,并与移植排斥反应有关。

四、HLA 与医学

(一)HLA 与移植排斥反应

HLA 是导致移植排斥反应的主要抗原。同种异体器官移植物存活率的高低,主要取决于供者与受者之间的组织相容性,其中 HLA 等位基因的匹配程度起关键作用。因此,器官移植前的 HLA 组织配型检测十分重要,选择 HLA 抗原与受者尽量相同的供者,以避免或减轻移植排斥反应的发生。

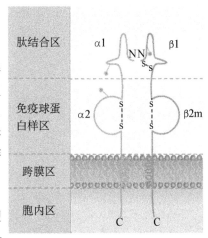

图 2-15　HLA Ⅱ类分子结构

(二)HLA 与疾病的关联

HLA 与疾病的关联主要是指带有某些特定 HLA 型别的个体易患某一疾病。如强直性脊柱炎患者中 HLA-B27 抗原阳性率高达 58%～97%,而健康对照人群中仅为 9%。迄今已发现 500 余种疾病与 HLA 有关联,多属自身免疫病。此外,某些疾病的发生与 HLA 分子的表达异常有关。如细胞癌变时表面 HLA Ⅰ类分子表达缺失或显著减少,导致 $CD8^+$ T 细胞不能与其有效识别结合和破坏,而使癌变细胞逃避免疫监视发展成肿瘤;1 型糖尿病患者的胰岛 B 细胞有 HLA Ⅱ类分子异常表达,从而启动自身免疫反应。

(三)HLA 与输血反应

多次接受输血的病人,有时会发生非溶血性输血反应。其原因主要与患者血液中存在的抗白细胞、抗血小板 HLA 抗体有关。

(四)HLA 与法医

根据 HLA 复合体具有单倍型遗传和高度多态性的特征,在无关个体间 HLA 表型完全相同的概率几乎为零,而且 HLA 终身不变,是伴随个体的特异性遗传标记。故 HLA 分型目前已在法医学上被广泛用于亲子鉴定和确定死者身份。

【复习思考题】

1. 名词解释　抗原　抗原决定簇　异嗜性抗原　抗体　免疫球蛋白　单克隆抗体　细胞因子

2. 问答题

(1)决定抗原特异性的主要因素是什么?

(2)根据与机体的亲缘关系远近,抗原如何分类?

(3)试述各类免疫球蛋白的特性和功能。

(4)补体有哪些生物学功能?

(5)试述 HLA 与临床医学的关系。

第 **3** 章

免疫应答

【学习要点】

免疫应答的三个基本阶段;B 细胞介导的体液免疫应答过程、效应作用和抗体产生的一般规律;CD4[+] Th1、CD8[+] Tc 细胞形成过程及各自的效应作用。

第一节 概 述

一、免疫应答的概念

免疫应答(immune response,Ir)是机体免疫系统识别和清除抗原性异物的全过程。机体免疫应答有两种类型:即固有性免疫应答和适应性免疫应答。固有性免疫应答是由屏障结构、非特异性免疫细胞和体液中天然的抗感染分子构成的防御功能,因其对抗原性物质的作用无选择性,故又称为非特异性免疫;适应性免疫应答是在接受某种抗原刺激后,才能对该抗原产生免疫功能,故又称为特异性免疫应答。本章主要讨论适应性免疫应答。

二、免疫应答的类型

根据参与免疫应答的细胞类型和效应机制,特异性免疫应答可分为由 B 细胞介导的体液免疫应答和由 T 细胞介导的细胞免疫应答。

三、免疫应答的场所

淋巴结、脾等外周免疫器官是免疫应答的主要场所。当病原微生物等抗原物质经皮肤和黏膜进入机体后,抗原随淋巴循环到达外周免疫器官;存在于外周血中的成熟 T 细胞和 B 细胞受到相应抗原刺激后开始活化、增殖、分化成为效应 T 细胞和浆细胞,最终产生免疫效应。

四、免疫应答的基本过程

免疫应答的基本过程可人为地分为三个阶段。

1. 识别阶段　这是抗原提呈细胞(APC)捕获、加工、处理抗原并提呈抗原及抗原特异性淋巴细胞对其识别的阶段。这一阶段分别由 APC、T 细胞和 B 细胞完成。

2. 活化阶段　这是 T、B 细胞识别并接受相应抗原刺激后,活化、增殖和分化的阶段。该过程通过免疫细胞间的相互作用及细胞因子的影响而完成,并有部分 T 细胞和 B 细胞分化成为记忆细胞(memory cells)。记忆细胞可参加淋巴细胞再循环,再次遇到相同抗原时迅速发生增殖,分化为效应 T 细胞或浆细胞,扩大免疫效应。

3. 效应阶段　这是指浆细胞分泌抗体发挥的体液免疫效应和致敏淋巴细胞通过释放淋巴因子或直接杀伤抗原靶细胞发挥的细胞免疫效应阶段。

免疫应答的前两个阶段主要在外周免疫器官中进行,产生的抗体和(或)效应 T 细胞经血流运至抗原所在部位发挥免疫效应。

五、抗 原 提 呈

在特异性免疫应答中,T 细胞不能直接识别 TD 抗原,抗原分子只能通过 APC 加工处理,降解为多肽片段,并与 MHC 分子结合为多肽-MHC 分子复合物,转运到 APC 表面,才能被 T 细胞识别,这一过程称为抗原提呈。

1. 对外源性抗原的加工处理和提呈　APC 通过吞噬、胞饮等方式吞噬细胞外感染的微生物、蛋白质等外源性抗原,在吞噬溶酶体中将其降解成小分子的抗原肽,与 APC 细胞内新合成的 MHC Ⅱ类分子结合,以抗原肽-MHC Ⅱ类分子复合物的形式表达于 APC 表面,提呈给 CD4+ T 细胞识别。

2. 对内源性抗原的加工处理和提呈　细胞内合成的病毒蛋白、肿瘤蛋白等内源性抗原,在细胞内蛋白酶体的作用下被降解成小分子的抗原肽,然后转移到内质网腔中,与细胞内新合成的 MHC Ⅰ类分子结合,形成抗原肽-MHC Ⅰ类分子复合物并表达于细胞表面,提呈给 CD8+ T 细胞识别。几乎所有能表达 MHC Ⅰ类分子的细胞都具有提呈内源性抗原的作用。

第二节　B 细胞介导的体液免疫应答

体液免疫应答指在抗原刺激下,B 细胞活化、增殖分化为浆细胞并合成分泌抗体,发挥特异性免疫效应的过程。由于抗体主要存在于体液中,故将抗体参加的免疫称为体液免疫。根据刺激 B 细胞产生抗体的抗原性质不同,分为 TD 抗原和 TI 抗原诱发的免疫应答,其中 TD 抗原诱导的免疫应答需要 Th 细胞辅助,而 TI 抗原则不需要 Th 细胞辅助,直接诱导 B 细胞产生免疫应答。以下主要介绍 TD 抗原诱导的体液免疫应答(图 3-1)。

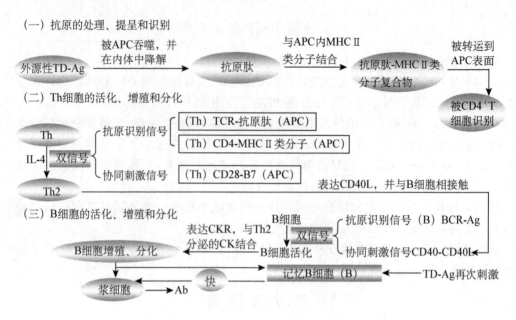

图 3-1 TD-Ag 诱导的体液免疫应答

一、B 细胞对 TD 抗原的免疫应答

(一) 抗原的提呈和识别阶段

进入机体的 TD 抗原可以随淋巴循环或血循环到达淋巴结或脾,被 APC 摄取,经加工和处理后,与 APC 内新合成的 MHC Ⅱ类分子形成抗原肽-MHC Ⅱ类分子复合物,表达于 APC 表面,提供给 CD4⁺ Th 细胞识别。

(二) 活化、增殖和分化阶段

1. Th 细胞的活化、增殖与分化 TD 抗原诱导 B 细胞产生抗体需要活化的 Th 细胞的辅助,而 Th 细胞的活化需要双信号刺激(图 3-2)。其第一信号为双识别,即 Th 细胞以 TCR 识别 APC 提呈的抗原肽-MHC Ⅱ类分子复合物中的抗原肽,CD4 分子识别其复合物中的 MHC Ⅱ类分子;第二信号为协同刺激信号,即 Th 细胞表面表达的相应受体(CD28 等)与 APC 上表达的多个协同刺激分子(如 B7 分子等)配对结合,相互作用。在双信号的刺激下 Th 细胞活化,活化的 Th 细胞开始增殖分化,表达细胞因子受体,并分泌多种细胞因子与之结合。在以 IL-2 为主的细胞因子作用下,活化的 Th 细胞分化为 Th2 细胞,分泌更多的细胞因子,如 IL-2、IL-4、IL-6、TNF、IFN 等,作用于 B 细胞,辅助 B 细胞产生抗体。

2. B 细胞的活化、增殖与分化 B 细胞既是体液免疫应答的效应细胞,也是抗原提呈细胞。B 细胞的活化也需要双信号刺激。第一信号为 B 细胞的 BCR 与抗原肽的结合;第二信号为 B 细胞表达的协同刺激分子 CD40 等与 Th2 细胞表面的相应配基 CD40L 等的结合。在双信号的刺激下 B 细胞活化,活化的 B 细胞可表达多种细胞因子受体,在 Th2 细胞释放的 IL-2、IL-4、IL-5、IL-6 等细胞因子作用下发生类别转换,增殖分化为能合成分泌不同类别 Ig 的浆细胞。部分 B 细胞分化形成记忆细胞。

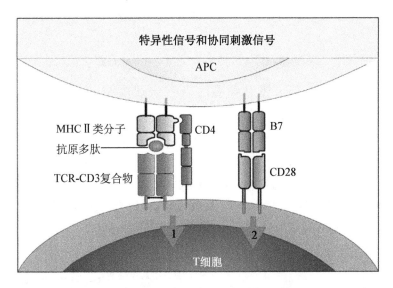

图 3-2　CD4$^+$Th 细胞活化双信号示意图

(三)效应阶段

浆细胞分泌的抗体存在于血清及外分泌液中,当抗体与相应抗原结合后,在机体其他因素的参与下清除抗原,发挥体液免疫的效应作用(图 3-3)。

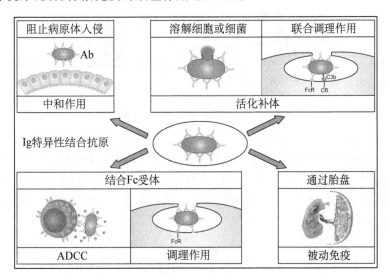

图 3-3　体液免疫应答的效应

1. 中和作用　针对细菌外毒素或类毒素产生的抗体(抗毒素),能与外毒素结合并中和其毒性;针对病毒产生的中和抗体与相应病毒结合可以阻止病毒吸附穿入易感细胞;SIgA 可阻止细菌等病原微生物黏附于黏膜上皮细胞,从而阻止感染的发生。

2. 调理作用　促进吞噬细胞的吞噬作用,包括 IgG 和补体的调理作用。

3. ADCC　杀伤肿瘤细胞及被病毒感染的靶细胞。

4. **激活补体** 溶解靶细胞,并通过补体的调理、免疫黏附、炎症趋化等作用调动吞噬细胞清除抗原。

5. **免疫病理损伤** 在某些情况下,抗体可介导Ⅰ、Ⅱ、Ⅲ型超敏反应。

二、体液免疫应答的一般规律

1. **初次免疫应答** 指某种抗原物质首次进入机体时引起的免疫应答。其特点是:①潜伏期长,需7~10d后才能产生抗体;②抗体效价低;③抗体以IgM类为主;④抗体在体内维持时间短;⑤抗体结合抗原的亲和力低。

2. **再次免疫应答** 同一抗原再次进入机体时发生的免疫应答。其特点是:①潜伏期短,一般1~3d,甚至数小时即可有抗体产生;②抗体效价高,约为初次应答的几倍到几十倍;③抗体以IgG类为主;④抗体在体内维持时间长;⑤抗体的亲和力高(图3-4)。

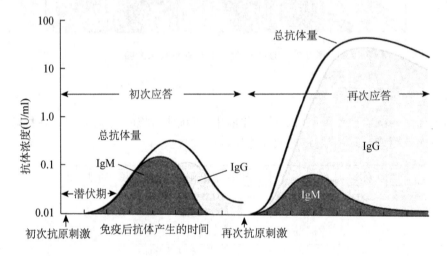

图3-4 初次应答和再次应答示意图

掌握体液免疫应答的一般规律具有重要的临床意义。预防接种疫苗时常需要重复注射2~3次以加强免疫,产生高滴度、高亲和力的抗体提高免疫效果;IgM是最早出现的抗体,故临床上检测特异性IgM作为传染性疾病早期诊断的指标之一;此外,也可根据抗体效价的变化了解病程和评估疾病的转归。

第三节 T细胞介导的细胞免疫应答

细胞免疫应答指在抗原刺激下,T细胞活化、增殖分化为效应T细胞而发挥免疫效应的过程。与体液免疫相比,细胞免疫的特点是:发生缓慢,反应多局限于抗原所在部位,局部炎症以淋巴细胞和单核-巨噬细胞浸润为主。效应T细胞通过两条途径发挥作用:①CD4$^+$ Th1细胞介导的炎症反应;②CD8$^+$ Tc细胞对靶细胞的特异性杀伤作用。其应答过程与B细胞介导的体液免疫应答过程基本相似(图3-5)。

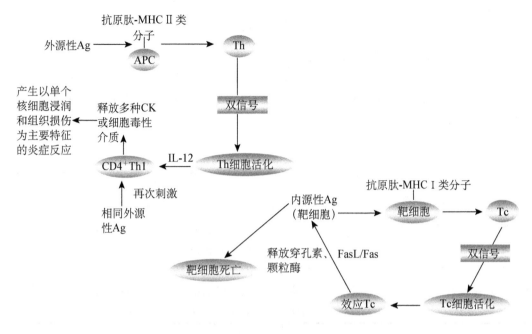

图 3-5　TD-Ag(分外源性和内源性)诱导的细胞免疫应答

一、抗原的提呈和识别阶段

此阶段包括 APC 对抗原的摄取、加工处理和提呈过程。APC 提呈抗原肽-MHC Ⅱ 类分子复合物给 CD4$^+$ Th 细胞,提呈抗原肽-MHC Ⅰ 类分子复合物给 CD8$^+$ Tc 细胞。

二、活化、增殖和分化阶段

(一)CD4$^+$ Th1 细胞的形成

成熟 Th 细胞在受到抗原刺激前被称为初始 Th 细胞。初始 Th 细胞的活化也需要双信号刺激。其第一信号为双识别,即 CD4$^+$ Th 细胞以 TCR 识别 APC 提呈的抗原肽-MHC Ⅱ 类分子复合物中的抗原肽,CD4 分子识别其复合物中的 MHC Ⅱ 类分子;第二信号为协同刺激信号。CD4$^+$ Th 细胞在接受双信号刺激后活化,活化的 Th 细胞表达 IL-2、IL-4、IL-12 等多种细胞因子及其受体,在以 IL-12 为主的细胞因子作用下,其中一部分增殖、分化为具有介导炎症反应功能的 CD4$^+$ Th1 细胞,部分活化的 Th 细胞分化为记忆 T 细胞。

(二)CD8$^+$ Tc 细胞的形成

Tc 细胞活化仍需要抗原提呈和 Th 细胞的辅助才能增殖分化为 CD8$^+$ 效应 Tc 细胞。初始 Th 细胞和静止的 Tc 细胞可结合到同一个 APC 上,分别接受双信号的刺激而活化。Th 细胞活化后所分化的 Th1 细胞释放细胞因子(IL-2、IL-6 等)作用于相邻的 Tc 细胞,使活化的 Tc 细胞进一步分化为 CD8$^+$ 效应 Tc 细胞。

三、效 应 阶 段

(一)CD4$^+$ Th1 细胞介导的细胞免疫应答

CD4$^+$ Th1 细胞再次接受相同抗原刺激时释放多种细胞因子,在局部组织引起以淋巴细胞和单核-巨噬细胞浸润为主的慢性炎症反应。CD4$^+$ Th1 细胞释放的主要细胞因子及其作用见表 3-1。

表 3-1 主要细胞因子及其作用

细胞因子	主要作用
巨噬细胞活化因子(MAF)	活化巨噬细胞,加强吞噬和杀伤能力
巨噬细胞移动抑制因子(MIF)	抑制吞噬细胞移动并聚集在炎症所在部位,加强吞噬作用
巨噬细胞趋化因子(MCF)	吸引吞噬细胞向炎症方向移动
白细胞介素-2(IL-2)	促进 T 细胞增殖分化,增强 NK 细胞、MΦ 的杀伤活性
γ-干扰素(IFN-γ)	激活巨噬细胞、增强抗病毒和杀伤肿瘤细胞作用
淋巴毒素(LT)	直接杀伤靶细胞

(二)CD8$^+$ Tc 细胞介导的细胞免疫应答

CD8$^+$ Tc 细胞是介导机体细胞免疫的主要效应细胞。当 CD8$^+$ Tc 细胞再次遇到相同靶细胞时,通过双信号识别后触发活性,通过以下机制杀伤靶细胞:①释放穿孔素,使靶细胞形成穿膜通道,大量离子和水分进入细胞,导致靶细胞溶解;②分泌颗粒酶,并经穿孔素形成的孔道进入靶细胞,损伤细胞 DNA,引起细胞凋亡;③Tc 细胞表达 Fas 配体(FasL),通过与靶细胞表面的 Fas 结合,转导死亡信号,引起靶细胞凋亡(图 3-6)。

效应 T 细胞对靶细胞的杀伤作用是有抗原特异性的,且受 MHC I 类分子的限制。Tc 细胞对靶细胞的杀伤具有高效性,一个 Tc 细胞可以连续杀伤多个靶细胞。

四、细胞免疫应答的生物学效应

(一)抗感染作用

主要针对胞内寄生菌(结核杆菌、麻风杆菌、伤寒沙门菌等)、病毒、真菌、寄生虫等的感染。

(二)抗肿瘤作用

CD8$^+$ 效应 Tc 细胞可直接杀伤带有特异性抗原的肿瘤细胞,也可通过释放多种细胞因子,如 TNF、IFN、IL-2 等活化 MΦ、NK 细胞发挥抗肿瘤作用。

(三)参与移植排斥反应

器官移植时由于供者与受者之间的组织相容性抗原不同,常引起排斥反应,CD4$^+$ Th 细胞和 CD8$^+$ Tc 细胞是主要的效应细胞。

(四)引起免疫损伤

引起迟发型超敏反应或造成某些自身免疫病。

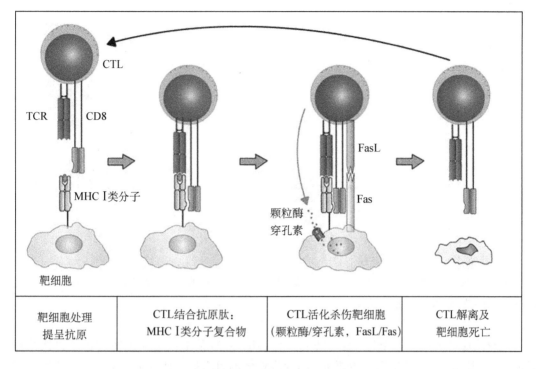

图 3-6　CTL 杀伤靶细胞的过程

【复习思考题】

1. 名词解释　免疫应答　体液免疫应答　细胞免疫应答

2. 问答题

(1)简述免疫应答的基本过程。

(2)简述抗体产生的一般规律及意义。

(3)简述 CD4[+] Th1 细胞和 CD8[+] Tc 细胞(CTL)的作用。

第 4 章

超敏反应

【学习要点】

Ⅰ型超敏反应的常见变应原、发生机制、临床常见疾病及防治措施;Ⅱ型、Ⅲ型、Ⅳ型超敏反应类型的发生机制与常见疾病。

超敏反应(hypersensitivity)也称变态反应(allergy),是指被抗原致敏的机体再次接触相同抗原时,因产生过强的特异性免疫应答,导致机体的组织损伤或生理功能紊乱。引起超敏反应的抗原称变应原,又叫过敏原,可以是完全抗原或半抗原;变应原并非对每一个体均能引起超敏反应,易发生超敏反应的人临床上称其为过敏体质,往往具有遗传倾向。

根据超敏反应的发生机制和临床特点,将其分为Ⅰ、Ⅱ、Ⅲ和Ⅳ型超敏反应。

第一节　Ⅰ型超敏反应

Ⅰ型超敏反应又称速发型超敏反应或过敏反应型超敏反应,其特点为:①再次接触变应原后反应发生快,消退亦快;②一般以生理功能紊乱为主,不发生严重的组织细胞损伤;③主要由特异性抗体 IgE 介导和肥大细胞、嗜碱性粒细胞等参加;④具有明显的个体差异及遗传倾向,即多发生于易产生 IgE 抗体的过敏患者。

一、发生机制

Ⅰ型超敏反应的发生可分为致敏阶段和发敏阶段(图 4-1)。

(一)致敏阶段

当变应原通过呼吸道、消化道、皮肤接触及注射等途径进入机体后,引起机体的免疫应答,选择性地诱导 B 细胞产生特异性 IgE 抗体。IgE 的 Fc 段与组织中的肥大细胞和血液中的嗜碱性粒细胞膜上的 IgE Fc 受体结合,形成致敏细胞,使机体处于致敏状态。致敏状态一般可维持半年至数年之久,如长期不接触相同变应原,致敏状态可逐步消失。

(二)发敏阶段

相同变应原再次进入机体时,则与组织中的肥大细胞和血液中的嗜碱性粒细胞膜上的 IgE Fab 段结合。当二价或多价变应原与致敏细胞上两个以上相邻的 IgE 分子结合后,IgE

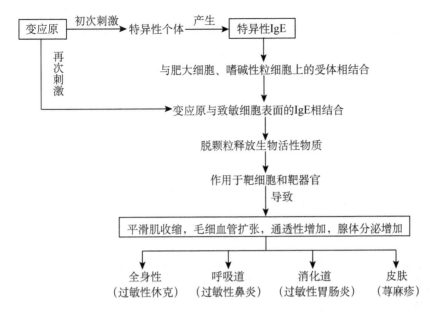

图 4-1　Ⅰ型超敏反应发生机制

Fc 受体发生桥联,引起细胞膜通透性改变、细胞脱颗粒而释放多种生物活性物质。

生物活性物质大致可分为两类:一类是预先合成并储存于细胞颗粒内的递质(原发递质),如组胺、肝素、激肽原酶和嗜酸性粒细胞趋化因子等;另一类是新合成的介质(继发递质),如前列腺素、白三烯、血小板活化因子和 IL-4 等。所释放的生物活性物质作用于组织器官,引起一系列生物学效应:①小血管扩张和毛细血管通透性增强;②平滑肌痉挛,尤以气管、支气管和胃肠道平滑肌为明显;③黏膜腺体分泌增多。但不同介质的作用各具特点。例如:组胺释放快、作用迅速(数分钟内)、但失活也快,组胺也是唯一引起痒感的递质;白三稀的作用特点是释放和作用慢(4～6h),但效力持久(1～2d),并可导致支气管平滑肌强烈而持久的收缩,是引起支气管哮喘的主要递质。以上生物活性递质的效应可发生在局部,也可出现全身反应而表现出相应的临床症状。

嗜酸性粒细胞是Ⅰ型超敏反应发生过程中重要的负反馈调节细胞,可通过吞噬过敏颗粒和释放组胺酶、芳香基硫酸酯酶等水解酶类灭活相应的介质。

二、临床常见疾病

(一)过敏性休克

过敏性休克是一种最严重的Ⅰ型超敏反应。患者通常在接触变应原后数分钟即出现症状,若抢救不及时可导致死亡。

1. 药物过敏性休克　以青霉素引起者最为常见,普鲁卡因、链霉素、磺胺类、氨基比林、头孢类抗生素和有机碘等也可引起。青霉素是半抗原,其降解产物青霉噻唑醛酸或青霉烯酸与体内组织蛋白结合成完全抗原,刺激机体产生 IgE 使机体致敏,当再次注射青霉素后,则触发超敏反应。患者可在几分钟至几十分钟内出现胸闷、气急、呼吸困难、出冷汗、面色苍白、血压下降等休克症状,严重者导致死亡。青霉素在弱碱性溶液中易形成青霉烯酸,故使用青霉素时应新鲜配制,放置后不可使用。此外,临床有时发生初次注射青霉素也发生过敏性休克的情况,可能是机体曾以其他途径接触过青霉素或青霉素的降解产物使机体处于致敏状态的结果,如注射过含有青霉素的生物制品、皮肤和黏膜接触过青霉素、吸入空气中青霉菌孢子等。

2. 血清过敏性休克　常发生在注射异种动物血清,如注射破伤风抗毒素、白喉抗毒素作为紧急预防或治疗时,其临床表现与药物过敏性休克类同。

(二)呼吸道过敏反应

最常见的为支气管哮喘,多为吸入花粉、尘螨、真菌孢子或动物皮毛等变应原后,引起支气管平滑肌痉挛,黏膜腺体分泌增加,导致呼吸困难和哮喘。过敏性哮喘有早期反应相和晚期反应相两种类型,前者发生快,消失也快;后者发生慢,持续时间长。吸入变应原后亦可导致过敏性鼻炎,引起鼻黏膜水肿,局部腺体分泌增加,致使患者出现鼻塞、流涕、打喷嚏等症状。

(三)消化道过敏反应

少数人食入鱼、虾、蛋等异种动物蛋白质后可引起口周红斑、舌咽肿、恶心、呕吐、腹痛、腹泻等过敏性胃肠炎的症状。该类患者胃肠道 SIgA 防御功能低下,常伴有蛋白水解酶缺乏,食物中的异种蛋白未完全分解则被吸收而诱发过敏反应。

(四)皮肤过敏反应

主要表现为皮肤荨麻疹、湿疹和血管神经性水肿。可由食物、药物、花粉、化妆品、染料、油漆、乳胶制品、肠道寄生虫或冷热刺激等引起。

三、防治原则

(一)寻找过敏原、避免接触

通过详细询问病史和皮肤过敏试验找出变应原,避免再次接触。临床检测变应原的最常用方法是直接皮肤试验。

皮肤试验通常是将容易引起过敏反应的药物、生物制品或其他可疑变应原稀释后(青霉素 $200\sim500U/ml$、抗毒素血清 $1:100$),取 0.1ml 在受试者前臂内侧做皮内注射,$15\sim20min$ 后观察结果,如皮丘局部隆起,并出现红晕、硬块,直径大于 1cm,或红晕周围有伪足,痒感,严重时全身出现皮疹或过敏性休克反应,应避免使用。

(二)脱敏疗法

抗毒素皮试阳性但又必须使用者,可采用小剂量、短间隔($15\sim20min$)、多次注射抗毒素的方法使其脱敏,然后再注射大剂量的异种动物血清对患者进行被动免疫治疗。

(三)减敏疗法

对已查明而难以避免接触的过敏原,可以采用过敏原制剂少量多次皮下注射,然后剂量逐渐加大,持续数月甚至数年的方法,达到减敏的目的。其作用机制可能是通过变应原的反复注射,诱导机体产生特异性 IgG 类循环抗体,该抗体能够与再次进入的变应原结合,阻断其与IgE 的结合,因而可减轻 Ⅰ 型超敏反应的发生程度。这种特异性 IgG 类抗体被称为封闭型抗体。

(四)药物治疗

是针对 Ⅰ 型超敏反应发生、发展的过程,利用药物切断或干预超敏反应的某个环节,以达到防止或减轻超敏反应发生的目的。

1. 抑制生物活性介质合成和释放的药物　色甘酸钠能稳定肥大细胞膜,防止脱颗粒,抑制介质释放。肾上腺素、异丙肾上腺素、麻黄碱能活化腺苷酸环化酶,增加细胞内 cAMP 的合成;氨茶碱能抑制磷酸二酯酶的活性,阻止 cAMP 的分解。上述药物能提高细胞内 cAMP 的浓度,从而抑制活性介质的释放。

2. 活性递质拮抗药　苯海拉明、氯苯那敏、异丙嗪等抗组胺药可与组胺竞争细胞膜上的组胺受体而发挥抗组胺作用,解除支气管痉挛,减少腺体分泌。

3. 改善效应器官反应性药物　肾上腺素可收缩小血管、毛细血管并解除支气管平滑肌痉挛,用于过敏性休克的抢救;葡萄糖酸钙、氯化钙、维生素 C 等除解除痉挛外还能降低毛细血管通透性,从而减轻皮肤、黏膜的过敏反应。

案例分析

患者,刘某,女性,21 岁,因感冒发热、扁桃体炎,到医院就诊。医嘱给予青霉素等抗感染治疗。常规皮试阴性后,以 0.9%氯化钠注射液 250ml 加青霉素粉针剂 480 万 U 静脉滴注。当静脉滴注约 15min 时,患者突然出现胸闷、气促、面色苍白、大汗淋漓、烦躁不安和濒死感等症状。检查:脉搏细弱、血压下降至 60/45mmHg。医师诊断为青霉素过敏性休克。立即给予患者吸氧、肾上腺素 1mg 皮下注射、地塞米松 20mg 静脉注射、苯海拉明 20mg 肌内注射,以及其他对症支持治疗。20min 后症状缓解,1h 后症状消失。

讨论:如何解释患者出现的临床症状? 简述对该类患者急救、治疗、预防的原则。

第二节　Ⅱ型超敏反应

Ⅱ型超敏反应是由 IgG 或 IgM 类抗体与靶细胞表面相应抗原结合后,在补体、巨噬细胞和 NK 细胞的参与下,引起以细胞溶解或组织损伤为主的病理性免疫反应,又称为细胞溶解型或细胞毒型超敏反应。

一、发生机制

(一)靶细胞及其表面抗原

1. 组织细胞上固有的抗原　包括:①同种异型抗原,存在于红细胞表面的 ABO 血型抗原和 Rh 血型抗原;②修饰的自身抗原,因感染或理化因素的作用导致自身组织细胞表面成分改变而产生的自身抗原;③异嗜性抗原,是与某些病原微生物等有共同抗原的自身组织成分。

2. 外来的抗原、半抗原吸附在组织细胞表面　某些化学成分,如药物在易感机体内与体内组织、细胞结合成为完全抗原,刺激机体产生相应抗体。

(二)组织细胞损伤机制

参与Ⅱ型超敏反应的抗体主要为 IgG 和 IgM,可以是机体产生或外源性输入。这些抗体与吸附在靶细胞表面的抗原、半抗原或靶细胞表面的固有抗原结合,有时以抗原抗体复合物黏附于细胞表面,继而通过下列三条途径杀伤靶细胞:①可通过激活补体系统溶解靶细胞;②通过抗体、补体介导的调理和免疫黏附作用促进巨噬细胞吞噬靶细胞;③NK 细胞通过 ADCC 破坏靶细胞(图 4-2)。

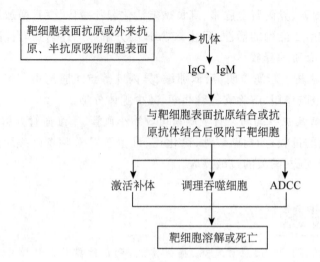

图 4-2　Ⅱ型超敏反应发生机制

二、临床常见疾病

(一)输血反应

多发生于 ABO 血型不合的输血。如将 A 型供血者的血误输给 B 型受血者,由于 A 型血红细胞表面有 A 抗原,受者血清中有天然抗 A 抗体,两者结合后激活补体可使红细胞溶解破坏,引起溶血反应。另外,临床上反复多次接受输血治疗的人还可发生非溶血性输血反应,其原因为:反复输入异型 HLA 的血液后,在受者体内诱发抗白细胞和血小板抗体,在补体参与下导致白细胞和血小板破坏。

(二)新生儿溶血症

多由于母亲为 Rh⁻ 而胎儿为 Rh⁺,母胎间 Rh 血型不符引起。当母亲分娩、流产时,胎儿的 Rh⁺ 红细胞进入母体,刺激母体产生抗 Rh 抗体,此类血型抗体为 IgG 类,可通过胎盘。如果已产生 Rh 抗体的母亲再次妊娠,且胎儿血型仍是 Rh⁺ 时,母亲的 IgG 类抗 Rh 抗体就可通过胎盘进入胎儿体内,与胎儿 Rh⁺ 红细胞结合,激活补体,导致胎儿红细胞溶解。

母胎之间 ABO 血型不符(母亲是 O 型,胎儿为 A、B 型)通过以上机制也可导致新生儿溶血症,但由于胎儿血清及其组织液中存在的 A、B 型抗原物质能吸附抗体,所以病情较轻。

(三)免疫性血细胞减少症

1. 药物性血细胞减少症　某些药物如青霉素、磺胺、氨替比林等以半抗原或免疫复合物形式与血细胞结合,通过Ⅱ型超敏反应机制造成血细胞破坏,引起药物性溶血性贫血、药物性粒细胞减少症和血小板减少性紫癜。

2. 自身免疫性溶血性贫血　某些敏感机体反复使用某种药物或病毒感染,导致红细胞抗原发生改变,诱导机体产生抗自身红细胞的抗体,在补体的参与下导致溶血性贫血。

(四)异嗜性抗原引发的肾小球肾炎或心肌炎

乙型溶血型链球菌某些菌株的 M 蛋白与少数人肾小球基底膜及心肌组织有共同抗原。链球菌感染机体后,刺激机体产生的抗 M 蛋白抗体可与人的肾小球基底膜及心肌组织结合,引起交叉反应,由此导致肾小球肾炎或心肌炎的发生。

(五)甲状腺功能亢进

弥漫性甲状腺肿伴甲状腺功能亢进(Graves 病),是一种特殊的 Ⅱ 型超敏反应,又称为抗体刺激型超敏反应。该病患者血清中出现一种自身抗体,能与甲状腺表面的促甲状腺激素受体结合,刺激甲状腺分泌甲状腺素,导致甲状腺功能亢进。此种自身免疫性抗受体抗体为 IgG,其半衰期比甲状腺刺激素长,所以称其为长效甲状腺刺激素,它不引起细胞损伤而是引起细胞功能亢进。

案 例 分 析

患儿,男,7d。主诉:黄疸 3d,就诊入院。入院查体,患儿全身皮肤严重黄染,肝、脾不大。化验检查:患儿血型为 B 型,Rh 阳性;其母亲血型为 O 型,Rh 阴性,其父亲血型为 B 型,Rh 阳性。该患儿为第一胎,其母亲自述 2 年前曾因手术接受过输血。

讨论:该新生儿出现严重持续黄疸的可能原因是什么?试分析该病发病机制。

第三节　Ⅲ型超敏反应

Ⅲ型超敏反应又称免疫复合物型或血管炎型超敏反应,是抗原、抗体形成的中等大小免疫复合物沉积于局部或全身毛细血管基底膜后,活化补体与血小板,吸引中性粒细胞,引起的血管及其周围炎症和组织损伤。

一、发 生 机 制

(一)免疫复合物的形成与沉积

Ⅲ型超敏反应的抗原是游离存在的可溶性抗原,如异种动物血清、微生物代谢产物、变性的 IgG、核抗原等。抗体主要是 IgG 或 IgM。中等大小可溶性免疫复合物(immune complex, IC)形成并沉积于血管壁基底膜是导致Ⅲ型超敏反应的关键,而 IC 形成的大小主要和抗原的性质、抗原-抗体的比例等因素有关:①颗粒性抗原或抗原与抗体的比例适当时形成大分子、不溶性 IC,易被吞噬细胞所吞噬;②可溶性抗原或抗体高度过剩时形成小分子 IC,可通过肾滤过排出体外;③在可溶性抗原量略多于抗体时,形成中等大小可溶性 IC,既不易被吞噬细胞吞噬,也不易经肾小球滤过,可长期存在于循环中,极易沉积于血管壁基底膜或其他组织间隙而引起Ⅲ型超敏反应。此外,中等大小可溶性 IC 的沉积和致病还与血管活性物质的作用、血管壁通透性及血流动力学等因素有关。

(二)免疫复合物的致病机制

IC 最常见的沉积部位是肾小球、关节、心肌和其他部位的毛细血管或抗原进入部位。IC 沉积后通过激活补体传统途径,产生过敏毒素(C3a、C5a)和趋化因子,使肥大细胞、嗜碱性粒细胞释放血管活性物质,导致血管壁通透性增加、局部充血水肿;并吸引大量中性粒细胞在局部浸润,释放溶酶体酶,造成血管壁基底膜和周围组织的炎症反应;由于血小板聚集活化,可激活内源性凝血系统,形成微血栓,导致局部组织缺血和坏死,加重组织损伤(图 4-3)。

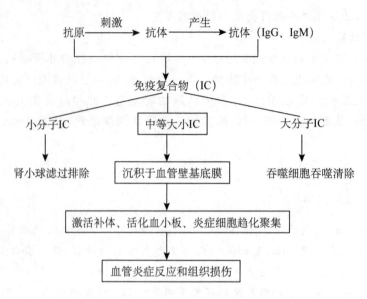

图 4-3 Ⅲ型超敏反应发生机制

二、临床常见疾病

(一)局部免疫复合物病

临床上反复注射胰岛素、生长素、狂犬疫苗和动物源性抗毒素时,其注射局部可出现红肿、出血和坏死。这是由于抗原与相应抗体形成 IC,沉积在注射局部引起免疫炎症反应所致。此外,反复吸入动植物蛋白质粉尘、真菌孢子等抗原,也可与相应抗体在肺泡或其间质内形成 IC,引起局部过敏性肺泡炎。

(二)全身免疫复合物病

1. **血清病** 通常在初次大量注射抗毒素(马血清)后 1～2 周发生,其主要症状有发热、皮疹、淋巴结肿大、关节肿痛和蛋白尿等,病程较短,多能自愈。这是由于患者产生的抗异种血清抗体与大量注射后尚未完全清除的异种动物血清结合,形成 IC 并沉积所致的全身免疫复合物病。

2. **感染后肾小球肾炎** 一般多发生在链球菌感染后 2～3 周。体内产生的抗链球菌抗体与链球菌可溶性抗原结合形成循环 IC,沉积在肾小球基底膜上所致。其他微生物如葡萄球菌、肺炎球菌、乙型肝炎病毒等感染,也可引起类似损伤。

3. **系统性红斑狼疮**(systemic lupus erythematosus,SLE) 该病是侵犯全身结缔组织的自身免疫病,多见于青年女性,病变累及多种组织和器官,包括皮肤、关节、心血管、肝、肾、神经组织等部位。该患者血清中出现多种自身抗体,如抗核抗体(抗 DNA 抗体等)、抗血细胞抗体、抗凝血因子抗体等。DNA-抗 DNA 复合物在体内持续出现,反复沉积在肾小球基底膜、关节、皮肤和其他组织器官,引起多部位的血管壁炎症,造成多组织器官的损伤。

4. **类风湿关节炎**(rheumatoid arthritis,RA) 是一种以关节病变为主的全身性结缔组织炎症,多发于青壮年,女性多于男性。本病的特征是关节及周围组织呈对称性、多发性损害,部分病例可有心、肺及血管受累。该患者体内产生抗自身变性 IgG 的抗体,这种抗体以 IgM 为主,临床上称为类风湿因子(RF)。RF 与变性的 IgG 结合形成免疫复合物,沉积于小关节滑膜引起进行性关节炎。RF 的检测有助于该病的辅助诊断。

案 例 分 析

患儿,7岁,3周前曾有上呼吸道感染,近3d眼睑水肿,尿少,有肉眼血尿。体检:尿蛋白(＋＋＋),红细胞(＋＋),抗"O"600U。

讨论:患儿的诊断考虑哪种疾病？ 该病的发病机制最有可能是什么？

第四节　Ⅳ型超敏反应

Ⅳ型超敏反应又称迟发型超敏反应,是由效应T细胞与相应抗原结合后,引起以单个核细胞浸润和细胞变性坏死为特征的局部超敏反应性炎症。此型超敏反应发生较慢,一般在再次接触抗原后48~72h才出现明显反应,其发生过程无抗体和补体的参与。

一、发生机制

Ⅳ型超敏反应的发生过程及其机制与细胞免疫应答基本一致,其本质是以细胞免疫为基础而导致的免疫病理损伤。诱发此型超敏反应的抗原主要有病毒、胞内寄生菌、寄生虫、真菌、细胞抗原(如肿瘤抗原、移植细胞等)、某些化学物质(如油漆、染料等)等。

(一)T细胞的致敏

参与Ⅳ型超敏反应的T细胞主要是CD8$^+$ Th细胞和CD8$^+$ Tc细胞。抗原经APC处理后,以抗原肽-MHCⅡ或Ⅰ类分子复合物的形式表达在APC细胞膜表面,分别被具有相应抗原受体的CD8$^+$ Th细胞和CD8$^+$ Tc细胞识别,使二者活化,并增殖、分化为效应型CD8$^+$ Th1细胞和CD8$^+$效应Tc细胞。

(二)效应阶段

当相同抗原再次进入机体,CD4$^+$ Th1细胞释放趋化因子、TNF-β、IFN-γ、IL-2等多种细胞因子,在抗原存在部位形成以单个核细胞浸润和组织损伤为主的炎症反应;CD8$^+$效应Tc细胞与靶细胞表面抗原结合,通过释放穿孔素、丝氨酸蛋白酶使靶细胞溶解破坏;还可诱导靶细胞表达细胞凋亡配基Fas,与T细胞表面的Fas配体(FasL)结合,引起靶细胞凋亡(图4-4)。

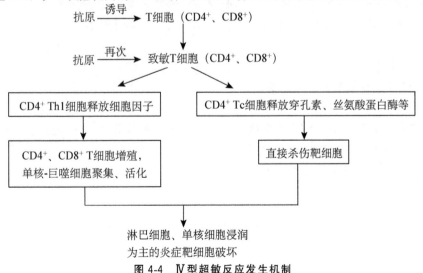

图 4-4　Ⅳ型超敏反应发生机制

二、临床常见疾病

(一)传染性超敏反应

胞内寄生菌、病毒、真菌、某些寄生虫在感染过程中引起以细胞免疫为基础的Ⅳ型超敏反应。由于该反应是在传染过程中发生的,故又称为传染性超敏反应。临床上可以发现当机体再次感染结核分枝杆菌时,病灶容易局限而不易扩散,这是细胞免疫效应的结果;而局部组织的强烈反应,如坏死、液化至空洞的形成则归之为超敏反应的结果。

(二)接触性皮炎

油漆、塑料、染料、化妆品、农药或某些药物等小分子半抗原能与表皮细胞的角质蛋白结合成为完全抗原,并使机体致敏。当机体再次接触相同抗原经24h后,接触抗原的局部出现症状,48～96h达高峰,呈现红肿、硬结、水疱等皮炎症状,严重者出现剥脱性皮炎。

(三)移植排斥反应

同种异体组织或脏器移植时,由于供者与受者之间的组织相容性抗原不同,移植物被排斥,主要是Ⅳ型超敏反应所致。

四种类型超敏反应各具特征,但临床实际情况往往错综复杂,常可见几型超敏反应混合并存;同一变应原可引起不同的反应类型,而相似的临床表现也可由不同的变应原引起。如青霉素,可引起Ⅰ型过敏性休克;当其结合于血细胞表面时可引起Ⅱ型超敏反应溶血性贫血;如与血清蛋白结合可出现Ⅲ型超敏反应药物热;而反复多次局部涂抹可引起Ⅳ型超敏反应接触性皮炎。

案 例 分 析

刘某,男,42岁,腰部扭伤疼痛,2周前贴伤湿止痛膏,1周前开始局部有痒感,以后痒感加重。4d前去掉伤湿止痛膏,发现局部有红肿,表面有密集针尖大小丘疹。

检查患者左侧腰部靠近脊柱处有一6cm×10cm大小红肿块,边缘较规则,与正常皮肤分界明显。皮损表面部分有较密集的小丘疹,全身其他部位无类似损害。

讨论:该患者最有可能诊断为哪种疾病?该病的发病机制是什么?

【复习思考题】

1. 名词解释 超敏反应 变应原

2. 问答题

(1)青霉素可能引起哪些类型的超敏反应?青霉素过敏性休克的防治原则有哪些?

(2)血清病与血清过敏性休克的发病机制有何不同,如何防治?

(3)试比较荨麻疹与接触性皮炎的发病机制。

第 **5** 章

免疫应用

【学习要点】

人工主动免疫和人工被动免疫的概念、特点和应用;人工免疫常用的生物制剂及计划免疫;抗原与抗体的主要检测方法;免疫细胞及其功能的主要检测方法。

> **相关链接** **现代免疫的贡献**
>
> 1945 年 Oven 发现异卵双生的牛进行了皮肤移植时不产生移植排斥;1958 年 Burnet 提出了抗体生成的细胞克隆选择学说,阐述了抗体产生的机制;1974 年 Doherty 证实免疫应答过程中免疫细胞之间的相互作用受 MHC 的限制;1975 年 Kohler 等建立了细胞杂交瘤技术,首次制备大量单克隆抗体;1983 年 Haskius 等证实并分离出 T 细胞表面的抗原受体分子。此外,Morgan 等创建的 T 细胞克隆技术对细胞免疫的研究起到了极大的促进作用。

第一节 免 疫 防 治

免疫预防和治疗是应用免疫制剂或免疫调节剂来调节机体的免疫功能,以达到预防和治疗某些疾病的目的。

特异性免疫可分为主动免疫和被动免疫,它们可以自然获得,亦可通过人工的方法获得。

特异性免疫 {
  主动免疫 {
    自然主动免疫:隐性感染或患传染病后获得
    人工主动免疫:接种疫苗或类毒素后获得
  }
  被动免疫 {
    自然被动免疫:胎儿或新生儿通过胎盘或初乳获得
    人工被动免疫:注射各种抗血清或免疫球蛋白制剂获得
  }
}

人工免疫指人为地给机体输入特异性抗原或抗体,使机体获得特异性免疫力,从而有目的地预防某些疾病。人工免疫在传染病的控制上做出了巨大的贡献,天花的消灭,脊髓灰质炎、麻疹等传染性疾病的有效控制应归功于免疫接种的推广。目前,人工免疫已扩展到肿瘤、超敏反应等其他非传染病领域。

人工免疫所使用的制剂统称为生物制品。

根据给机体输入物质的不同,可将人工免疫分为人工主动免疫和人工被动免疫。两者的特点及应用见表 5-1。

表 5-1　人工主动免疫与人工被动免疫的比较

项　目	人工主动免疫	人工被动免疫
输入物质	抗原(疫苗、类毒素等)	抗体、活化的淋巴细胞、细胞因子等
免疫力产生时间	慢、2～3 周	输入后立即生效
免疫力维持时间	长、数月至数年	短、2～3 周
应用	特异性预防	紧急预防或治疗

一、人工主动免疫

人工主动免疫是给人体接种疫苗、类毒素等抗原物质,刺激机体产生免疫应答而建立特异性免疫力的方法,也称为预防接种。其免疫力出现较慢,但维持时间较长,主要用于疾病的特异性预防,近年来已逐渐作为病毒性疾病、自身免疫病和肿瘤的辅助治疗手段。人工主动免疫常用的生物制品有广泛应用的传统疫苗和基因工程疫苗等新型疫苗。

(一)传统疫苗

1. 灭活疫苗(死疫苗)　是选用免疫原性强的病原体,经人工大量培养后,用物理或化学的方法将其杀灭制成。灭活疫苗主要诱导产生特异性抗体,由于其进入机体后不能生长繁殖,需多次接种且接种量大,可引起较重的局部和全身反应。灭活的疫苗不能进入宿主细胞内增殖,较难诱导有效的细胞免疫效应。但灭活疫苗稳定,易保存,无毒力回复突变的危险。常用的灭活疫苗有伤寒、霍乱、流行性乙型脑炎、百日咳、狂犬病及钩端螺旋体疫苗等。

2. 减毒活疫苗　是将病原生物经过长期人工传代,发生毒力减弱变异获得的减毒或无毒株。活疫苗在体内有一定的生长繁殖能力,接种后如同隐性感染或轻症感染,一般只需接种一次,其免疫效果良好且持久。除诱导机体产生体液免疫外,还可产生细胞免疫。其不足之处是稳定性较差,保存期较短,有毒力回复突变的可能,故对于免疫缺陷者和孕妇一般不宜接受活疫苗接种。常用的制剂有卡介苗(BCG)、麻疹疫苗、脊髓灰质炎活疫苗等。死疫苗与活疫苗的比较见表 5-2。

表 5-2　死疫苗与活疫苗的比较

项　目	死疫苗	活疫苗
接种剂量	较大	较少
接种次数	2 次或多次	多数只需一次
不良反应	较大	较小
免疫效果	较差,维持数月至数年	较好,维持 3～5 年
疫苗保存	较易保存	不易保存

3. 类毒素　是细菌外毒素经 0.3%～0.4% 甲醛处理制成。其特点是失去毒性,但保留免疫原性,接种后能诱导机体产生抗毒素,从而中和外毒素的毒性。类毒素一般接种 2 次,因其吸收慢,免疫力出现也慢,故每次接种需间隔 4～6 周。常用的制剂有破伤风类毒素、白喉类毒素。这两种类毒素常与百日咳死疫苗混合制成白、百、破三联疫苗。

(二)新型疫苗

1. **亚单位疫苗及基因工程疫苗**　亚单位疫苗为提取病原微生物的有效抗原成分制成,例如用流感病毒包膜上的血凝素和神经氨酸酶制备的流感疫苗;基因工程疫苗是将编码有效抗原成分的目的基因与载体重组后导入宿主细胞,随着宿主细胞的增殖,目的基因表达大量有效抗原成分,提取并纯化而制成,如酵母菌表达的 DNA 重组乙型肝炎疫苗等。

2. **DNA 疫苗**　又称核酸疫苗。将编号有效抗原成分的 DNA 片段与质粒(载体)DNA 结合而制成的疫苗,尚未进入临床应用阶段。如 HIV、结核分枝杆菌及甲型流感病毒的 DNA 疫苗是当前研制的热点。

二、人工被动免疫

人工被动免疫是给机体输入含有特异性抗体的免疫血清或细胞因子等,使机体获得特异性免疫力的方法。其特点是免疫力出现快,但维持时间短暂(2～3 周),而且无免疫记忆,故常用于治疗和紧急预防。人工被动免疫常用的生物制品如下。

1. **抗毒素**　通常是用类毒素多次免疫马匹,待马体内产生高效价抗毒素后,取其血清分离纯化而制成的。主要用于某些外毒素所致疾病的治疗和紧急预防。常用的有破伤风抗毒素、白喉抗毒素、气性坏疽抗毒素等。由于该制剂是动物免疫血清,为异种蛋白,使用时必须进行皮肤试验以防超敏反应的发生。

2. **人免疫球蛋白制剂**　是从正常人血浆或健康产妇胎盘血中分离制成的免疫球蛋白浓缩剂,分别称为人血浆丙种球蛋白和胎盘球蛋白。因成年人多数显性或隐性感染过麻疹、脊髓灰质炎、甲型肝炎等传染病,血清中具有相应抗体,所以可用于这些疾病的紧急预防和治疗。静脉注射用免疫球蛋白还可以用于免疫缺陷病的治疗。

特异性人血清免疫球蛋白是由恢复期患者血清或经疫苗高度免疫的人血清提取制备而成,用于特定病原微生物感染的预防,如抗乙型肝炎病毒免疫球蛋白。

三、计划免疫

计划免疫(planned immunization)是根据特定传染病的疫情监测和人群免疫状况分析结果,按照规定的免疫程序有计划地进行人群预防接种,以提高人群免疫水平,控制以至最终消灭相应传染病的重要措施。

1. **计划免疫程序**　包括儿童基础免疫及成年人和特殊职业、特殊地区人群的免疫程序。儿童基础免疫程序包括每一个儿童需要接种的疫苗、初次免疫月龄、接种次数、间隔时间等。我国卫生部 1985 年推荐的儿童免疫程序规定儿童需要接种卡介苗(BCG)、百日咳-白喉-破伤风混合制剂、三价脊髓灰质炎活疫苗和麻疹疫苗,以控制相关传染病流行(表 5-3)。成年人免疫程序尚在规划中。

表 5-3　我国目前计划免疫程序

出生后时间	接种疫苗	出生后时间	接种疫苗
1d	乙型肝炎疫苗	6 个月	乙型肝炎疫苗
2～3d	卡介苗	8 个月	麻疹疫苗
1 个月	乙型肝炎疫苗	1.5～2 岁	百白破混合制剂
2 个月	脊髓灰质炎三价混合疫苗	4 岁	脊髓灰质炎三价混合疫苗
3 个月	脊髓灰质炎三价混合疫苗、百白破混合制剂	7 岁	卡介苗、麻疹疫苗、精制吸附白喉破伤风二联类毒素
4 个月	脊髓灰质炎三价混合疫苗、百白破混合制剂	12 岁	卡介苗
5 个月	百白破混合制剂		

2. 预防接种注意事项　预防接种时要严格按照生物制品的使用说明进行,并注意制品的有效期。预防接种后有时会发生不同程度的局部或全身反应,常见的症状为接种后约 24h 局部出现红肿、疼痛、淋巴结肿大;全身可出现短时间发热、头痛、恶心等。一般症状较轻,1～2d 后即恢复正常。个别反应剧烈,甚至出现过敏性休克、接种后脑炎等,应特别注意。

为避免异常反应或使原有疾病恶化,下列情况不宜进行免疫接种:①高热、急性传染病、严重心血管或肝肾疾病、活动性结核病等患者;②免疫缺陷病或正在进行免疫抑制治疗的患者;③孕妇。

四、免疫治疗

免疫治疗是依据免疫学原理和疾病的发生机制,人为地调整机体的免疫功能,从而达到治疗疾病目的所采取的治疗方法。根据对机体免疫应答的影响,可将免疫治疗分为免疫增强疗法、免疫抑制疗法和免疫重建。

免疫增强疗法主要用于治疗感染、肿瘤、免疫缺陷病等免疫功能低下的疾病。具有免疫增强、促进和调节机体免疫功能作用的制剂称为免疫增强剂。目前应用于临床,具有免疫增强作用的制剂主要有:①化学制剂,如左旋咪唑、西咪替丁等,可通过促进 T 细胞产生细胞因子、增强 NK 细胞活性等增强机体的免疫功能;②微生物制剂,如卡介苗可诱导细胞免疫应答,活化巨噬细胞释放多种细胞因子的产生,增强 NK 细胞和 T 细胞的活性;③细胞因子制剂,如IFN-γ用于病毒感染性疾病和肿瘤的治疗;④过继免疫治疗,将免疫效应细胞输给受者,使其在受者体内繁殖,产生免疫力,以治疗细胞免疫缺陷病。此外,转移因子、免疫核糖核酸、胸腺肽的使用均有提高受者免疫功能的作用。

免疫抑制疗法通过抑制机体的免疫功能,从而治疗某些疾病。现已广泛用于各种自身免疫病、移植排斥反应、超敏反应等的治疗。如抗肿瘤药物环磷酰胺、糖皮质激素、环孢素和雷公藤多苷对细胞免疫和体液免疫应答有较强的选择性抑制作用,能降低移植排斥反应的强度,在临床治疗肾炎、系统性红斑狼疮、类风湿关节炎等也有明显的疗效。

第二节 免疫诊断

免疫诊断是运用免疫技术来检测抗原、多种免疫分子(抗体、补体、细胞因子和黏附分子等)及免疫细胞的实验过程,用以辅助诊断疾病、监测疾病过程和判断治疗效果。

一、抗原或抗体的检测

(一)抗原-抗体检测的原理

在体外一定条件下,抗原和相应抗体结合并出现肉眼可见的反应现象,根据此原理,试验时可用已知的抗原或抗体来检测相应的抗体或抗原,并可进行定性、定量、定位的分析。体外抗原-抗体反应分特异性结合阶段和可见反应阶段,其可见反应的出现需抗原-抗体比例适当,有合适电解质参与,且温度与酸碱度适宜。

在抗原-抗体的定量检测中,常把抗原或抗体一方浓度固定,另一方做一系列稀释,以出现明显可见反应最高稀释倍数作为效价。效价越高反应标本中所含待检成分越多。

(二)常用的抗原-抗体检测方法

1. 凝集反应(agglutination) 细菌、细胞等颗粒性抗原与相应抗体结合,在一定条件下出现肉眼可见的凝集块称为凝集反应。

(1)直接凝集反应:颗粒性抗原与相应的抗体直接结合所出现的凝集现象。常用的方法有玻片法和试管法。①玻片法,用已知的抗体与待测抗原在玻片上反应,用于抗原的定性检测,如细菌的鉴定分型及ABO血型的鉴定;②试管法,在试管中连续稀释待测血清,加入已知颗粒性抗原,用于抗体的定量检测,如检测伤寒、副伤寒的肥达试验等。

(2)间接凝集反应:将蛋白质、多糖等可溶性抗原吸附在与免疫无关的载体颗粒表面做成诊断试剂,再与标本中相应的抗体结合,可出现载体颗粒的被动凝集现象,称间接凝集反应。常用的载体颗粒有人O型红细胞、胶乳颗粒、药用炭等。载体颗粒是红细胞的称间接血凝试验,是胶乳颗粒的称胶乳凝集试验。若将抗体吸附在红细胞上做成诊断试剂,用以检测抗原称为反相间接血凝试验;将已知的抗体与标本可溶性抗原反应,再加入致敏的颗粒,如标本中含有抗原就会结合消耗先加入的已知抗体,致敏的胶乳颗粒不再出现凝集,该反应称间接凝集抑制试验(图5-1)。间接凝集反应临床常用于类风湿因子、梅毒反应素、乙型肝炎表面抗原(HBsAg)、甲胎蛋白(AFP)等检测。

2. 沉淀反应(precipitation) 血清蛋白、组织液等可溶性抗原与相应抗体结合,在一定条件下形成肉眼可见的沉淀物称为沉淀反应。沉淀反应的应用有环状法、絮状法、琼脂扩散法和免疫比浊法。临床常用的有琼脂扩散法。

(1)单向琼脂扩散试验:将一定量已知抗体与加热融化的琼脂凝胶混合制成琼脂板,在板中打孔,加入待测抗原,标本中的抗原向四周扩散,在抗原与抗体的浓度比例适当处形成白色沉淀环,沉淀环的直径与标本中抗原的含量成正比(图5-2)。常用于测定血清中的免疫球蛋白和补体各成分的含量。

(2)双向琼脂扩散试验:将抗原与抗体分别加于琼脂凝胶的小孔中自由扩散,若两者相对应,在比例适当处形成肉眼可见的白色沉淀线。若反应物中含有多种抗原抗体系统,则可出现多条沉淀线。此法常用于抗原或抗体的定性检测,以及抗原的组成或两种抗原相关的分析。

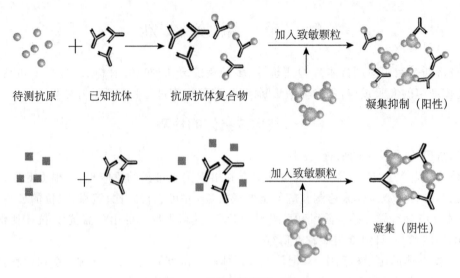

图 5-1　间接凝集抑制试验

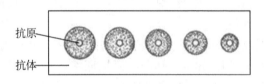

图 5-2　单向琼脂扩散

（3）免疫电泳技术：是电泳技术与琼脂扩散相结合的产物。这类方法缩短了反应时间，提高了灵敏度，如对流免疫电泳、免疫转印技术等，可用于病毒蛋白、核酸、Ig 等抗原物的分离与分析。

3. 免疫标记技术　是用荧光素、酶、放射性核素、胶体金、发光物质等标记已知的抗体或抗原，通过检测标志物来观察抗原-抗体反应，从而对待测抗体或抗原定性、定量或定位。具有高灵敏度、特异快速等优点，是目前应用最广泛的敏感、可靠的免疫学检测方法。

（1）免疫酶技术：是用酶标记抗体或抗原，通过酶催化相应底物显色来判断结果，可用目测定性或酶标检测仪定量。常用的方法有酶联免疫吸附试验和酶免疫组化法，前者测定可溶性抗原或抗体，后者检测组织或细胞表面抗原。

酶联免疫吸附试验（enzyme linked immunosorbent assay，ELISA）是在固相载体（聚苯乙烯反应板）表面进行的抗原-抗体反应。常用标记的酶有辣根过氧化物酶、碱性磷酸酶等。基本方法有：①间接法，将已知抗原包被固相载体，加入待检血清标本，洗涤后再加酶标记的抗体，洗后加底物观察显色反应，常用于检测特异性抗体；②双抗体夹心法，将已知抗体包被固相载体，加入待检标本，洗涤去除未结合成分，再加酶标记的特异性抗体，洗后加底物观察显色反应，常用于检测可溶性抗原（图 5-3）。

（2）其他常用的标记技术：免疫荧光技术是用荧光素标记抗体与待测抗原反应，若两者特异性结合，则荧光抗体不易被洗脱，荧光显微镜下可见抗原抗体复合物呈现荧光，借此可对标

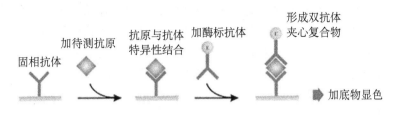

固相抗体 加待测抗原 抗原与抗体 加酶标抗体 形成双抗体
特异性结合 夹心复合物

加底物显色

图 5-3 ELISA 双抗体夹心法

本中的抗原进行鉴定和定位;放射性核素标记技术是用放射性核素标记抗原或抗体来进行抗原-抗体反应,通过测定反应物中放射性核素的放射性来反映抗原或抗体的量,常用的方法为放射免疫分析;金标记技术是以硝酸纤维素膜为载体吸附抗原,用胶体金标记抗体,进行抗原-抗体反应的免疫标记技术,临床上广泛应用斑点金免疫层析试验又称一步金法,检测尿中的绒毛膜促性腺激素(HCG)作为妊娠的早期诊断。

二、免疫细胞及其功能检测

免疫细胞及其功能检测包括免疫细胞的计数、鉴定,以及某些细胞因子的检测,检测目的在于评估机体免疫状态、辅助诊断某些疾病和观察临床治疗效果。

(一)T 细胞数量和亚群检测

外周血成熟 T 细胞表达 CD3 分子,因此,可用相应的单克隆抗体检测 CD3 抗原对外周血 T 淋巴细胞总数进行测定。一般采用免疫荧光法,在荧光显微镜下观察,计数荧光阳性细胞百分率即为 T 细胞百分数。正常外周血淋巴细胞中荧光阳性细胞占 60%～80%。

T 细胞的不同亚群各有其特有的分化抗原,如 $CD4^+$ Th 细胞,$CD8^+$ Tc 细胞,可用其相应的单克隆抗体进行检测。常用的方法有免疫荧光法和酶免疫组化技术。正常值为 $CD4^+$ 占淋巴细胞数的 55%～60%,$CD8^+$ 占 20%～30%;$CD4^+/CD8^+$ 一般为 2:1。

(二)T 细胞功能检测

1. 淋巴细胞转化试验　淋巴细胞转化试验是检测 T 细胞免疫状态的体外试验。当 T 细胞在体外培养时受到有丝分裂原,如植物血凝素(PHA)、刀豆蛋白 A(ConA)等刺激后能转化为淋巴母细胞,显微镜下可观察其形态并计算淋巴细胞转化率,正常值为 70%左右。由于细胞转化过程中 DNA、RNA 和蛋白质合成增加,因此也可用氚标记胸腺嘧啶(^{3}H-TdR)掺入法,通过 ^{3}H-TdR 被转化细胞摄入量的测定来反映淋巴细胞的转化能力。

2. 检测细胞免疫功能的皮肤试验　原理为迟发型超敏反应。当机体对某种抗原建立细胞免疫后,再次用相同抗原做皮肤试验时会出现局部炎症反应。细胞免疫功能正常者出现阳性反应,注射部位发生红肿硬结,细胞免疫功能低下者反应轻微或呈阴性反应。常用的试验有植物血凝素(PHA)皮肤试验、结核菌素(OT)试验等。

(三)B 细胞检测

采用免疫荧光技术直接法,通过检测 SmIg 来了解 B 细胞的数量。将荧光标记的兔抗人免疫球蛋白与已分离的人外周血单个核细胞作用,荧光显微镜下观察,发出荧光的细胞即为 B 细胞。

(四)细胞因子检测

常用方法有:①生物活性检测法,其基本原理为某些细胞的增殖有赖于细胞因子的存在,细胞增殖与细胞因子的量呈正相关。选择相应的细胞株,加入样品后根据细胞增殖水平可确定样品中细胞因子的含量。②免疫学检测法,采用 ELISA 法,用抗细胞因子单克隆抗体检测相应的细胞因子。③分子生物学检测法,即采用核酸杂交技术检测某种细胞因子 mRNA 的存在和表达,此法敏感性高,特异性强,可用于多种细胞因子的检测。

【复习思考题】

1. 名词解释 人工主动免疫 人工被动免疫 生物制品 计划免疫 免疫标记技术
2. 问答题
(1)比较人工主动免疫和人工被动免疫的异同点,并列举相应的生物制品。
(2)临床常用的抗原抗体试验有哪些?各有何用途?
(3)列举 T 细胞功能检测的方法和原理。

第二篇

病原生物

第 **6** 章

病原生物概述

【学习要点】

　　细菌的基本结构和特殊结构及其医学上的意义、细菌代谢产物及其医学上的意义;消毒、灭菌、无菌、防腐的概念、常见的消毒灭菌法及其应用范围;细菌的致病条件与全身感染的类型;内毒素与外毒素的主要区别;预防与控制院内感染的措施;病毒形态、结构、化学组成、增殖方式和感染类型;真菌的致病性和防治方法;寄生虫对人体的危害及寄生虫病的防治原则。

第一节 细　　菌

相关链接 **细菌的发现**

　　最早观察到微生物的是荷兰人列文虎克(Leewenhoek,1632~1723),他用自制的原始显微镜(放大约 266 倍)观察了污水、牙垢和粪便等标本,发现其中有许多肉眼看不见的微小生物,并正确描述了这些微生物的形态。牛奶、葡萄酒、啤酒和许多食品放置久会变质,很长时间以来,没有人知道其中的原因,化学家、生物学家巴斯德通过精心的研究,揭示出原来是微生物——细菌在作怪。

一、细菌的生物学特性

(一)细菌的大小与形态

　　细菌个体微小,要在光学显微镜下才能看见。测定细菌大小的单位通常是微米(micrometer,μm),即 10^{-6} m。细菌种类不同,其大小有一定的差别,球菌直径常为 $0.5 \sim 2.0 \mu$m;中等大小的杆菌长 $2.0 \sim 3.0 \mu$m,宽 $0.3 \sim 0.5 \mu$m;螺旋菌以其两端的直线距离作长度,一般在 $2 \sim 6 \mu$m,宽 $0.2 \sim 0.4 \mu$m。细菌的大小因菌种不同而异,即使是同一种细菌的大小,也受菌龄、生长的环境条件等因素影响。

　　细菌的种类较多,但其外形比较简单,仅有球状、杆状和螺旋状三种基本类型(图 6-1)。据此可将细菌分为球菌、杆菌和螺旋菌 3 大类。

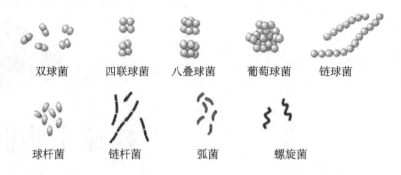

双球菌　　　四联球菌　　　八叠球菌　　　葡萄球菌　　　链球菌

球杆菌　　　链杆菌　　　弧菌　　　螺旋菌

图 6-1　细菌基本形态

　　1. 球菌　多数球菌菌体呈圆球形,也有的呈椭圆形、半月形、矛头形、肾形和扁豆形等。按其分裂方向及分裂后的排列情况,可将球菌分为双球菌、链球菌、葡萄球菌、四联球菌和八叠球菌等。

　　(1)双球菌:沿一个平面分裂,分裂后两两相连,其接触面有时呈扁平或凹入,菌体可呈肾状、扁豆状、矛头状或半月状。如肺炎链球菌。

　　(2)链球菌:沿一个平面连续分裂,分裂后三个以上菌体连成短链或长链。如溶血性链球菌。

　　(3)葡萄球菌:沿多个不规则的平面分裂,分裂后多个菌体堆积在一起,似葡萄串状。如金黄色葡萄球菌。

　　(4)四联球菌:先后沿两个互相垂直的平面分裂,分裂后四个菌体联在一起呈"田"字形。如丁酸四联球菌。

　　(5)八叠球菌:先后沿三个互相垂直的平面分裂,分裂后八个菌体叠在一起呈捆扎的包裹状。如黄色八叠球菌。

　　2. 杆菌　杆菌一般呈正杆状或近似杆状。菌体多数平直,亦有稍弯曲者,两端多为钝圆,少数是平截或尖锐状。多数杆菌单独散在,称为单杆菌;有些杆菌两两相连成对存在,或者两个以上连成链状排列,前者称为双杆菌,后者称为链杆菌。

　　3. 螺旋菌　也称螺形菌。菌体呈弯曲或螺旋状的圆柱形,两端圆或尖突。根据螺旋数又可分为弧菌和螺菌两种,前者菌体只有一个弯曲,呈弧形或逗点状,后者菌体较长,有两个以上的弯曲,呈螺旋状。

　　(二)细菌的结构

　　细菌虽为原核单细胞生物,仍有一定的细胞结构。细胞壁、细胞膜、细胞质、核质等为所有细菌具有,称基本结构;荚膜、鞭毛、菌毛、芽孢等为某些细菌特有,称特殊结构(图 6-2)。

　　1. 细菌的基本结构

　　(1)细胞壁:是位于细菌细胞的外层,紧贴在细胞膜外的一层无色透明、坚韧而具有一定弹性的结构。用革兰染色法染色,可以把细菌分为革兰阳性菌和革兰阴性菌两大类,它们的细胞壁结构和成分有区别。

　　①肽聚糖:又称黏肽,是细菌细胞壁所特有的物质。其结构由聚糖骨架、四肽侧链和五肽

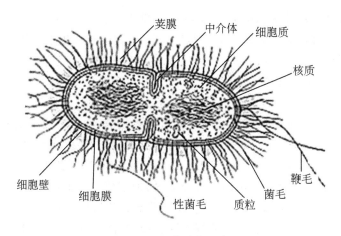

图 6-2　细菌结构示意

交联桥三部分组成,但革兰阳性菌和革兰阴性菌在四肽侧链与交联桥的组成及连接方式上有所不同。

②磷壁酸:是由核糖醇或甘油残基经磷酸二酯键相互连接而成的多聚物,磷壁酸分子组成长链,穿插于肽聚糖层中,可分为两类,其一与肽聚糖分子间共价结合的为壁磷壁酸,另一跨越肽聚糖层并与细胞膜相交联的为膜磷壁酸,又叫脂磷壁酸。二者均伸到肽聚糖的表面,构成表面抗原。

③外膜:由脂多糖、脂质双层和脂蛋白等复合构成。脂蛋白位于肽聚糖层和脂质双层之间,与聚糖侧链相连,使外膜和肽聚糖构成一个整体。脂质双层类似于细胞膜,其上镶嵌有多种蛋白质,称为外膜蛋白,与细菌的物质交换有关。最外层为脂多糖(LPS),即细菌的内毒素,为革兰阴性细菌所特有,由类脂 A,核心多糖和特异多糖三部分组成。其中类脂 A 是一种糖脂,是内毒素的主要毒性成分,各种革兰阴性菌的类脂 A 结构相似。

革兰阳性菌和革兰阴性菌细胞壁结构显著不同,导致这两类细菌在染色性、抗原性、致病性及对药物的敏感性等方面有很大差异。如革兰阳性菌一般对溶菌酶和青霉素敏感,原因是溶菌酶能水解肽聚糖链骨架中的 β-1,4 糖苷键,所以能裂解肽聚糖;青霉素能干扰五肽交联桥与四肽侧链的连接,干扰细胞壁合成,导致细菌裂解;而革兰阴性菌细胞壁中肽聚糖含量少,又有外膜保护,故对溶菌酶和青霉素不敏感(表 6-1)。

表 6-1　革兰阳性菌和革兰阴性菌细胞壁结构比较

细胞壁	革兰阳性菌	革兰阴性菌
机械强度	高	差
厚度	20～80nm	10～15nm
肽聚糖层数	可达 50 层	仅 1～2 层
肽聚糖含量	占胞壁干重 50%～80%	占胞壁干重 10%
磷壁酸	有	无
外膜	无	有

有不少细菌在外界环境的影响下,例如在低浓度青霉素作用下,失去合成肽聚糖的能力,因此没有细胞壁。这种没有细胞壁的细菌称为细菌L型。1935年李斯特(Lister)预防医学研究所首先发现细胞壁缺陷的细菌,并以该研究所的第一个字母"L"命名此菌。细菌细胞壁的缺失可以是自发的,也可以是人工诱导的。人工诱导剂有抗生素、溶菌酶、紫外线、胆汁、抗体与补体等。细菌L型具有多形性,大小不一,革兰染色多呈阴性。L型细菌的分布非常广泛,在体内外均可发生。L型细菌在体内仍可分裂繁殖和致病,临床上可引起肾盂肾炎、骨髓炎、心内膜炎等,并常在作用于细胞壁的抗生素治疗过程中发生,且易反复发作。因此临床上遇到症状明显而标本常规细菌培养阴性时,应考虑L型细菌感染的可能性。

细菌细胞壁功能包括:维持细菌的一定外形;保护细菌耐受低渗环境;参与菌体内外物质交换;赋予细菌具有特定的抗原性;细胞壁上的某些成分与致病性有关。

(2)细胞膜:位于细胞壁内侧,与一般细胞膜在结构、化学成分、功能上无多大区别,其结构基本上同真核细胞膜的液态镶嵌结构。细菌细胞膜主要起支持细胞的电子转运与氧化磷酸化及进行细胞内外的物质转运、交换,维持细胞内正常渗透压等作用。

中介体是细胞膜凹入折叠而成的一种囊状、管状或层状的结构,革兰阳性菌较为常见。其功能与真核细胞的线粒体相似,与呼吸有关,并有促进细胞分裂的作用。

(3)细胞质:指细菌细胞膜内包围的、除核质以外的所有物质,是一种无色透明、均质的黏稠胶体。主要成分是水、蛋白质、脂类、多糖类、核糖核酸和少量无机盐等,具有明显的胶体性质。在细胞质内含有各种酶系统,还有核糖体、质粒、胞质颗粒等。

①核糖体:又名核蛋白体,是散布在细胞质中的一种核糖核酸蛋白质小颗粒,是细菌细胞合成蛋白质的场所。由2/3的rRNA和1/3蛋白质所组成。沉降系数约为70s,由50s和30s两个亚基构成。有些药物,如红霉素或链霉素能分别与细菌核糖体的30s或50s亚基相结合,干扰蛋白质的合成,从而将细菌杀死,但对人和动物细胞的核糖体不起作用。

②质粒:是细菌染色体以外的遗传物质,能进行自我复制,为环状闭合的双股DNA分子。质粒能控制细菌产生菌毛、毒素、耐药性和细菌素等遗传性状。由于质粒能与外来DNA重组,所以在基因工程中常被用作载体。医学上重要的质粒有决定细菌性菌毛的F因子,决定细菌耐药性的R因子,决定大肠埃希菌产生大肠菌素的Col因子等。

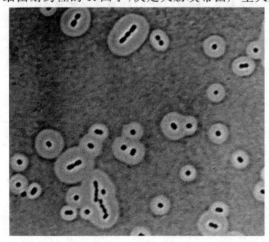

图6-3　细菌的荚膜

③胞质颗粒:细菌细胞内一些贮藏营养物质或其他物质的颗粒样结构,如脂肪滴、糖原、淀粉粒等。有些细菌如白喉棒状杆菌含有多聚偏磷酸盐的颗粒,可储备无机磷酸盐,为细菌代谢提供磷和能量。这种颗粒对碱性染料着色深,称为异染颗粒。

(4)核质:细菌的核质无核膜、核仁,是一个闭合、环状的双链超螺旋DNA分子。核质含细菌的遗传基因,控制细菌的遗传和变异。

2. 细菌的特殊结构

(1)荚膜:某些细菌在其生活过程中可在细胞壁的外周产生一种黏液样的物质,包围整个菌体,称为荚膜(图6-3)。细菌荚膜的化学组成因菌种不同而有差异,多数细菌荚膜的主要成分为多糖类,少数为多肽类。荚膜用普通的染色法不易着色,用特殊的荚膜染色法可将荚膜染成与菌体不同的颜色。能够生成荚膜的细菌一般在机体内或营养丰富的培养基中易形成荚膜。

荚膜的意义:①与细菌致病性和细菌感染有关,荚膜可抵抗机体吞噬细胞的吞噬,可以保护细菌免受体内杀菌物质(溶酶体、补体等)的杀伤作用,是病原菌重要的毒力因子;荚膜多糖可使细菌彼此相连,黏附于组织细胞表面,是引起感染的重要因素。②鉴别细菌,荚膜具有抗原性,可从形态学和血清学上帮助鉴别细菌。

(2)鞭毛:许多细菌的菌体表面附着的细长并呈波状弯曲的丝状物,称为鞭毛。鞭毛是细菌的运动器官,化学成分主要是蛋白质,具有抗原性,经特殊的鞭毛染色法可在光学显微镜下见到。依据鞭毛的数量与附着部位,可将有鞭毛菌分为单毛菌、双毛菌、丛毛菌和周毛菌四类(图6-4)。

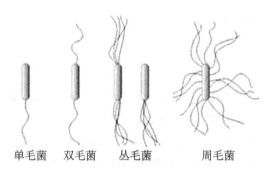

单毛菌　双毛菌　丛毛菌　　　周毛菌

图6-4　细菌的鞭毛示意

鞭毛的功能:①是细菌的运动器官;②具有黏附性,与某些细菌致病性有关;③鉴别细菌,细菌鞭毛的有无可作为细菌鉴别的依据之一。此外鞭毛具有抗原性,通常称 H 抗原,可用于细菌的鉴别与分型。

(3)菌毛:大多数革兰阴性菌和少数革兰阳性菌的菌体上生长有一种比鞭毛数目多、较直、较短的毛发状细丝,称为菌毛,只能在电子显微镜下才能看见。根据功能不同,菌毛分为普通菌毛和性菌毛:①普通菌毛遍布菌细胞表面,主要起黏附作用,可牢固黏附在人体细胞上,与细菌的致病性有关。②性菌毛比普通菌毛长而粗,仅有 1~4 根,呈中空管状。带有性菌毛的细菌称 F^+ 菌或雄性菌,不带性菌毛的称 F^- 菌或雌性菌。性菌毛能将 F^+ 菌的某些遗传物质转移给 F^- 菌,从而引起后者某些性状的改变,细菌的耐药性、毒力等性状可通过此方式转移。

(4)芽孢:是某些革兰阳性菌在一定的环境条件下,胞质及核质集中并逐渐脱水浓缩,形成一个折光性很强的圆形或椭圆形小体(图6-5)。一个细菌只能形成一个芽孢,一个芽孢经过发芽也只能形成一个菌体。因此,芽孢不是细菌的繁殖方式,而是生长发育过程中保存生命的一种休眠状态的结构,此时菌体代谢相对静止。

芽孢抵抗力强大,是细菌维持生存和抵抗恶劣环境的一种特殊结构,其原因是:①芽孢有多层结构,芽孢外壳的通透性低,化学药品不易进入;②芽孢的核心和皮质含有大量吡啶二羧酸钙(DPA),与稳定芽孢的酶系有关;③胞质呈脱水状态,蛋白质和酶类遇热不易凝固被破坏。

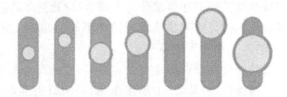

图 6-5　细菌的芽胞

芽胞的功能:①对辐射、干燥、高温、化学消毒剂等理化因素抵抗力强,杀灭芽胞最可靠的方法是高压蒸汽灭菌,对医疗器械、敷料等物品灭菌,应以杀灭芽胞为标准;②芽胞广泛存在于自然界,芽胞进入机体发芽成为繁殖体,可大量繁殖而致病;③芽胞的形状、大小、位置随不同细菌而异,有助于鉴别细菌。

(三)细菌的生长繁殖与代谢

相关链接　**郭霍**

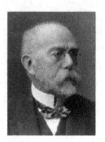

德国学者郭霍(Robert Koch,1843~1910)是微生物学的奠基人之一。创造使用固体培养基,将细菌从环境或病人排泄物等标本中分离成为纯培养,利于对各种细菌分别研究。在 19 世纪的最后 20 年中,大多数传染病的病原体由郭霍和在他带动下的一大批学者发现并分离培养成功。

1. 细菌生长繁殖的条件

(1)营养物质:细菌所需要的营养物质主要有水、碳源、氮源、无机盐及生长因子等。

(2)酸碱度:大多数致病菌的最适 pH 为 7.2~7.6。个别细菌如霍乱弧菌需 pH 8.4~9.2,结核杆菌需 pH 6.5~6.8。

(3)温度:病原菌在长期进化过程中已适应人体环境,其最适生长温度为 37℃。

(4)气体:与细菌生长繁殖有关的气体主要是氧和二氧化碳。根据细菌代谢时对分子氧的需要与否,可分为四类①专性需氧菌:必须在有氧条件下才能生存,如结核杆菌;②专性厌氧菌:必须在无氧条件下才能生存,如破伤风梭菌、脆弱类杆菌;③兼性厌氧菌:在有氧或无氧条件下都能生存,大多数病原菌属此;④微需氧菌:氧浓度 5%~6% 生长最好,氧浓度大于 10% 对其有抑制作用,如幽门螺杆菌。

2. 细菌生长繁殖的规律

(1)细菌个体繁殖:细菌一般以简单的二分裂法进行无性繁殖。在适宜条件下,大多数细菌 20~30min 分裂一次,经过 18~24h 在固体培养基上可见细菌的菌落。少数细菌繁殖较慢,如结核杆菌 18~20h 才分裂一次。

(2)细菌群体繁殖:细菌生长繁殖速度很快,若按 20min 分裂一次来计算,一个细菌经 10h 将繁殖成 10 亿个以上,但由于营养来源有限并逐渐耗竭,有害代谢产物逐渐积累,不可能始终保持如此高速的无限繁殖。经过一段时间后,繁殖速度渐减,死亡菌数增多,活菌增长率随之趋于停滞以至衰落。

若将一定量的细菌接种于适宜液体培养基中,间隔不同时间取样检查活菌数,可发现其生长过程具有规律性。以培养时间为横坐标,培养物中活菌数的对数为纵坐标,可得出一条生长曲线(图 6-6)。细菌群体的生长繁殖可人为地分为四期:

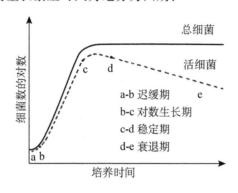

图 6-6　细菌生长曲线

①迟缓期:是细菌进入新环境后的适应阶段,代谢活跃,繁殖极少。一般 1~4h。

②对数期:细菌生长迅速,在生长曲线图上活菌数的对数呈直线上升,达到顶峰状态。该期细菌的形态、染色性、生理活性较典型,对外界因素包括抗菌药物的作用比较敏感。因此,研究细菌的性状(形态染色、生化反应、药物敏感试验等),均应选用该期的细菌以获得准确的结果。细菌对数期一般在培养后的 8~18h。

③稳定期:该期细菌的繁殖数与死亡数大致平衡,由于培养基中营养物质消耗,有害代谢产物积聚等因素影响所致。稳定期的细菌形态和生理性状常有改变,如革兰阳性菌的染色反应可变为阴性。一些细菌的芽孢和外毒素、抗生素等代谢产物大多在稳定期产生。

④衰退期:死菌数超过活菌数。该期细菌形态显著改变,菌体变长、肿胀或扭曲;有的菌体自溶。因此,陈旧培养的细菌难以鉴定。

细菌在自然界或人类、动物体内生长繁殖时,受多种环境因素和机体免疫因素的影响和制约,情况复杂,不可能出现在培养基中的那种典型的生长曲线。

3. 细菌的人工培养　不同的细菌对营养物质、能量及环境条件的生理要求不同,用人工方法提供细菌生长繁殖所需的各种条件,可进行细菌的人工培养。根据细菌对营养物质的需要,经过人工配制适合不同细菌生长、繁殖或积累代谢产物的营养基质称为培养基。培养基的主要用途是能促使细菌生长与繁殖,可用于细菌纯种的分离、鉴定和制造其制品等。根据细菌的种类和培养的目的,可配制不同种类的培养基。常用的培养基分类、生长现象和代谢产物如下:

(1)根据培养基物理状态分类

①固体培养基:在液体培养基中加入质量分数为 2%~2.5%的琼脂,使培养基凝固呈固体状态。固体培养基可用于菌种保藏、纯种分离、菌落特征的观察及活菌计数等。

②液体培养基:在配制好的培养基中不加琼脂,即为液体培养基。常用于增菌及生化试验等。

③半固体培养基:在液体培养基中加入少量(0.3%~0.5%)的琼脂,使培养基呈半固体状,多用于细菌有无动力的检查。

(2)根据培养基的用途分类

①基础培养基:含有一般细菌生长繁殖所需要的营养物质,可供培养一般细菌使用,如营养琼脂。

②营养培养基:在基础培养基中加入一些额外的营养物质,如血液、血清、葡萄糖、酵母浸膏等,可使营养要求较高的细菌生长。

③选择培养基:在培养基中加入某些化学物质,有利于需要分离的细菌生长,抑制不需要的细菌。如培养沙门菌的 SS 培养基可以抑制大肠埃希菌的生长。

④鉴别培养基:用于培养和鉴别不同细菌种类的培养基。如糖发酵培养基,可观察不同细菌分解糖产酸产气情况;用醋酸铅培养基可以鉴定细菌是否产生硫化氢等。

⑤厌氧培养基:供专性厌氧菌的分离、培养和鉴别用的培养基,如疱肉培养基。

(3)细菌在培养基上的生长现象:细菌在固体培养基上生长,由单个菌细胞分裂繁殖,形成肉眼可见的堆集物,称为菌落;许多菌落融成一片称为菌苔。在平板培养基上孤立生长的一个菌落,往往是一个细菌生长繁殖的结果,因而平板培养基可以用来分离纯种细菌。各种细菌菌落的大小、形态、透明度、湿润度、表面光滑或粗糙、有无光泽等随菌不同而各异,这些特征在细菌鉴定上具有重要意义。

在液体培养基中生长的细菌,有的使清亮的培养基变得均匀浑浊;有的可在液体表面形成菌膜;有的则沉淀生长如絮状或颗粒状。临床上,注射药剂如有此类现象,则多为细菌污染,不得使用。

在半固体培养基中,有鞭毛的细菌沿穿刺线向周围扩散呈放射状、羽毛样或云雾状浑浊生长;无鞭毛的细菌沿穿刺线呈明显的线状生长。因此,可用半固体培养基穿刺培养,检查细菌的运动力。

(4)细菌代谢产物:细菌在代谢过程中,除摄取营养、进行生物氧化、获得能量和合成菌体成分外,还产生一些分解和合成代谢产物,有些产物能被人类利用,有些则与细菌的致病性有关,有些可作为鉴定细菌的依据。

细菌分解代谢产物包括:

①糖的分解产物:细菌能分解糖类,产生多种酸类、醛类、醇类和酮类。各种细菌的酶不同,对糖的分解能力也不一样,有些细菌能分解某些糖类产酸产气,有的只产酸不产气,有的则不能利用某种糖,因此通过糖发酵试验可以鉴别细菌。

②蛋白质的分解产物:细菌的种类不同,分解蛋白质、氨基酸的能力不同,因而产生不同的代谢产物。利用蛋白质的分解产物设计的靛基质试验、硫化氢试验、尿素分解试验等,可用于细菌的鉴定。

细菌合成代谢产物包括:

①热原质:许多革兰阴性菌与少数革兰阳性菌在代谢过程中能合成一种多糖物质,注入人体或动物体能引起发热反应,称为热原质。热原质能通过细菌滤器,耐高温,湿热 121℃ 20min 或干热 180℃ 2h 不能使其破坏。制备注射制剂和生物制品时用吸附剂或特制的石棉滤板,可除去液体中的大部分热原质。玻璃器皿经干烤 250℃ 2h 才能破坏热原质。因此,在制备和使用注射药剂过程中应严格遵守无菌操作,防止细菌污染。

②毒素和侵袭性酶:毒素的产生与细菌的致病性有关,细菌产生的毒素有内毒素和外毒素两类。内毒素是革兰阴性菌的细胞壁成分,即脂多糖,当菌体死亡崩解后游离出来。外毒素是一类蛋白质,在细菌生活过程中即可释放到菌体外,产生外毒素的细菌大多数是革兰阳性菌。

侵袭性酶是病原菌合成分泌的可协助细菌抗吞噬或促进细菌扩散的酶类。如金黄色葡萄球菌的血浆凝固酶、A 族链球菌产生的透明质酸酶等。

③细菌素：是某些细菌菌株产生的一类具有抗菌作用的蛋白质，其作用范围较窄，仅对与该种细菌有近缘关系的细菌才有作用。例如，大肠埃希菌某一菌株所产生的大肠菌素，一般只能作用于大肠埃希菌的其他相近的菌株。

④维生素：一些细菌能自行合成维生素，除了满足自身所需，还能分泌到菌体外。如人体肠道内的大肠埃希菌能合成 B 族维生素和维生素 K，可被机体利用。

⑤色素：某些细菌在一定条件下能产生各种颜色的色素，有的是水溶性色素，使整个培养基呈现颜色，如铜绿假单胞菌的黄绿色素；有的则是脂溶性色素，不溶于水，仅使菌落显色，而培养基颜色不变，如金黄色葡萄球菌色素。

⑥抗生素：是由某些微生物在代谢过程中产生的一类能抑制或杀死某些病原微生物和肿瘤细胞的物质。抗生素大多由放线菌和真菌产生，由细菌产生的有多黏菌素、杆菌肽等数种。

（四）细菌生长繁殖的影响因素

相关链接　　　**发酸的啤酒与巴氏消毒法**

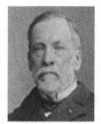

19 世纪中叶，当时法国的支柱工业——酿酒业常因酒类变酸而损失惨重。化学家、生物学家巴斯德（Louis Pasteur，1822～1895）通过精心的研究，揭示出原来是细菌在作怪。巴斯德又提出将啤酒加热至 60～65℃保持一定的时间，把杂菌杀死就不会再变酸，由此挽救了整个法国酿酒业，此法即为沿用至今的巴氏消毒法。

英国外科医生李斯特受此启发，于 1865 年 8 月 12 日，进行了一次试验，在外科手术中，在整个手术室里、手术台上、手术器械及整个手术过程中，都喷洒了稀释的苯酚溶液，结果获得了出乎意外的成功。采用这种消毒法，伤口化脓明显减少，手术死亡率也大幅度下降。

由于细菌细胞结构简单，其生长繁殖易受外界因素的影响，适宜的环境能促进其生长繁殖，若环境发生剧烈变化，细菌的生长繁殖则被抑制甚至死亡。临床上常采用物理、化学或生物方法，通过改变其外界环境条件，抑制或杀灭病原微生物，达到消毒灭菌、控制感染的目的。现将与之有关的概念简介如下。

消毒（disinfection）：用物理或化学方法杀灭物体上的病原微生物，但不能把全部微生物杀死，所以消毒的方法并不彻底，只是一种卫生措施。

灭菌（sterilization）：用物理或化学方法杀灭物体上所有的病原性和非病原性微生物及细菌的芽孢。灭菌后的物品状态称为无菌状态。

无菌（asepsis）：指不含活菌的状态，是灭菌的结果。防止微生物进入机体或其他物品的操作技术称为无菌操作（asepsis technique）。在进行护理操作和微生物实验操作时，必须严格无菌操作，以防止微生物的侵入或污染。

防腐（antisepsis）：用物理或化学方法防止和抑制微生物的生长繁殖。用于防腐的药物称为防腐剂。防腐时细菌一般不会死亡。

1. 物理消毒灭菌法

(1)热力消毒灭菌法:利用高温使菌体蛋白质变性或凝固,代谢发生障碍,导致细菌死亡。方法有干热灭菌和湿热灭菌两大类。

干热灭菌法包括:

①焚烧法:用火焚烧,是一种彻底的灭菌方法,适用于废弃的污染物品和有传染性的动物尸体等。

②烧灼法:在火焰上进行,用于接种环(针)、试管口、瓶口的灭菌。

③干烤法:需在干烤箱内进行,通电后利用高热空气进行灭菌。一般加热160~170℃,维持2h即可杀灭包括芽孢在内的一切微生物。本法灭菌物品主要限于玻璃器皿、瓷器、金属器械等。

湿热灭菌法包括:

①巴氏消毒法:由巴斯德创建,常用于牛奶和酒类的消毒。此法可杀死物品中的病原菌或一般杂菌,而不严重破坏物品的质量。一般加热61.1~62.8℃ 0.5h,或71.7℃经15~30s,便可达到目的。

②煮沸法:在一个大气压下,煮沸100℃ 5min可杀死细菌的繁殖体,一般器械消毒以煮沸10min为宜,杀死芽孢则需煮沸1~3h。煮沸法主要用于一般外科器械、注射器、乳胶管和食具等的消毒。若水中加入1%~2%碳酸氢钠,可提高沸点至105℃,既可增强杀菌能力,又可防止金属器械生锈。

③流通蒸汽法:可采用阿诺(Arnold)流通蒸汽灭菌器或普通蒸笼进行。通常100℃加热15~30min可杀死细菌的繁殖体,但不保证杀死芽孢。

④间歇灭菌法:是利用反复多次的流通蒸汽,杀死细菌所有繁殖体和芽孢的一种灭菌法。本法适用于耐热物品,也适用于不耐热(<100℃)的营养物质如某些培养基的灭菌。具体做法是将待灭菌的物品置于阿诺流通蒸汽灭菌器内,100℃加热15~30min杀死其中的细菌繁殖体,然后将物品置37℃温箱中过夜,使芽孢发育成繁殖体,次日再通过流通蒸汽加热,如此连续3次,可将所有繁殖体和芽孢全部杀死。若有某些物品不耐100℃,则可将温度降至75~80℃,每次加热的时间延长至30~60min,次数增至3次以上,也可达到灭菌目的,如用血清凝固器对血清培养基或卵黄培养基的灭菌。

⑤高压蒸汽灭菌法:是灭菌效果最好、目前应用最广的灭菌方法。灭菌是在一密闭蒸锅——高压蒸汽灭菌器内进行的。加热时蒸汽不能外溢,由密闭容器加温所产生的高压饱和水蒸气能获得较高的温度,通常在103.4kPa(1.05 kg/cm²)的压力下,温度达121.3℃,维持15~30min,可杀死包括细菌芽孢在内的所有微生物。此法适用于高温和不怕潮湿物品的灭菌,如普通培养基、生理盐水、手术器械、注射器、手术衣、敷料和橡皮手套等。

在同样温度下,湿热灭菌的效果比干热灭菌好,原因是a.湿热中菌体吸收水分,蛋白质较易凝固;b.湿热比干热的穿透力好,这主要是由于水或饱和水蒸气传导热能的效率明显高于空气,蒸汽容易穿透到物体的深部,使灭菌的物体内部温度迅速上升;c.蒸汽有潜热存在,当蒸汽与被灭菌的物体接触时凝结成水,放出潜热,能迅速提高灭菌物体的温度。

低温可使细菌新陈代谢减慢,常用于保存细菌菌种。冰冻中的细菌,由于胞内水分被胞外冰结晶吸收造成电解质浓缩和菌体蛋白变性,胞壁受损后胞内有机化合物(包括核酸、肽类等)随之漏出,可以导致细菌死亡。为避免冰冻时对细菌的损伤,可在低温状态下真空抽去水分再保存,此方法称为冷冻真空干燥法。

(2)辐射杀菌法

①日光与紫外线:日光的杀菌作用包括热力、干燥,尤其是紫外线。将患者的被褥、衣服、书报等放在日光下暴晒数小时,可达到消毒的目的。

波长200~300nm的紫外线(包括日光中的紫外线)具有杀菌作用,其中以265~266 nm最强,这与DNA的吸收光谱范围一致。紫外线主要作用于DNA,使一条DNA链上相邻的两个胸腺嘧啶共价结合而形成二聚体,干扰DNA的复制与转录,导致细菌的变异或死亡。紫外线穿透力弱,只能用于房间空气、物体表面消毒;杀菌效果与照射时间、距离和强度有关;对眼角膜和皮肤有损伤作用,工作人员切勿在紫外线灯照射下进行操作。

②电离辐射:X射线和γ射线等可使细菌蛋白质变性,核酸破坏,对其产生致死效应。由于射线照射时不使物品升温,且穿透力强,可用于不耐热物品,如塑料、药品的消毒。

③微波:微波是一种波长为1mm至1m的电磁波,频率较高,主要通过热效应杀灭微生物,可穿透玻璃、塑料薄膜、陶瓷等物质,但不能穿透金属。微波照射多用于食品、非金属器械、食具、药杯等物品消毒。

(3)滤过除菌法:滤过除菌法是使用细菌滤器用物理阻留的方法将液体或空气中的细菌除去,以达到无菌的目的,用于不适合加热灭菌的液体,如血清、毒素、抗毒素、抗生素和药液等。常用的细菌滤器有玻璃滤菌器、蔡氏滤菌器和薄膜滤菌器等。

2. 化学消毒灭菌法　具有杀菌作用的化学药品称化学消毒剂;用于抑制微生物生长繁殖的化学药品称防腐剂。一般化学消毒剂对人体组织细胞有损害作用,所以只能外用,主要用于体表、器械、排泄物及周围环境的消毒。

(1)消毒剂作用机制

①使菌体蛋白质变性或凝固,如重金属盐类、醇类等,它们或使蛋白质脱水变性,或与菌体蛋白接合使之丧失功能。

②破坏细菌酶系,如过氧化氢、碘、重金属盐类等能与细菌酶蛋白上的-SH基接合,氧化剂则可氧化-SH为-S-S基,从而使酶活性丧失,细菌代谢发生障碍,最终死亡。

③改变细菌细胞壁或细胞膜的通透性,如阳离子表面活性剂(苯扎溴铵,度米芬)可与细菌细胞膜磷脂结合,提高膜的渗透作用,这不仅能使胞质内重要代谢物质溢出,也可使表面活性剂直接进入胞内引起蛋白质变性。酚类化合物作用细菌后,除可损伤细胞膜,使胞质内容物外渗,还能使细胞膜上的氧化酶和脱氢酶失活,最终导致细菌死亡。

(2)影响消毒剂效果的因素

①消毒剂的性质、浓度与作用时间:各种消毒剂的理化性质不同,对微生物的作用大小也有差异。例如表面活性剂对革兰阳性菌的杀灭效果比对革兰阴性菌好;甲紫对葡萄球菌作用较强。一般消毒剂浓度越大,作用时间越长,杀菌效力越强,但乙醇例外,以70%~75%的浓度杀菌力最强,这可能是由于乙醇浓度过高能使菌体表面蛋白迅速凝固,使乙醇无法继续渗入菌体内部发挥作用之故。

②细菌的种类和数量:不同种类的细菌对消毒剂的敏感性不同,如5%苯酚5min可杀死沙门菌,杀死金黄色葡萄球菌则需10~15min。同一细菌,其芽孢比繁殖体抵抗力强,老龄菌比幼龄菌抵抗力强,一般细菌数量越大,所需消毒剂浓度越高,作用时间越长。

③环境中有机物的影响:自然情况下,细菌常与血液、脓液和痰液等有机物混在一起,环境中的这些蛋白质能与消毒剂结合,故可减弱消毒剂对细菌的杀伤作用。受有机物影响较大的消毒剂有

氯化汞、表面活性剂、次氯酸盐、乙醇等。受其影响较小的消毒剂有酚类化合物、生石灰等。

此外温度、酸碱度、拮抗物质的存在等，也对消毒剂的效果产生影响。

（3）常用的化学消毒剂：常用的化学消毒剂的种类、作用机制与用途见表6-2。

表6-2　常用的化学消毒剂的种类、作用机制与用途

类别	作用机制	常用消毒剂	用途
酚类	蛋白质变性，损伤细胞膜，灭活酶类	3%～5%苯酚	地面、器具表面的消毒
		2%来苏	皮肤消毒
醇类	蛋白质变性与凝固，干扰代谢	70%～75%乙醇	皮肤、体温计消毒
重金属盐类	氧化作用，蛋白质变性与沉淀，灭活酶类	0.05%～0.01%升汞	非金属器皿的消毒
		0.1%硫柳汞	皮肤、手术部位消毒
		1%硝酸银	新生儿滴眼，预防淋病奈瑟菌感染
		1%～5%蛋白银	
氧化剂	氧化作用，蛋白质沉淀	0.1%高锰酸钾	皮肤、尿道、蔬菜、水果消毒
		3%过氧化氢	创口、皮肤黏膜消毒
		0.2%～0.3%过氧乙酸	塑料、玻璃器材消毒
		2.0%～2.5%碘酒	皮肤消毒
		0.2～0.5ppm氯	地面、厕所、排泄物消毒
		10%～20%漂白粉	地面、墙壁、家具、饮用水等消毒
		0.2%～0.5%氯胺	
表面活性剂	损伤细胞膜，灭活氧化酶等酶活性，蛋白质沉定	0.05%～0.1%苯扎溴铵	外科手术洗手，皮肤黏膜消毒，浸泡手术器械
		0.05%～0.1%杜灭芬	皮肤创伤冲洗，金属器械、塑料、橡皮类消毒
		50mg/L环氧乙烷	手术器械、敷料等消毒
		2%戊二醛	精密仪器、内镜等消毒
染料	抑制细菌繁殖，干扰氧化过程	2%～4%甲紫	浅表创伤消毒
酸碱类	破坏细胞膜和细胞壁，蛋白质凝固	5～10ml/m² 醋酸加等量水蒸发	空气消毒
		生石灰（按1:4～1:8比例加水配成糊状）	地面、排泄物消毒

按其杀灭微生物的效能分为高效、中效、低效三类消毒剂。高效消毒剂能杀灭包括细菌芽孢、真菌孢子在内的各种微生物，能灭活所有病毒。可作为灭菌剂使用的一定是高效的化学消毒剂，如过氧乙酸、环氧乙烷等；中效消毒剂是指能够杀灭细菌繁殖体，包括抵抗力较强的结核杆菌及真菌和大多数病毒等，但是不能杀灭细菌芽孢的消毒剂，如乙醇、碘酒等；低效消毒剂只

能杀灭一般细菌繁殖体、部分真菌和亲脂性病毒,不能杀灭结核杆菌、亲水性病毒、抵抗力较强的真菌和细菌芽孢,如氯己定、苯扎溴铵等。处理直接接触损伤皮肤黏膜或经皮肤进入组织器官的物品,应用高效消毒剂;处理不直接进入组织器官或仅接触未破损的皮肤黏膜的物品,可以用中效消毒剂。

(五)细菌的变异

细菌和其他生物一样,无论在自然情况下或人工培养条件下,均可自发地或人为地发生变异,其变异现象或变异发生的机制,均是多样的。

1. **形态结构的变异**　在异常环境中,细菌的形态、大小等可发生变异,有的甚至形成多形态。细菌的荚膜、芽孢和鞭毛等特殊结构也可发生变异,例如炭疽杆菌在动物体内或某些特殊的培养基中可形成荚膜,而在普通培养基中,则不能产生。

2. **菌落变异**　细菌的菌落最常见的有两种类型,即光滑型(S 型)和粗糙型(R 型)。细菌的菌落从光滑型变为粗糙型时,称 S→R 变异。S→R 变异时,细菌的毒力、生化反应、抗原性等也随之改变。

3. **毒力变异**　细菌的毒力有增强或减弱的变异。让细菌连续通过易感动物,可使其毒力增强。将细菌长期培养于不适宜的环境中或反复通过不易感的动物时,可使其毒力减弱,这种毒力减弱的菌株可用于疫苗的制造,如卡介苗(BCG)。

4. **耐药性变异**　细菌对许多抗菌药物是敏感的,但发现在使用某些药物治疗疾病过程中,其疗效逐渐降低,甚至无效。这是由于细菌对该药物产生了抵抗力,这种现象为耐药性变异。如对青霉素敏感的金黄色葡萄球菌发生耐药性变异后,成为对青霉素有耐受性的菌株。

二、细菌的致病性与感染

相关链接　**细菌毒素**

目前已知的天然毒素和合成毒素中毒性最强的是肉毒毒素,毒性比氰化钾强 10 000倍,毒素结晶 1mg 可杀死 2 亿只小鼠,一亿分之七克可致成年人于死地。

(一)细菌的致病因素

凡能引起人和畜禽发病的微生物,称为病原微生物。细菌致病性,是指一定种类的细菌,在一定条件下,能在动物体内引起传染过程的能力。细菌致病性与毒力强弱、侵入数量和侵入部位有密切关系。

1. **细菌的毒力**　构成细菌毒力的因素有侵袭力和毒素两个方面。

(1)细菌的侵袭力:指病原菌突破机体的防御功能并在体内生长繁殖、蔓延扩散的能力。与细菌侵袭力相关的因素有:①荚膜与类荚膜物质,细菌的荚膜与类荚膜物质具有抵抗吞噬细胞的吞噬和溶菌酶及补体等杀菌物质的作用,使致病菌能在宿主体内大量繁殖。如肺炎链球菌的荚膜是其致病的重要因素。②黏附素,细菌引起感染一般首先需黏附于宿主体表或黏膜细胞上,以免被纤毛运动、肠蠕动、尿液冲洗和黏液分泌等活动所清除。③侵袭性酶,有利于细菌侵入组织,并在其中生长繁殖,呈现致病作用。如金黄色葡萄球菌的血浆凝固酶、A 群链球菌的透明质酸酶等。

（2）细菌的毒素：细菌的毒素可以通过毒性作用危害宿主，或刺激机体发生超敏反应，间接地对宿主造成损伤。细菌的毒素主要有外毒素和内毒素两类。

①外毒素：是细菌在生长过程中由细胞内分泌到细胞外的毒性物质。能产生外毒素的细菌多是革兰阳性菌，少数革兰阴性菌也可产生外毒素。将产生外毒素的细菌的液体培养物经滤菌器过滤除菌，即可获得外毒素。其特点是：化学成分是蛋白质，性质不稳定，易被热、酸及酶所灭活。但葡萄球菌肠毒素例外，能在 $100℃$ 的条件下保持 $30min$；毒性极强，极微量就可使实验动物死亡；对组织有选择性毒性作用，如破伤风梭菌产生的痉挛毒素能影响宿主脊髓前角运动神经细胞的控制功能，引起骨骼肌的痉挛；抗原性强，可刺激机体产生高效价的抗毒素，可经甲醛（$0.3\%\sim0.4\%$）处理，脱毒成为类毒素。

根据外毒素对宿主细胞的亲和性及作用方式不同等，可分为神经毒素、细胞毒素和肠毒素三大类（表 6-3）。

表 6-3　常见的细菌外毒素

类　型	细　菌	外毒素	作用机制
神经毒素	破伤风梭菌	痉挛毒素	阻断上下神经元间正常抑制性神经冲动传递
	肉毒梭菌	肉毒毒素	抑制胆碱能运动神经释放乙酰胆碱
细胞毒素	白喉杆菌	白喉毒素	抑制细胞蛋白质合成
	A群链球菌	红疹毒素	破坏毛细血管内皮细胞
肠毒素	霍乱弧菌	肠毒素	激活肠黏膜腺苷环化酶,增高细胞内 cAMP 水平
	产毒性大肠埃希菌	肠毒素	不耐热肠毒素同霍乱肠毒素,耐热肠毒素使细胞内 cGMP 增高
	金黄色葡萄球菌	肠毒素	作用于呕吐中枢

②内毒素：内毒素是革兰阴性菌细胞壁中的脂多糖，当菌体细胞死亡溶解时才能释放出来。内毒素的毒性作用无特异性，各种病原菌内毒素作用大致相同。主要引起发热、血液循环中白细胞骤减、组织损伤、弥散性血管内凝血、休克等，严重时也可导致死亡。

③外毒素和内毒素的主要区别：这两类毒素在毒性作用、化学组成、耐热性、抗原性等方面有明显的区别（表 6-4）。

表 6-4　细菌外毒素与内毒素的区别

区别要点	外毒素	内毒素
来源	多数革兰阳性菌,少数革兰阴性菌	革兰阴性菌
存在部位	多数活菌分泌出,少数细菌裂解后释出	细胞壁组分,菌体裂解后释出
化学成分	蛋白质	脂多糖
稳定性	$60℃$ 0.5h 被破坏	$160℃$ 2～4h 被破坏
毒性作用	强,对组织细胞有选择性作用,引起特殊的临床表现	较弱,各菌的毒性作用相似,引起发热、白细胞增多、微循环障碍、休克等
免疫原性	强,刺激宿主产生抗毒素,甲醛液处理后脱毒成类毒素	弱,甲醛液处理不形成类毒素

2. 细菌的侵入门户 病原微生物必须侵入机体的适当部位,才能引起传染。如:痢疾杆菌必须经消化道侵入才能引起传染;破伤风梭菌只有侵入深而窄的伤口,才有可能引起破伤风。有的病原菌为多途径传染,如结核杆菌经呼吸道、消化道和皮肤伤口都可引起传染。

3. 细菌的侵入数量 侵入机体的病原微生物须有一定的数量才能致病。数量多少,一方面取决于病原微生物的毒力强弱,另一方面则取决于宿主机体免疫力的高低。若病原微生物毒力较弱,则需要较多数量才能致病;毒力强的病原菌,如鼠疫杆菌,少量侵入即可发病。

(二)细菌感染的类型

病原微生物在一定的环境条件下,突破机体的防御屏障侵入机体,在一定的部位生长、繁殖,并引起不同程度的病理过程,这一过程称为传染或感染。病原微生物进入机体后能否引起感染,取决于病原体和机体两方面的因素,病原体本身毒力的强弱,入侵的数量,进入机体的途径和机体所处的状态。一般情况下,细菌毒力愈强,机体免疫力愈低,愈易发生感染。根据细菌的毒力强弱和数量多少及机体抵抗力强弱,可出现不同的感染类型。

1. 隐性感染(inapparent infection) 当机体免疫力较强,入侵的细菌数量不多或毒力不强,虽然细菌能在体内生长繁殖,但宿主不表现出明显的临床症状即为隐性感染,亦称亚临床感染。

2. 显性感染(apparent infection) 当机体抵抗力较差,或入侵的细菌毒力较强,数量较多,使机体受到严重损害,出现明显临床症状称显性感染。显性感染又可分为以下几个类型:

(1)局部感染(local infection):感染局限于一定部位。

(2)全身感染(systemic or generalized infection):感染发生后细菌或其代谢产物向全身扩散,引起各种临床表现:①毒血症(toxemia),细菌在局部繁殖但不侵入血流,仅细菌产生的外毒素进入血流引起全身中毒症状,如白喉、破伤风;②菌血症(bacteremia),病菌由原发部位侵入血流到达其他部位,但未在血中大量繁殖,如伤寒的菌血症;③败血症(septicemia),细菌侵入血流并在血中大量繁殖,造成机体严重损伤和全身中毒症状者;④脓毒血症(pyemia),化脓性细菌在引起败血症的同时,又播散至其他许多组织器官,引起化脓性病灶者。

3. 带菌状态(carrier state) 经过显性或隐性感染后,致病菌未被及时清除而继续存在于体内,与机体的免疫力形成相对的平衡状态称为带菌状态。处于带菌状态的人称带菌者。带有致病菌而无临床症状者称"健康带菌者"。带菌者经常或间歇地排出病原菌,成为重要的传染源。

(三)医院内感染

> **相关链接** **医院内感染率**
>
> 据卫生部初步监测统计,目前中国的医院感染率在 5% 左右。感染主要发生在重症监护病房、血液科及产生开创性伤口的科室,且规模越大、患者即高危人群越多的医院感染率相对越高。与医院感染密切相关的多重耐药菌已经和 HIV、肝炎病毒并列成为世界三大传染病源。世界上没有一个国家的医院感染率为零,美国的比率是 10%,欧洲 5%~10%。

1. 医院内感染的概念 医院内感染是指住院患者在医院内获得的感染,包括在住院期间发生的感染(无明确潜伏期的感染,规定入院48h后发生的感染;有明确潜伏期的感染,自入院时起超过平均潜伏期后发生的感染)和在医院获得而于出院后发生的感染;但不包括入院前已开始或入院时已存在的感染。医院工作人员在医院内获得的感染也属医院内感染。

医院内感染发生的主要部位是下呼吸道、泌尿生殖道、胃肠道、外科切口等。

2. 医院内感染的分类 医院内感染可按病原体来源、感染部位、感染的微生物等分类,目前医院内感染常采用的分类方法是按病原体来源分类。

(1)内源性感染:又称自身感染,指寄居在患者体内的正常菌群,在患者机体免疫力低下时引起的感染。

(2)外源性感染:又称交叉感染,指病人与患者、患者与工作人员之间的直接感染或通过水、空气、医疗器械等间接性感染。

3. 医院内感染的主要因素

(1)主观因素:医务人员对医院感染及其危害性认识不足;不能严格地执行无菌技术和消毒隔离制度;医院规章制度不全,无健全的门急诊预检、分诊制度,住院部没有入院卫生处置制度,致使感染源传播。此外,缺乏对消毒灭菌效果的监测,不能有效地控制医院感染的发生。

(2)客观因素

①侵入性诊治手段增多:据统计,美国每年因使用医疗器械而发生感染者占医院感染的45%。如内镜、泌尿系导管、动静脉导管、气管切开、气管插管、吸入装置、脏器移植、牙钻、采血针、吸血管、监控仪器探头等侵入性诊治手段,不仅可把外界的微生物导入体内,而且损伤了机体的防御屏障,使病原体容易侵入机体。

②使用可抑制免疫的治疗方法:因为治疗需要,使用激素或免疫抑制药,接受化疗、放疗后,致使患者自身免疫功能下降而成为易感者。

③大量抗生素的开发和普及:治疗过程中应用多种抗生素或集中使用大量抗生素,使患者体内正常菌群失调,耐药菌株增加,致使病程延长,感染机会增多。

④易感患者增加:随着医疗技术的进步,过去某些不治之症可治愈或延长生存时间,故住院患者中慢性疾病、恶性疾病、老年患者所占比例增加,而这些患者对感染的抵抗力是相当低的。

⑤环境污染严重:医院中由于传染源多,所以环境的污染也严重。其中,污染最严重的是感染患者的病房,厕所的污染也很严重,抽水马桶每抽一次水都可能激起大量微生物气溶胶。病区中的公共用品,如水池、浴盆、便器、手推车、拖布、抹布等,也常有污染。

⑥对探视者未进行必要的限制:对探视者放松合理和必要的限制时,以致由探视者或陪住人员把病原菌带入医院的可能性增加。

4. 医院内感染中常见的微生物 医院内感染中常见的微生物有细菌、真菌、病毒、衣原体、立克次体和原虫等,其中主要是细菌(表6-5)。但医院内感染微生物的种类可因区域、医院规模、病种及诊疗水平不同而有很大差别。医院内感染中微生物主要有以下特点:

(1)机会致病菌占主导地位:医院内感染临床分离菌株常见的是大肠埃希菌、铜绿假单胞菌、金黄色葡萄球菌、溶血葡萄球菌和表皮葡萄球菌。

(2)对理化因素有较强的抵抗力:有些微生物离开人体后,在自然界可存活较长的时间,甚至可以繁殖,如铜绿假单胞菌在蒸馏水中培养48h后仍有繁殖现象。

(3)常为耐药菌株:引起医院感染的微生物有些本身具有天然耐药性,能抗多种抗生素的杀菌作用。大多数菌株耐药性的产生是由基因突变、染色体或质粒的转移所造成的。

另外,病毒感染不容忽视,真菌感染不断增多,新的病原体不断出现。

表6-5 医院内感染常见的微生物

类 别	常见的微生物
呼吸道感染	金黄色葡萄球菌、肠球菌、铜绿假单胞菌、克雷伯肺炎球菌、大肠埃希菌、流感嗜血杆菌、肺炎链球菌、呼吸道病毒等
泌尿道感染	大肠埃希菌、肠球菌、铜绿假单胞菌、克雷伯肺炎球菌、变形杆菌、白假丝酵母菌等
胃肠道感染	沙门菌、志贺菌、病毒等
手术部位感染	金黄色葡萄球菌、凝固酶阴性葡萄球菌、肠球菌、铜绿假单胞菌、肠杆菌属、无芽胞厌氧菌等
与输血相关的感染	人类免疫缺陷病毒、丙型肝炎病毒、乙型肝炎病毒及梅毒螺旋体等

5. 医院内感染的预防与控制

(1)建立医院内感染的管理组织:健全的医院感染管理组织和系统的医院感染监测,是有效地预防与控制医院内感染的重要手段。要有专人负责拟订全院控制感染计划,并组织实施落实;定期对医院环境感染情况、消毒药械使用情况进行监测;调查、收集、整理、分析有关医院感染的各种监测资料;加强对医护人员宣传培训等。

(2)合理使用抗生素:近年来,由于抗生素的广泛使用,加之不合理使用,细菌耐药日趋严重。合理使用抗生素和加强对耐药菌的监控,可减少耐药菌的形成,降低医院感染的发生。

(3)严格执行医疗器械、器具的消毒工作技术规范:医疗机构使用的消毒药械、一次性医疗器械和器具应当符合国家有关规定。一次性使用的医疗器械、器具不得重复使用。

(4)加强隔离制度:医疗机构应当严格执行隔离技术规范,根据病原体传播途径,采取相应的隔离措施。

(5)对医院感染的危险因素进行控制:医疗机构应当制定具体措施,保证医务人员的手卫生、诊疗环境条件、无菌操作技术和职业卫生防护工作符合规定要求,对医院内感染的危险因素进行控制。

医院内感染伴随医院的出现而发生,其感染率有迅速增长之势。不仅增加了患者的发病和痛苦,死亡率上升,而且住院时间明显延长,费用增加。因此,医院内感染已成为当今世界每个国家各级医院面临的突出问题。许多国家将医院内感染率作为医院管理水平的重要指标,我国卫生部于2006年9月起施行新《医院感染管理办法》,对医院内感染的组织管理、预防与控制、监督管理等作了明确规定。

(四)细菌感染的检查和防治原则

1. 标本的采集与送检 标本的采集与送检是微生物学检查的第一步,方法的正确直接影响病原体的检出率,因此应注意下述原则。

(1)采集标本时应无菌操作,尽量避免污染;盛放标本的容器和培养基应预先进行无菌处理并贴好标签。

（2）应选择感染部位或病变明显的部位采集标本，避免周围组织、器官或分泌物中的杂菌污染。

（3）根据病原体在感染性疾病的不同时期的体内分布和排出部位选择最佳时间采集适宜标本。例如，可疑伤寒的患者，在病程的1～2周取血液，2～3周时则取粪便或尿液送检。

（4）对于怀疑细菌感染的标本，尽量在抗生素使用前采集，特别是对抗生素敏感的病原体，如乙型溶血性链球菌、脑膜炎奈瑟菌。

（5）检查病原体的特异性抗体时，应采集急性期和恢复期双份血清，只有当恢复期血清抗体效价比急性期的效价明显升高达4倍或以上时，方有诊断价值。

（6）标本采集后应及时送检。大多数细菌标本应冷藏送检，但是某些细菌，如脑膜炎奈瑟菌对低温和干燥极其敏感，应注意保温，尽量床旁接种，并预温相应的培养基。

2. 细菌感染的检查法 细菌检验的一般程序主要包括形态学检查、分离培养、生化试验、血清学试验及药物敏感试验等。

（1）形态学检查：包括不染色标本检查和染色标本检查，最常用的形态学检查是染色标本检查中的革兰染色法。其基本过程是标本经固定后，先用结晶紫初染，再用卢格碘液媒染，然后用95%乙醇脱色，最后用苯酚复红稀释液复染。此法可将细菌染成两大类：不被乙醇脱色仍保留紫色的为革兰阳性菌，被乙醇脱色后复染成红色的为革兰阴性菌。革兰染色法在医学上具有重要的实际意义①鉴别细菌：将细菌分成革兰阳性菌和革兰阴性菌，为细菌的进一步鉴定奠定基础；②选择用药：革兰阳性菌和革兰阴性菌对不同抗生素的敏感性不同，大多数革兰阳性菌对青霉素、红霉素等抗生素敏感；而大多数革兰阴性菌则对链霉素、氯霉素、庆大霉素等抗生素敏感；③与判定细菌致病性有关：大多数革兰阳性菌主要以外毒素致病；而大多数革兰阴性菌则以内毒素致病。

（2）分离培养：原则上应对所有送检标本做分离培养，以便获得单个菌落后进行纯培养，从而对细菌做进一步的生物学、免疫学、致病性或细菌的药物敏感性等方面的检查，最终做出确切的报告。

（3）生化试验：在得到细菌纯培养物后，用糖发酵试验、吲哚试验、硝酸盐还原试验等对细菌的酶系统和其代谢产物的检查，是鉴别细菌的重要方法之一。

（4）血清学试验：利用含已知的特异性抗体的免疫血清，如志贺菌属、沙门菌属的单价和多价诊断血清，检测未知细菌的抗原，不仅能对分离培养的细菌进行种的鉴定，还可以进一步对细菌进行群和型的鉴别。

（5）药物敏感试验：在已确定患者所感染的病原菌后，临床按常规用药又没有明显疗效的时候，有必要做药物敏感试验（简称药敏试验），在体外测定药物抑制或杀死细菌的能力，从而指导临床正确有效地用药。

3. 抗体的检测 病原菌侵入机体后，其抗原性物质能刺激机体产生特异性抗体。存在于血液或其他体液中的特异性抗体，常随病程的进展发生变化。用已知细菌或其抗原检测患者体内是否产生了相应的特异性抗体及其量的多少，可作为某些病原菌感染的辅助诊断。因需采集患者的血清进行此类试验，故称之为血清学诊断（serological diagnosis），如辅助诊断伤寒的肥达试验。

4. 细菌感染的防治原则 细菌感染的防治原则包括一般性预防措施和特异性防治措施。一般性预防措施主要是控制传染源和切断传播途径；特异性防治措施主要是提高人群免疫力。

包括人工自动免疫和人工被动免疫,前者用于疾病的预防,人工被动免疫则用于应急预防或治疗某些疾病。

第二节 病 毒

相关链接

病毒与人类

　　自从人类在 1892 年第一次发现了引起植物烟草花叶病的病毒以来,1898 年又发现了引起动物口蹄疫的病原。同年,荷兰学者 Beijerinek 提出 virus(病毒)一词,拉丁文原意是指看不见的有毒液体。随着电子显微镜的发明和现代科学技术的发展,人们不但可以看见病毒颗粒,而且对病毒的基因也有了深入研究。已知人类传染病的 75% 系由病毒引起;而 95% 的急性呼吸道感染的病因是病毒。

一、病毒的生物学特性

　　病毒(virus)是一类非细胞形态的微生物。基本特征有:①个体微小,可通过滤菌器,大多数病毒必须用电子显微镜才能看见;②仅具有一种类型的核酸,DNA 或 RNA;③严格的活细胞(真核或原核细胞)内复制增殖;④具有受体连结蛋白,能与敏感细胞表面的病毒受体连结,进而感染细胞。

　　形态结构完整并具有感染性的病毒颗粒又称为病毒体。

(一)病毒的大小与形态

　　1. 病毒的大小　病毒个体微小,测量病毒大小的单位是纳米(nm),即 $1/1000\mu m$。大型病毒(如牛痘苗病毒)200～300 nm;中型病毒(如流感病毒)约 100 nm;小型病毒(如脊髓灰质炎病毒)仅 20～30 nm。病毒大小可用高分辨率电子显微镜放大几万到几十万倍直接测量。

　　2. 病毒的形态　电子显微镜下观察病毒有 5 种形态:①球形,大多数人类和动物病毒为球形,如脊髓灰质炎病毒、疱疹病毒及腺病毒等。②丝形,多见于植物病毒。人类某些病毒(如流感病毒)有时也可形成丝形。③弹形,形似子弹头,如狂犬病病毒等。④砖形,如痘病毒(天花病毒、牛痘苗病毒等)。⑤蝌蚪形,由一卵圆形的头及一条细长的尾组成,如噬菌体。

(二)病毒的结构与化学组成

　　1. 核心　由核酸(DNA 或 RNA)构成病毒核心。病毒的核酸由双股或单股 DNA 或 RNA 分子构成,控制病毒的复制增殖,亦是病毒遗传变异的物质基础,并决定病毒对宿主细胞的感染性和感染类型。

　　2. 衣壳　由包裹在核酸外面的蛋白质组成。核酸加衣壳构成核衣壳。裸露病毒体即由核衣壳组成,是最简单的病毒体。病毒的基本结构见图 6-7。

　　衣壳的生物学意义有:①保护病毒核酸;②与病毒体的感染性和致病性有关,衣壳蛋白可吸附宿主细胞表面受体,

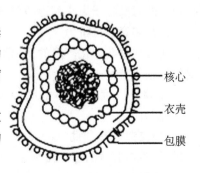

图 6-7　病毒的结构

核心
衣壳
包膜

决定病毒感染的细胞特异性；③有抗原性，可刺激机体产生保护性或病理性免疫应答；④衣壳结构和抗原性可作为病毒鉴定的依据。

3. 包膜 某些病毒如虫媒病毒、人类免疫缺陷病毒、疱疹病毒等具有包裹在核衣壳外的脂质膜，由类脂、蛋白和糖蛋白构成。有包膜的病毒称为包膜病毒体，是病毒从宿主细胞内出芽释放时从宿主细胞获得的。有的病毒包膜表面呈钉状、棒状或蘑菇状突起，称为刺突。

包膜及刺突的生物学意义有：①保护病毒，维持病毒结构的完整；②与病毒的致病性有关，刺突可吸附易感宿主细胞表面的受体；③具有抗原性，可刺激机体产生保护性免疫应答或病理性免疫应答。

(三)病毒的增殖与干扰现象

1. 病毒的增殖 由于病毒缺少完整的酶系统，不具有合成自身成分的原料和能量，必须侵入易感的宿主细胞，依靠宿主细胞的酶系统、原料、能量和合成的场所，以复制的方式进行增殖。病毒复制的过程分为吸附、穿入、脱壳、生物合成及组装与释放五个步骤，又称复制周期。

(1)吸附：是病毒感染细胞的第一步，主要依靠病毒表面的接触蛋白(包膜病毒体的包膜刺突或裸露病毒体的衣壳蛋白)与宿主细胞表面的受体特异性结合从而使病毒黏附在细胞表面。

(2)穿入：裸露病毒体主要通过胞饮方式吞入病毒。包膜病毒体多数通过包膜与宿主细胞膜融合进入细胞。

(3)脱壳：病毒在宿主细胞内必须脱去衣壳，释放出病毒核酸才可进行复制。多数病毒在细胞溶酶体酶的作用下脱去衣壳。

(4)生物合成：病毒基因组在宿主细胞内脱壳释放后，利用宿主细胞的代谢系统，依照病毒核酸的指令，分别合成大量子代病毒核酸和蛋白质，此过程称为病毒的生物合成。

(5)组装与释放：子代病毒的核酸和蛋白质在细胞内分别合成之后装配成核衣壳的过程称为组装。病毒颗粒组装后由感染细胞内释出的过程称为释放。释放的方式有：①细胞裂解释放，如脊髓灰质炎病毒；②出芽释放，见于包膜病毒体如流感病毒的释放，出芽释放不直接引起细胞死亡，但可使宿主细胞膜带有病毒的某些抗原；③通过细胞间桥或细胞融合释放，使病毒从受感染细胞直接向邻近正常细胞释放。

2. 干扰现象 当两种病毒先后感染同一个宿主细胞时，可发生一种病毒抑制另外一种病毒增殖的现象称为干扰现象。干扰现象可发生在异种病毒、同种病毒及同种异型病毒之间。干扰现象的发生与缺损干扰颗粒、干扰素的产生及两种病毒之间的竞争细胞受体等有关。干扰现象的意义在于终止病毒增殖，但疫苗中含有大量缺损干扰颗粒会影响活疫苗的免疫效果。

(四)病毒的抵抗力

病毒在某些理化因素的作用下可失去感染性，称为灭活。灭活的病毒仍保留抗原性和吸附红细胞等特性。

1. 温度 大多数病毒耐冷不耐热。高温可用于病毒的灭活，而低温则可以用来保存病毒。

(1)灭活病毒：加热 55～60℃ 30min，或 100℃ 数秒可灭活大多数病毒。但肝炎病毒抵抗力较强，乙型肝炎病毒需加热 100℃ 10min 方可灭活。

(2)保存病毒或含病毒材料：室温条件下病毒仅能存活数小时。4℃ 可保存 3～4d；长期保存需置于－20℃、－70℃环境中。脊髓灰质炎糖丸需冷藏保存活性。采集含病毒的标本也需冷藏,但需注意避免反复冻融以免灭活病毒。

2. pH　酸可灭活病毒,1％～3％盐酸溶液浸泡可用于病毒污染材料的消毒。冬季室内乳酸、醋酸熏蒸可预防感冒。但肠道病毒耐酸 pH 2。大多数病毒在 pH 6～8 时较稳定,因此保存病毒以中性或偏碱性为宜,50％甘油盐水可用于保存含病毒的组织块。

3. 射线　X 射线、γ 射线和紫外线都能灭活病毒,但疫苗的制备不能用紫外线灭活。

4. 脂溶剂　乙醚、氯仿、阴离子去垢剂等可溶解病毒包膜中的脂质而灭活包膜病毒。

5. 氧化剂、卤素和含氯化合物　氧化剂(过氧化氢、高锰酸钾、过氧乙酸等)、碘酒、漂白粉等均可灭活病毒。但饮水中的漂白粉浓度不能杀灭少数抵抗力强的病毒,如乙型肝炎病毒、脊髓灰质炎病毒和其他肠道病毒。过氧乙酸常用于灭活乙肝病毒。

6. 抗生素与中草药　现有的抗生素对病毒无效。某些中草药如板蓝根、大青叶、大黄、七叶一枝花等对某些病毒有一定的抑制作用。

二、病毒的致病性与感染

(一)病毒感染的途径及在体内的扩散方式

1. 病毒在人群中的传播

(1)水平传播:是指病毒在人群个体之间的传播,或媒介动物与人体之间的传播。病毒传播的方式有:①经呼吸道黏膜侵入,如流感病毒、麻疹病毒等经呼吸道黏膜感染;②经消化道黏膜侵入,如脊髓灰质炎病毒和甲型肝炎病毒通过污染水和食品经粪-口途径侵入机体;③经泌尿生殖道黏膜侵入,如单纯疱疹病毒、人类免疫缺陷病毒等经性接触感染;④经皮肤黏膜侵入,如乙型脑炎病毒系经蚊叮咬感染,狂犬病毒系由疯犬咬伤后感染,肾综合征出血热病毒存在于携带病毒的鼠唾液和粪便中,可经皮肤伤口侵入体内;⑤直接经血液传播,包括经注射、输血、器官移植等途径引起感染,如乙型肝炎病毒和人类免疫缺陷病毒等。

(2)垂直传播:是指病毒经胎盘、产道、哺乳直接感染胎儿或新生儿的一种传播方式,是病毒感染的重要特点。妊娠早期感染风疹病毒、巨细胞病毒等可引起死胎、流产、先天畸形等。

2. 病毒在宿主体内的播散方式包括

(1)局部播散:病毒仅在入侵局部的细胞与细胞间扩散,引起局部感染。如流感病毒、轮状病毒等的感染。

(2)血液播散:病毒在局部组织增殖后进入血流播散,形成病毒血症。如麻疹病毒。

(3)神经播散:病毒侵入机体后需要通过神经播散,如狂犬病毒从咬伤部位的肌肉神经接头处,沿神经轴突到达中枢神经系统;疱疹病毒可潜伏在神经节内,复发时沿传出神经纤维播散到体表皮肤黏膜细胞,引起局部皮肤黏膜的病变。

(二)病毒感染的致病机制

1. 病毒对宿主细胞的直接损伤

(1)细胞破坏、死亡,即溶细胞型感染:多见裸露病毒体引起的急性感染,如脊髓灰质炎病毒。细胞死亡的原因主要有:病毒早期蛋白对细胞代谢的抑制,阻断细胞核酸和蛋白质合成;病毒衣壳蛋白对细胞的毒性;细胞溶酶体膜通透性增高,释放水解酶导致细胞自溶;细胞免疫反应导致细胞损伤;诱导细胞发生凋亡,如 HIV、腺病毒感染细胞后可激活细胞的死亡基因,诱导细胞发生凋亡。

(2)细胞膜结构与功能改变,即稳定状态感染:主要见于包膜病毒体引起的感染,可表现为急性或持续性感染。受染细胞短时间内并不立即死亡,但可导致:①细胞膜抗原改变,如出现病毒抗原、细胞损伤暴露新的抗原等;②细胞膜融合,如麻疹病毒、呼吸道合胞病毒由于有融合蛋白,可使感染细胞互相融合,形成多核巨细胞,导致细胞功能障碍;③细胞内形成包涵体,如疱疹病毒、狂犬病毒感染细胞可使细胞内出现包涵体,导致细胞死亡。包涵体的形态、位置和染色性可在光学显微镜下观察,有助于病毒感染的诊断。

(3)细胞转化,即整合感染:见于反转录病毒和 DNA 病毒引起的感染。如 DNA 病毒中的 HBV、HSV、EBV 等可将基因整合在宿主细胞 DNA 上。若病毒整合部位恰好是细胞的原癌基因或抗癌基因附近,可导致原癌基因激活或抗癌基因失活,使细胞分裂失去控制成为肿瘤细胞。

2. 免疫病理损伤 包括体液免疫引起的病理损伤和细胞免疫引起的病理损伤。如受染细胞膜抗原改变,出现病毒抗原、细胞损伤暴露新的抗原等,可以被特异性抗体和细胞毒性 T 细胞(Tc 细胞)识别,通过免疫应答导致感染细胞的损伤和破坏。

(三)病毒感染的类型

1. 隐性感染 肠道病毒感染大多数为隐性感染,如脊髓灰质炎病毒、甲型肝炎病毒的感染。呼吸道病毒感染 1/3 表现为隐性感染。隐性感染一般病毒最终被清除,机体产生特异性免疫力,可抵抗再次感染。

2. 显性感染 经呼吸道、皮肤等感染后,受感染者多数可出现明显的临床症状,引起各种疾病。根据感染持续时间、病程长短又可分为急性感染和持续性感染两类。

(1)急性感染:机体感染病毒后经短暂的潜伏期后迅速发病,病程短、恢复快。

(2)持续性感染:持续性感染根据病毒和机体之间互相作用的不同,又可表现为以下三种类型:①慢性感染,如 HBV 的感染,临床症状似波浪式,表现为反复发作,迁延不愈;②潜伏感染,疱疹病毒的感染大多可引起潜伏感染;③慢发感染,潜伏期更长,潜伏期无任何症状。一旦发作即呈进行性加剧,死亡率极高。如麻疹病毒的缺损病毒感染引起的亚急性硬化性全脑炎(SSPE)。

(四)病毒感染的实验室检查

病毒感染的实验室检查包括病毒分离与鉴定、病毒核酸与抗原的直接检出及特异性抗体的检测。各种检查都要根据疾病的症状与体征采取适宜的标本送检。

1. 标本的采集原则

(1)尽早采取在发病初期(急性期)的标本,较易检出病毒,越迟阳性率越低。

(2)采取适宜的感染部位标本。如呼吸道感染采取鼻咽洗漱液或咳痰;肠道感染采取粪便;颅内感染采取脑脊液;皮肤感染采取病灶组织;有病毒血症时采取血液。

(3)冷藏速送,病毒离开活体后在室温下很易死亡,故采得标本应尽快送检。若距离实验室较远,应将标本放入装有冰块或干冰的容器内送检。病变组织则应保存于 50% 的甘油缓冲盐水中。污染标本,如鼻咽分泌液、粪便等应加入青霉素、链霉素或庆大霉素等,以免杂菌污染细胞或鸡胚,而影响病毒分离。

(4)检测特异性抗体需要采取急性期与恢复期双份血清,第一份尽可能在发病后立即采取,第二份在发病后 2~3 周采取。

2. 病毒的分离培养和鉴定

(1)动物培养:动物实验这是最原始的病毒分离培养方法。常用小白鼠、田鼠、豚鼠、家兔及猴等。接种途径根据各病毒对组织的亲嗜性而定。

（2）鸡胚培养：用受精孵化的活鸡胚培养病毒比用动物更加经济简便。根据病毒的特性可分别接种在鸡胚绒毛尿囊膜、尿囊腔、羊膜腔、卵黄囊、颅内或静脉内，如有病毒增殖，则鸡胚发生异常变化或羊水、尿囊液出现红细胞凝集现象，常用于流感病毒等检测。

（3）细胞培养：用分散的活细胞培养称细胞培养。细胞培养适于绝大多数病毒生长，是病毒实验室最常用技术。所用细胞包括原代细胞如人胚肾细胞、兔肾细胞；二倍体细胞如 WI-38 细胞系；传代细胞培养如 Hela、Hep-2、Vero 细胞系等。根据病毒对细胞的亲嗜性，选择敏感的细胞系使用。

3. 病毒特异性抗体的检测　参见免疫相关内容。

4. 病毒感染的快速检查

（1）形态学检查：如光学显微镜下检测包涵体，电子显微镜下可直接检测病毒颗粒。

（2）免疫学检查：检测病毒抗原或抗体，可用免疫标记技术，如免疫荧光（FIA）、放射免疫（RIA）、酶免疫（EIA）和酶联免疫吸附试验（ELISA），也可用蛋白印记技术、反向间接凝集试验等。

（3）病毒核酸检测：如核酸杂交、聚合酶链式反应（PCR）等具有特异性强、敏感性高、快速的特点。

（五）病毒感染的防治原则

1. 病毒感染的预防

（1）人工主动免疫：疫苗接种是预防病毒感染的最根本措施。常用的疫苗有：①减毒活疫苗，如脊髓灰质炎疫苗、甲肝疫苗、风疹疫苗、腮腺炎疫苗；②灭活疫苗，如乙脑疫苗、流感疫苗、甲肝疫苗、狂犬疫苗；③基因工程疫苗，如乙肝疫苗等。

（2）人工被动免疫：用于特异性治疗和紧急预防。常用的制剂包括高效价免疫血清，如治疗狂犬病可用高效价狂犬免疫血清；高效价乙肝病毒表面抗体免疫血清可预防乙肝的母婴传播；对甲型肝炎、麻疹和脊髓灰质炎可采用丙种球蛋白和胎盘球蛋白注射进行紧急预防。

2. 病毒感染的治疗

（1）化学制剂：常用的核苷类药物，如无环鸟苷（ACV）可有效抑制单纯疱疹病毒的复制，可治疗新生儿疱疹和生殖器疱疹。

（2）生物制剂：干扰素和干扰素诱生剂。具有广谱抗病毒、抗肿瘤和免疫调节作用。

（3）免疫制剂：如特异性抗体、治疗性疫苗均在研究中。白细胞介素、肿瘤坏死因子等可调节机体的免疫功能。

（4）中草药：如板蓝根、大青叶、艾叶等可抑制病毒复制，黄芪等可增强机体免疫功能。

第三节　其他病原生物

一、真　菌　概　述

（一）真菌的生物学特性

真菌（fungus）是一大类有典型的细胞核和完善的细胞器，不分根、茎、叶和不含叶绿素的真核细胞型微生物。

1. **真菌的形态与结构** 真菌比细菌大几倍至几十倍。结构比细菌复杂,其细胞壁不含肽聚糖,细胞膜含有胆固醇。

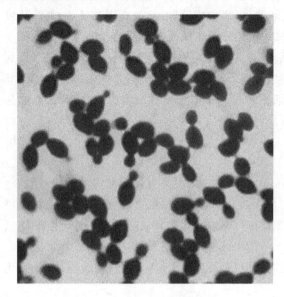

图 6-8 白假丝酵母菌的孢子

真菌可分为单细胞和多细胞两类。单细胞真菌呈圆形或卵圆形,有酵母菌(yeast)和类酵母菌(yeast-like fungi),对人致病的类酵母菌有新生隐球菌和白假丝酵母菌(图 6-8)等。多细胞真菌大多长出菌丝和孢子,交结成团,称为丝状菌,又称霉菌。各种丝状菌长出的菌丝和孢子形态不同,是鉴别真菌的重要标志。

(1)菌丝:在适宜情况下,真菌的孢子长出芽管,逐渐延长呈丝状,称菌丝。菌丝又可长出许多分枝,交结成团称菌丝体。菌丝按功能可分为:①向下生长深入被寄生物体或培养基中吸收营养的称为"营养菌丝";②向空中生长的称为"气生菌丝";产生孢子的气生菌丝称为"生殖菌丝"。菌丝也可分为有隔菌丝和无隔菌丝。

菌丝可有多种形态,如螺旋状、球拍状、结节状、鹿角状和梳状等。不同种类的真菌可有不同形态的菌丝,故菌丝形态有助于鉴别(图 6-9)。

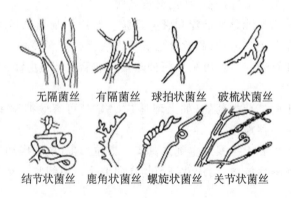

无隔菌丝　有隔菌丝　球拍状菌丝　破梳状菌丝

结节状菌丝　鹿角状菌丝　螺旋状菌丝　关节状菌丝

图 6-9 真菌的各种菌丝

(2)孢子:是真菌的繁殖结构。真菌的孢子与细菌的芽孢不同,其抵抗力不强。孢子分有性孢子和无性孢子两种,病原性真菌的孢子均为无性孢子,直接由菌丝生成。无性孢子根据其形态又可分为三种:①分生孢子,由生殖菌丝末端细胞分裂或收缩形成,也可在菌丝侧面出芽形成大分生孢子和小分生孢子。大分生孢子体积较大,由多个细胞组成;②叶状孢子,由菌丝的细胞直接形成。包括芽生孢子、厚膜孢子和关节孢子;③孢子囊孢子,菌丝末端膨大成孢子囊,内含有许多孢子,孢子成熟则破囊而出。真菌的各种孢子见图 6-10。

2. **培养特性** 真菌的营养要求不高,常用含葡萄糖的沙保培养基。培养真菌的最适 pH

是 4.0～6.0。浅部感染真菌的最适温度为 22～28℃，而深部感染真菌为 37℃。另外需要较高的湿度和氧气。

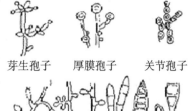

芽生孢子　　厚膜孢子　　关节孢子

小分生孢子　　大分生孢子

图6-10　真菌的各种孢子

真菌一般生长缓慢，其菌落可有两类：①酵母型菌落，是单细胞真菌的菌落形式。菌落光滑湿润，形态与一般细菌菌落相似；②丝状菌落，是多细胞真菌的菌落形式，由许多疏松的菌丝体构成。呈棉絮状、绒毛状或粉末状，并能显出各种不同的颜色。

3. 抵抗力　真菌对干燥、日光、紫外线及一般化学消毒剂有较强的抵抗力，但不耐热，60℃ 1h 菌丝和孢子均被杀死。对 2%苯酚、2.5%碘酊或 10%甲醛溶液较敏感。对作用于细菌的抗生素不敏感。灰黄霉素、两性霉素 B、克霉唑、酮康唑等对多种真菌有抑制作用。

(二)真菌的致病性、检查与防治

1. 真菌的致病性　真菌的种类繁多，其致病因素也不尽相同，不同的真菌主要通过下列几种形式致病。

(1)致病性真菌感染：主要是一些致病力强的外源性真菌感染。浅部真菌如皮肤癣菌在皮肤局部大量繁殖后通过机械刺激和代谢产物的作用，引起局部炎症和病变。深部真菌感染后能在吞噬细胞内生存、繁殖，引起慢性肉芽肿或组织溃疡坏死。

(2)条件致病性真菌感染：主要由一些内源性真菌引起，如假丝酵母菌等。它们在机体免疫力下降时如肿瘤、糖尿病、免疫缺陷、长期使用广谱抗生素或应用导管、插管等情况下才会引起感染。

(3)真菌超敏反应性疾病：某些真菌的孢子或菌丝可作为抗原，通过吸入或食入引起某些人群的超敏反应，如荨麻疹、变应性皮炎与过敏性哮喘等。

(4)真菌性中毒症：某些真菌在其生长过程中可产生毒素，如粮食作物中的黄曲霉毒素、霉变甘蔗中的节菱胞霉菌等。有些真菌则本身即有毒性，如毒菇等。人误食后可引起急、慢性中毒称为真菌中毒症。

(5)真菌毒素与肿瘤：目前有 150 多种真菌可产生毒素，其中可引起肿瘤的最主要是黄曲霉毒素。这种毒素毒性很强，小剂量即有致癌作用，是肝癌的重要诱因。

2. 真菌的免疫性　机体对真菌的免疫包括非特异性免疫和特异性免疫。皮脂腺分泌的不饱和脂肪酸和乳酸具有抗真菌作用，学龄前儿童皮脂腺发育不完善故易患头癣。另外，正常菌群的拮抗作用和吞噬细胞的吞噬作用，也在抗真菌的非特异性免疫中发挥重要作用。

抗真菌的特异性抗体不能直接杀灭真菌，但可促进吞噬并抵制真菌吸附于体表。真菌感染的恢复主要依靠特异性淋巴细胞释放 IFN-γ 和 IL-2 等细胞因子而发挥细胞免疫作用。

3. 真菌的检查与防治

(1)标本：浅部感染真菌的检查可取毛发、皮屑、指(趾)甲屑等标本，深部感染真菌的检查可根据病情取痰、血液、脑脊液等标本。

(2)检查方法

①直接镜检：毛发、皮屑、指(趾)甲屑等标本经 10%KOH 并加温软化后镜检，若见菌丝或孢子，即可初步诊断患有真菌癣。假丝酵母菌感染取痰或尿液等做革兰染色镜检。隐球菌感染取脑脊液离心沉淀取沉淀物做墨汁负染色后镜检。

②分离培养：直接镜检不能确诊时可做培养检查。各种标本（经处理或不经处理）接种在沙保培养基上，经 25～28℃ 培养数日或数周，（或血平板上 37℃培养），观察菌落特征。必要时做小培养，经培养后于镜下观察菌丝、孢子的形态以作鉴定。深部真菌还可用血清学方法检测。

真菌无特异性预防方法，主要靠注意个人的清洁卫生及防止滥用抗生素、免疫抑制药等。治疗可用抗真菌药物如咪康唑、氟康唑、伊曲康唑等，对表皮癣菌和深部真菌均有疗效。

二、寄生虫概述

(一)寄生现象与生活史

1. 寄生现象　两种生物在一起生活，其中一方受益，另一方受害，受害者提供营养物质和居住场所给受益者，这种现象称为寄生。凡长期地或暂时地寄居于另一种生物体内或体表，获得营养，并对其产生损害的一类低等动物称为寄生虫，被寄生并受害的一方称为宿主（host）。不同种类的寄生虫完成其生活史所需宿主的数目不相同，有的仅需一个宿主，有的需要两个或更多。根据寄生虫不同发育阶段对宿主的需求，可将宿主分为：①寄生虫成虫或有性生殖阶段所寄生的宿主，称为终宿主（definitive host）。②寄生虫幼虫或无性生殖阶段所寄生的宿主，称为中间宿主（intermediate host）。若寄生虫在其发育过程中需两个以上中间宿主，则依顺序称为第一中间宿主、第二中间宿主等。③某些寄生虫除寄生于人体外，还能寄生于某些脊椎动物体，这些脊椎动物在流行病学上作为人体寄生虫病的重要传染源，称其为保虫宿主（reservoir host）。

2. 寄生虫的生活史　在一定的环境条件下寄生虫完成一代生长、发育和繁殖的整个过程称寄生虫的生活史（life cycle）。寄生虫的生活史包括寄生虫侵入宿主的途径、虫体在宿主体内移行及定居、离开宿主的方式及发育过程中所需的宿主（包括传播媒介）种类和内外环境条件等。总之，寄生虫完成生活史除需要适宜的宿主外，还受外界环境的影响。寄生虫的生活史需要经历许多阶段，其中具有感染人体能力的某一发育阶段称为感染阶段（infective stage）。

(二)寄生虫的致病性与免疫

1. 寄生虫对宿主的作用

(1)掠夺营养：寄生虫需从宿主体内获取营养物质，它以宿主消化或半消化食物、血液等为食，引起宿主的营养不良、贫血等。

(2)机械性损害：寄生虫感染宿主及在宿主体内移行、定居、占位等过程中都可能对宿主造成局部损伤、压迫或堵塞等机械性损害。如钩虫丝状蚴侵入皮肤、蛔虫堵塞胆管、猪囊尾蚴压迫脑组织等均可对宿主造成损害。

(3)毒性作用与免疫病理损伤：寄生虫排泄物、分泌物、死亡虫体、虫体对宿主有毒性及免疫损伤作用。如溶组织内阿米巴分泌的蛋白水解酶破坏肠壁组织，血吸虫卵所致的虫卵结节。

2. 宿主对寄生虫的免疫作用　寄生虫侵入宿主，可激发宿主各种类型的抗寄生虫损害的防御机制，机体通过非特异性和特异性免疫抑制、杀伤或消灭侵入的寄生虫。

(1)非特异性免疫（先天性免疫）：这种免疫是在宿主进化过程中形成的，具有遗传性和种的特性。这种免疫表现为皮肤黏膜的屏障作用、吞噬细胞的吞噬作用及炎症反应等。

(2)特异性免疫（获得性免疫）：宿主感染寄生虫后，多数可产生特异性免疫，能识别寄生虫特异性抗原。特异性免疫大致可分为消除性免疫（sterilizing immunity）和非消除性免疫（non-sterilizing immunity）两种类型。

①消除性免疫:仅极少数寄生虫感染人体后人体能产生这一类免疫应答。宿主不但清除体内寄生虫,而且对再感染同种寄生虫产生完全抵抗力。如利什曼原虫引起的"东方疖"可获得持久的抵抗力。

②非消除性免疫:寄生虫感染人体后产生的获得性免疫多表现为非消除性免疫。这种免疫不能清除或不能完全清除感染的寄生虫,但对同种寄生虫的再感染具有一定的抵抗力。此种免疫包括以下三种常见的免疫类型:

带虫免疫(premunition):某些原虫(如疟原虫),感染人体后,产生的获得性免疫对再感染有一定的抵抗力,但体内原虫未被完全清除,仍保持低密度水平,这种免疫状态称为带虫免疫。

伴随免疫(concomitant immunity):在某些蠕虫(如血吸虫)感染中所产生的获得性免疫,对已寄生的成虫无影响,但对再感染有一定抵抗力,并随体内活虫体消失而逐渐失去,这种免疫称为伴随免疫。

寄生虫性超敏反应:是指致敏机体再次接触同一种抗原时所发生的异常的免疫应答。常可导致机体组织损伤,产生免疫病理变化,在寄生虫病的致病机制中有重要意义。

(三)寄生虫病的流行、实验诊断与防治原则

1. 寄生虫病流行的基本环节　寄生虫病的流行和传播,也与其他传染病一样,必须具备三个基本环节,即传染源、传播途径、易感人群。

(1)传染源:人体寄生虫病的传染源包括有寄生虫感染的患者、带虫者和保虫宿主。寄生虫病可以在人与脊椎动物之间相互传播,通常把这些寄生虫病称为人畜共患寄生虫病(parasitic zoonoses)。有些病原可能在人迹罕至的原始森林或荒漠地区的动物之间自然传播着,人是在进入该地区后才被传播的,所以寄生虫病的流行具有自然疫源性的特点。

(2)传播途径:寄生虫从传染源排出,借助于某些传播因素,进入另一宿主的全过程称为传播途径。寄生虫的感染期侵入人体的常见途径有:经口感染、经皮肤感染、经媒介节肢动物感染、接触感染、自体感染、经胎盘感染等。

(3)易感人群:易感人群是指对寄生虫缺乏免疫力或免疫力低下的人群。一般而言,人对各种人体寄生虫缺乏有效的天然防御功能,普遍易感。人体感染寄生虫后,产生的获得性免疫也以非消除性免疫多见,故随着寄生虫从人体消失,免疫力也逐渐下降或消退。非流行区的人群比流行区的人群易感,儿童比成年人易感。

2. 影响寄生虫病流行的因素

(1)自然因素:包括地理环境和气候因素,如温度、湿度、雨量、光照等。这些因素通过对流行过程中的影响而发挥作用。地理环境会影响到中间宿主的滋生与分布,如肺吸虫的中间宿主溪蟹和蝲蛄只适于生长在山区小溪,因此肺吸虫病大多只在丘陵、山区流行;气候条件会影响到寄生虫在外界的生长发育及其中间宿主和媒介昆虫的滋生,如血吸虫毛蚴的孵化和尾蚴的逸出除需要水外,还与温度、光照等条件有关。

(2)社会因素:包括社会制度、经济状况、文化、医疗卫生、防疫保健及人的生活方式和生活习惯等。新中国成立前后寄生虫病流行的巨大差异证实了社会因素与寄生虫病的流行有密切关系。肝吸虫病的流行,与当地居民的饮食习惯是密切相关的。

上述两大影响因素特别是自然因素,体现出寄生虫病的流行具有地方性和季节性的特点。

3. 寄生虫病的实验诊断

(1)病原学诊断:病原学检查是用适当、有效的方法从被检者血液、组织液、排泄物或活组织中查到寄生虫的某一发育阶段,这是诊断寄生虫感染及寄生虫病的最可靠方法。但是,病原学诊断方法检出率较低,对轻度感染需反复检查,以免漏诊;对于在组织中或器官内寄生而不易取得材料的寄生虫,如异位寄生,其检出效果不理想,则须应用免疫学诊断方法。

(2)免疫学诊断:寄生虫侵入人体,刺激机体产生免疫反应,利用免疫反应的原理在体外进行抗原抗体的检测,达到诊断的目的,称为免疫学诊断。它包括皮内反应和血清学诊断。其中皮内反应操作简单,其阳性检出率可达90%以上,但特异性较低,一般用于流行区对可疑患者起筛查作用;血清学诊断不但可用作辅助诊断,也可作为治疗患者的依据。另外,单克隆抗体技术、DNA探针技术、基因扩增技术也被用于寄生虫病的诊断或寄生虫虫种分类。

4. 寄生虫病的防治原则　根据寄生虫病流行的基本环节和影响因素,采取综合性的防治措施,有效地控制和消灭寄生虫病。

(1)控制与消灭传染源:在寄生虫病传播过程中,传染源是主要环节。在流行区采取普查普治患者和带虫者及保虫宿主是控制传染源的重要措施。在非流行区,监测和控制来自流行区的流动人口,是防止传染源输入和扩散的重要手段。

(2)切断传播途径:不同的寄生虫病其传播途径不尽相同,应根据寄生虫生活史和当地生产实际,采取有效措施切断传播途径。如防治肠道寄生虫病应加强粪便管理,搞好环境和个人卫生;生活史为间接型的寄生虫防治,则要控制或杀灭媒介节肢动物和中间宿主。

(3)保护易感人群:加强宣传教育工作,普及卫生知识,提高群体和个人的防护意识,如改变不良的饮食习惯和行为习惯,增强体质,提高抵抗力。

【复习思考题】

1. 名词解释　消毒　灭菌　败血症　病毒　干扰素　真菌性中毒症　寄生虫的生活史
2. 问答题
(1)简述细菌的基本结构与特殊结构的医学意义。
(2)简述内毒素与外毒素的主要区别?
(3)简述医院内感染的概念及分类。
(4)简述病毒体的结构、化学组成及其生物学意义。
(5)举例说明病毒侵入机体的途径。
(6)简述病毒持续性感染的类型。
(7)简述真菌的致病性和防治原则。
(8)简述寄生虫对人体的危害。

第 **7** 章

呼吸道感染的病原生物

【学习要点】

常见呼吸道感染病原生物所致疾病的名称；结核分枝杆菌的生物学性状、致病性、微生物学检查方法、流行现状与防治方法；脑膜炎奈瑟菌的主要血清群、抵抗力和防治原则；流感病毒的分型、流行与防治原则；风疹病毒的传播途径、防止垂直传播的措施。

第一节　呼吸道感染的病原菌

> **相关链接** **结核病与卡介苗**
>
> 结核病是严重危害人类健康的慢性传染病。1993 年,世界卫生组织(WHO)宣布"全球结核病处于紧急状态",把结核病列为重点控制的传染病之一。据 2000 年全国结核病流行病学抽样调查数据显示:估算全国有活动性肺结核病人 500 万,每年约有 13 万人死于结核病。1998 年,WHO 再次指出"遏制结核病行动刻不容缓"。
>
> 卡介苗(BCG)是一种用来预防儿童结核病的疫苗。接种后可使儿童产生对结核病的特殊抵抗力。目前,世界上多数国家都已将卡介苗列为计划免疫必须接种的疫苗之一。卡介苗接种的主要对象是新生婴幼儿,接种后可预防发生儿童结核病,特别是能防止那些严重类型的结核病如结核性脑膜炎。

一、结核分枝杆菌

属于分枝杆菌属的结核分枝杆菌因有分枝生长的趋势而得名,又因能抵抗盐酸乙醇的脱色作用而称为抗酸杆菌。

(一)生物学性状

1. 形态染色　细长略弯曲,大小(1~4)μm×(0.3~0.6)μm,在痰液或组织中常呈单个或聚

93

集成团(图 7-1)。结核杆菌抗酸染色法染成红色,其他非抗酸性细菌及细胞杂质等呈蓝色。

2. 培养特性 结核杆菌为专性需氧菌,最适 pH 6.5～6.8,温度为 37℃。营养要求高,生长慢。常用罗氏培养基。接种后 2～4 周才出现干燥、坚硬、表面呈颗粒状、乳酪色或黄色,形似菜花样的菌落。在液体培养基中呈粗糙皱纹状菌膜生长。

3. 抵抗力 本菌细胞壁中含有大量脂类,对理化因素的抵抗力较强。耐干燥,在干燥痰内可存活 6～8 个月,黏附在尘埃上保持传染性 8～10d;耐酸碱,在 3％HCl 或 4％NaOH 溶液中能耐受 30min,因而常以酸碱处理污染的标本,杀死杂菌并消化黏稠物质,提高检出率;对湿热、紫外线、乙醇的抵抗力弱。在液体中加热 62～63℃ 15min,直射日光下 2～3h 或 75％乙醇内数分钟即死亡。

4. 变异性 结核杆菌可发生形态、菌落、毒力、免疫性和耐药性变异。卡-介(Calmette-Guerin)二氏(图 7-2)将牛型结核杆菌培养于胆汁、甘油、马铃薯培养基中,经 13 年 230 次传代,使其毒力发生变异,成为对人无致病性,而仍保持良好免疫性的菌苗株,称为卡介苗(BCG)。本菌对链霉素、利福平、异烟肼等抗结核药物较易产生耐药性。

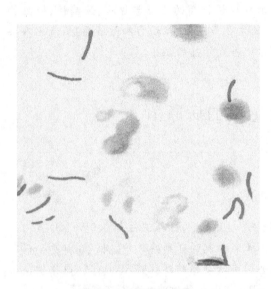

图 7-1 结核分枝杆菌

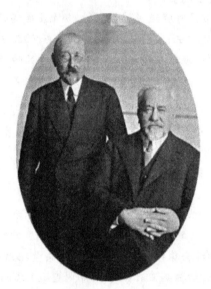

图 7-2 Leon Calmette(右)和 Camile Guerin(左)

(二)致病性

1. 致病物质 结核杆菌无内毒素,也不产生外毒素和侵袭性酶类,其致病作用主要靠菌体成分,特别是胞壁中所含的大量脂质。脂质含量与结核杆菌的毒力呈平行关系。

(1)脂质:主要是磷脂、脂肪酸和蜡质,它们大多与蛋白质或多糖结合成复合物存在。①磷脂:能刺激单核细胞增生,并可抑制蛋白酶的分解作用,使病灶组织溶解不完全,形成干酪样坏死;②索状因子:具有破坏细胞线粒体膜,毒害微粒体酶类,抑制中性粒细胞游走和吞噬作用,引起慢性肉芽肿;③蜡质 D:为胞壁中的主要成分,是一种糖肽脂与分枝菌酸的复合物,具有佐剂作用,能激发机体产生迟发型超敏反应;④硫酸脑苷脂:能抑制吞噬细胞中的吞噬体与溶酶体融合,使结核杆菌能够在吞噬细胞内长期存活。

(2)蛋白质:有数种,其中重要的蛋白质是结核菌素。它与蜡质 D 结合,能引起较强的迟发型超敏反应。也可刺激机体产生相应的抗体,虽无保护作用但在微生物学检查中有意义。

(3)荚膜:其主要成分是多糖,它有助于结核杆菌的黏附与入侵,还可抑制吞噬体与溶酶体融合。

2. **所致疾病**　结核杆菌的致病作用可能与细菌在组织细胞内顽强增殖引起的炎症反应,菌体成分及代谢产物的毒性作用和机体对菌体成分产生的迟发型超敏反应有关。

结核杆菌可通过呼吸道、消化道和破损的皮肤黏膜侵入机体,引起多种组织器官的结核病,其中以肺结核最常见。人类肺结核有两种表现类型。

(1)原发感染:原发感染是首次感染结核杆菌,多见于儿童。结核杆菌随同飞沫和尘埃通过呼吸道进入肺泡,被巨噬细胞吞噬并在细胞内大量生长繁殖,释放出的结核杆菌或在细胞外繁殖侵害,或被另一巨噬细胞吞噬再重复上述过程,如此反复引起渗出性炎症病灶,称为原发病灶。原发灶内的结核杆菌可经淋巴管扩散至肺门淋巴结,引起淋巴管炎和淋巴结肿大。原发病灶、淋巴管炎和淋巴结肿大称为原发综合征。X 线胸片显示哑铃状阴影为其主要特征。随着特异性细胞免疫的建立,原发灶大多可纤维化或钙化而痊愈。只有极少数免疫力低下者可发生恶化,病菌经气管、淋巴或血流扩散,引起全身粟粒性结核或结核性脑膜炎。

(2)继发感染(原发后感染):多见于成年人,病变常发生在肺尖部位。大多为内源性感染,极少由外源性感染所致。继发性感染的特点是病灶局限,一般不累及邻近的淋巴结,主要表现为慢性肉芽肿性炎症,形成结核结节、纤维化或干酪样坏死,甚至形成空洞。

(三)免疫性与超敏反应

1. **免疫性**　人类对结核杆菌的感染率很高,但发病率却较低,这表明人体对结核杆菌有强的免疫力,主要是细胞免疫。属于传染性免疫,既只有当结核杆菌在机体内存在时才有免疫力,一旦体内结核杆菌消亡,免疫力也随之消失。

2. **免疫与超敏反应**　在机体产生抗结核免疫的同时,也导致了迟发型超敏反应的发生,二者均是 T 细胞介导的结果,是同时出现、伴随发生的。结核菌素试验是基于该机制建立的。

3. **结核菌素试验**

(1)结核菌素:有两种,一种是旧结核菌素(简称 OT),主要成分是结核蛋白,另一种是纯蛋白衍生物(简称 PPD)。

(2)试验方法:常规使用 5 个单位 OT 或 PPD 注入受试者前臂掌侧皮内,48~72h 出现红肿硬结直径大于 5 mm 者为阳性,6~10mm＝＋;11~20mm＝＋＋;＞20mm＝＋＋＋;局部发生水疱＝＋＋＋＋。虽有红肿但无硬结或硬结直径不到 5 mm 者为阴性。阴性者表示未感染过结核杆菌(图 7-3)。但应注意:①受试者处于原发感染早期,超敏反应尚未发生;②老年人免疫反应低下;③严重的结核病患者或患其他传染病;④继发性细胞免疫低下等结核菌素反应均可为阴性。阳性反应表明机体已感染过结核杆菌或接种卡介苗(BCG)成功,对结核杆菌有免疫力。强阳性表明机体可能有活动性结核,应做进一步检查。

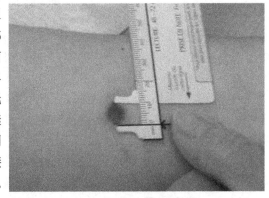

图 7-3　结核菌素试验

(3)实际应用:①选择卡介苗(BCG)接种对象及接种后效果的判断;②作为婴幼儿结核病的辅助诊断;③在未接种卡介苗(BCG)人群中作结核杆菌感染的流行病学调查;④测定肿瘤患者的细胞免疫功能。

(四)微生物学检查

1. 标本　根据结核菌感染的类型,采取不同部位的标本。最主要的是痰(晨痰、夜间痰或即时痰)标本,其他还有尿液、粪便、脑脊液、穿刺液标本等。

2. 直接涂片染色镜检　标本直接厚膜涂片或浓缩集菌后涂片用抗酸染色、镜检,若找到抗酸性杆菌,再作进一步分离培养鉴定。

3. 分离培养　将集菌处理并经中和后的标本接种于固体培养基上,37℃培养,每周观察一次,一般2~6周形成菌落。根据菌落特点、涂片染色及动物实验等进行鉴定。

4. 血清学试验等　用ELISA等方法测定待检标本中的抗体,明显增高者有助于活动性结核病诊断。还可用聚合酶链式反应(PCR)检测结核杆菌DNA,敏感性极高,但特异性不强。

(五)防治原则

1. 预防　接种卡介苗(BCG)是预防结核病的有效措施之一,接种对象为结核菌素试验阴性者及新生儿。一般多采用皮内注射法接种,接种后免疫力可维持5年左右。

2. 治疗　治疗结核病应遵循早期、联合、规律、适量和全程的原则。常用的药物有异烟肼、利福平、吡嗪酰胺、乙胺丁醇和链霉素等药物。因耐药菌株出现较多,因此由患者体内分离的结核菌株在治疗过程中应作药敏试验,以选择最有效的抗生素。

案 例 分 析

患者,男性,30岁。主诉午后低热月余,今日出现咳嗽、咯血,伴有食欲低下、全身乏力,就诊入院。入院查体:晨起体温36.5℃,午后37.8℃,脉搏80次/分,左侧颈部可扪及淋巴结肿大,直径约3cm,左肺闻及湿啰音,右肺未闻及异常。X线检查:左肺上叶底部可见直径约2cm密度增高的阴影区。

讨论:对该患者如何进一步确诊? 可能的致病菌是什么?

附:麻风分枝杆菌

麻风分枝杆菌(M. leprae)简称麻风杆菌,是麻风病的病原菌。麻风是一种慢性传染病,主要表现为皮肤、黏膜和神经末梢的损害,晚期可侵犯深部组织和器官,形成肉芽肿。本病在世界各地均有流行,但目前已较少见。

麻风杆菌的形态、染色与结核杆菌相似,革兰染色和抗酸染色均为阳性。患者渗出物标本中可见到大量呈索状排列的麻风杆菌存在于细胞内,该细胞的胞质呈泡沫状,称为麻风细胞。麻风杆菌迄今仍不能人工培养。

麻风患者是麻风病的唯一传染源。患者的鼻分泌物、痰、汗液、乳汁、精液或阴道分泌物可有麻风杆菌排出。通过呼吸道或直接接触经破损的皮肤黏膜进入机体。本菌潜伏期长,发病慢、病程长。临床表现有瘤型、结核样型、界线类和未定类。麻风病的诊断主要靠微生物学检查,尚无特异的预防方法。隔离是目前唯一可行的方法。

二、白喉棒状杆菌

白喉棒状杆菌（Corynebacterium diphtheriae）属于棒状杆菌属，是引起小儿白喉的病原菌，简称白喉杆菌。

（一）生物学性状

1. 形态染色　白喉杆菌细长略弯，一端或二端膨大呈棒状，革兰染色阳性。用亚甲蓝或奈瑟法染色，菌体内可见深染或与菌体着色不同的颗粒，称为异染颗粒（图 7-4），是本菌形态特征之一，在细菌鉴定中有重要意义。

2. 培养特性　为需氧菌或兼性厌氧菌，在吕氏血清斜面上生长迅速。涂片染色异染颗粒明显。分离培养常用亚碲酸钾血平板，菌落呈黑色。

3. 抵抗力　对湿热和一般消毒剂抵抗力不强。煮沸 1min 或 5% 苯酚中 1min、来苏尔

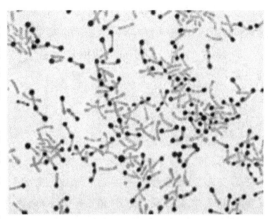

图 7-4　白喉棒状杆菌

10min 死亡，但对干燥、寒冷和日光的抵抗力较其他无芽孢的细菌强，在日常物品、食品及衣服上可存活数日至数周。本菌对青霉素、氯霉素、红霉素等敏感。

（二）致病性和免疫性

1. 致病物质　本菌的致病物质主要是白喉毒素。只有携带编码毒素基因（tox+）的 β-棒状杆菌噬菌体侵入白喉杆菌才能产生该外毒素。此毒素由 A 和 B 两个亚单位构成。B 亚单位能与宿主易感细胞表面特异性受体结合，并通过易位作用使 A 亚单位进入细胞；A 亚单位影响细胞蛋白质的合成，引起细胞变性死亡或功能受损。

2. 所致疾病　白喉的传染源是白喉患者及恢复期带菌者。本菌存在于假膜及鼻咽腔或鼻分泌物内，随飞沫、污染物品或饮食而传播。细菌侵入易感者上呼吸道，在咽部黏膜生长繁殖并分泌外毒素及侵袭性物质，引起局部渗出性炎症和坏死性炎症及全身中毒症状。由血管渗出的纤维蛋白将炎性细胞、黏膜坏死组织和细菌凝聚在一起形成灰白色膜状物，称为假膜。此假膜在咽部与黏膜下组织紧密粘连不易拭去。若假膜扩展至有纤毛结构的气管、支气管内，假膜就容易脱落而引起呼吸道阻塞，成为白喉早期致死的主要原因。本菌不侵入深部组织或血流，但其产生的外毒素可被吸收入血，并迅速与易感组织细胞如心肌、神经细胞和肾上腺细胞等结合，在临床上引起各种表现，如心肌炎、软腭麻痹、声音嘶哑、肾上腺功能障碍等症状，多发生在病后 2～3 周，成为白喉晚期致死的主要原因。

3. 免疫性　人对白喉普遍易感，隐性感染、患病或预防接种后均可获得持久免疫力。机体能产生中和外毒素的抗体（IgG 及 SIgA）。抗毒素可阻止毒素 B 亚单位与易感细胞膜受体结合，使 A 亚单位不能进入细胞。新生儿可从母体获得被动免疫。

（三）微生物学检查

1. 标本　用无菌棉拭采取假膜边缘部渗出物，做镜检或培养用。

2. 方法　直接涂片，用亚甲蓝、革兰染色或奈瑟染色法染色镜检；分离培养用吕氏血清斜面或亚碲酸钾培养基。如发现典型的革兰阳性棒状杆菌并有明显的异染颗粒，结合临床症状

可作出初步诊断,根据形态染色、生化反应或毒力试验等作最后鉴定。

(四)防治原则

1. **特异性预防** 有人工主动免疫和人工被动免疫两种。注射白喉类毒素是预防白喉的主要措施。目前多采用白喉类毒素、百日咳疫苗和破伤风类毒素三联制剂,有效率较高,但也需多次免疫。对密切接触过白喉患者的易感儿童,应肌内注射 1000～2000U 白喉抗毒素做紧急预防,用前做皮试以防超敏反应的发生。

2. **治疗原则** 及时隔离和治疗患者。早期足量使用白喉抗毒素和青霉素、红霉素等广谱抗生素。

案例分析

患儿,男,3 岁,上幼儿园。主诉:发热、咽痛 7d,伴有烦躁、哭闹,就诊入院。入院查体:患儿咽后壁和悬雍垂处有一灰白色假膜,呈片状,不易擦去,颌下及颈部淋巴结肿大。化验检查:假膜涂片或培养白喉棒状杆菌(＋)。心电图未见异常。

讨论:白喉棒状杆菌的形态特征有哪些?其主要的致病因素是什么?对该患儿如何治疗?对其他小朋友应如何进行预防?

三、脑膜炎奈瑟菌

脑膜炎奈瑟菌(N. meningitidis)属奈瑟菌属,俗称脑膜炎球菌,是流行性脑脊髓膜炎(简称流脑)的病原菌。

(一)生物学性状

1. **形态与染色** 肾形或豆形,革兰阴性成双排列,在患者脑脊液中,可见中性粒细胞内典型形态(图 7-5)。

2. **培养特性** 营养要求较高,常用血琼脂平板或巧克力色平板。专性需氧,初次分离培养需 $5\%～10\%CO_2$ 环境才能生长。经培养后形成 $1.0～1.5$ mm 的无色、透明、光滑、似露滴状的菌落。在血琼脂平板上不溶血。该菌能产生自溶酶,发生自溶现象。

3. **抗原构造与分类** 主要有荚膜多糖抗原与外膜蛋白抗原。

(1)荚膜多糖抗原:为群特异性抗原,根据荚膜多糖抗原,可分为 A、B、C、D、H、I、K、L、X、Y、Z、29 E 和 W135 共 13 个血清群,其中 C 群致病力最强,我国流行的主要是 A 群,带菌者以 B 群为主。

(2)外膜蛋白抗原:为型特异性抗原,根据此抗原的不同各群又可分为若干血清型。

4. **抵抗力** 抵抗力很弱,对干燥、寒冷、热、紫外线等极度敏感,此与标本采集有关。在室温中 3h 死亡。对常用消毒剂也很敏感,在

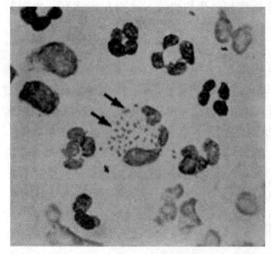

图 7-5 脑膜炎奈瑟菌

1％苯酚、75％乙醇、0.1％苯扎溴铵中均迅速死亡。对磺胺药、青霉素等抗生素敏感。

（二）致病性与免疫性

1. 致病物质　主要致病物质是内毒素。新分离菌株有荚膜与菌毛。荚膜有抗吞噬作用，菌毛可黏附至咽部黏膜上皮细胞表面，有利于细菌的入侵。

2. 所致疾病　本菌可寄居于正常人的鼻咽部，但多为带菌者。病菌通过飞沫传播。根据病菌毒力、数量与机体免疫力强弱的不同，常表现为普通型或者暴发型流脑，患者主要为儿童。

3. 免疫力　以体液免疫为主。母体的 IgG 类抗体可通过胎盘进入胎儿，故 6 个月内的婴儿患流脑者甚少。儿童因血脑屏障发育尚不成熟，发病率较高。

（三）微生物学检查

1. 标本　取患者的脑脊液、血液或瘀斑渗出液。带菌者检查可取鼻咽拭子。脑膜炎奈瑟菌对低温与干燥极敏感，故标本采取后应注意保暖保湿并立即送检。接种的培养基宜预温，最好床边接种。

2. 检查方法　有直接涂片镜检、分离培养与鉴定。有条件的可用免疫学方法快速诊断如对流免疫电泳、SPA 协同凝集、ELISA 等方法。

（四）防治原则

及时隔离治疗患者与带菌者，控制传染源。对易感儿童注射流脑荚膜多糖抗原疫苗进行特异性预防，常用 A、C 二价或 A、C、Y、W135 四价混合多糖疫苗。对流脑的治疗首选青霉素等抗生素进行治疗。

案例分析

患儿，男，5 岁，高热 3d，伴有呕吐，头痛，就诊入院。体检：全身皮肤瘀点、瘀斑，颈项强直等脑膜刺激征阳性。化验检查：脓性脑脊液，中性粒细胞内可见革兰染色阴性双球菌。

讨论：可能的诊断是什么？结合病例提出防护措施。

四、肺炎链球菌

肺炎链球菌（streptococcus pneumoniae）简称肺炎球菌。5％～10％正常人上呼吸道中携带此菌。有毒株是引起人类疾病的重要病原菌。

（一）生物学性状

1. 形态与染色　菌体呈矛头状，多成双排列，宽端相对，尖端相背，有较厚荚膜，革兰阳性（图 7-6）。

2. 培养特性　营养要求及在血平板上菌落特征基本同甲型链球菌，培养时间稍久菌落中央下陷呈脐窝状。在血清肉汤中培养因细菌自溶而使浑浊的培养液渐变澄清。

3. 抗原构造与分类

（1）荚膜多糖抗原：按此抗原不同分为 84 个血清型，个别型还可分成不同的亚型。其中有 20 多个型可引起疾病。

（2）菌体抗原

①C 多糖：存在于细胞壁中，为各型肺炎链球菌所共有，可与血清中一种正常蛋白质（C 反应蛋白）出现沉淀反应。C 反应蛋白（CRP）在急性炎症患者中含量剧增。可用 C 多糖测定

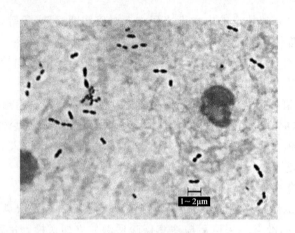

图 7-6　肺炎链球菌

CRP,辅助诊断活动性风湿热等疾病。

②M 蛋白:具有型特异性,类似 A 群链球菌的 M 蛋白,但与菌的毒力无关。

4. 抵抗力　较弱,56℃ 15～30min 即被杀死。对一般消毒剂敏感。有荚膜株抗干燥力较强。对青霉素、红霉素、林可霉素等敏感。

(二)致病性与免疫性

1. 致病物质　有荚膜、肺炎链球菌溶素 O、脂磷壁酸和神经氨酸酶等。

2. 所致疾病　主要引起大叶性肺炎,3 型产生大量荚膜物质,毒力强,病死率高。儿童以第 14 型肺炎链球菌感染最常见。可继发胸膜炎、脓胸、中耳炎、脑膜炎和败血症等。

3. 免疫力　肺炎链球菌在正常人的口腔及鼻咽部经常存在,一般不致病,只形成带菌状态。只有在免疫力下降时才致病。尤其在呼吸道病毒感染后或婴幼儿、年老体弱者易发生肺部感染。感染后可建立较牢固的型特异性免疫。其免疫机制主要是产生荚膜多糖型特异抗体,起调理作用,增强吞噬功能。

(三)微生物学检查

1. 标本　包括痰、脓液、血液、脑脊液等标本。

2. 检查方法　涂片染色镜检。

革兰染色呈阳性球菌,呈矛头状成双排列,较平坦的一面相邻,尖端向外。若标本可见大量炎性细胞同时存在时有重要的参考价值。

(四)防治原则

预防肺炎链球菌感染关键在于养成良好的卫生习惯,保持环境卫生。必要时对体弱儿童及老年人可用疫苗进行预防注射,如用细菌荚膜多糖制备的多糖疫苗进行预防,效果较好。

患者在发热期间,应卧床休息,吃容易消化的食物,多饮水。磺胺类药物、青霉素等对肺炎等疾病的治疗较为有效。

由于肺炎球菌对多种抗生素敏感,早期治疗通常患者可很快恢复。青霉素为首选治疗药物。但目前已发现肺炎球菌对青霉素、红霉素、四环素的耐药菌株。

第二节　呼吸道感染的病毒

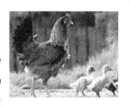
呼吸道病毒是指以呼吸道为侵入门户,引起呼吸道局部病变和(或)呼吸道外组织器官病变的病毒。常见的有流感病毒、麻疹病毒、风疹病毒等。急性呼吸道感染中 90% 以上是由病毒所致。

一、流行性感冒病毒

流行性感冒病毒(influenza virus)简称流感病毒,分甲(A)、乙(B)、丙(C)3 个型。除引起人类感染外还可以引起动物感染。其中最重要的是甲型流感病毒,因其包膜抗原易发生变异,常可造成全球流感大流行。

(一)生物学性状

1. **形态与结构**　流感病毒多呈球形,直径 80～120 nm,结构由内至外分为 3 部分:

(1)核心:病毒核酸为分成 7～8 个节段的单负链 RNA,每一个节段均为独立基因组,能编码一种结构或功能蛋白,这一特点使病毒在复制中易发生基因重组,导致新病毒株的出现。核酸外包绕的为核蛋白。核蛋白抗原性稳定,具有型特异性。

(2)基质蛋白(M 蛋白):位于包膜与核心之间,具有保护核心与维持病毒外形的作用。M蛋白抗原性较稳定,具有型特异性。

(3)包膜:由来源于宿主细胞膜的双层脂质及其上镶嵌的血凝素和神经氨酸酶两种刺突组成。血凝素(HA)与病毒吸附和穿入宿主细胞有关,而神经氨酸酶(NA)则有利于成熟的病毒从感染的细胞释放和集聚病毒的扩散。两种刺突均为病毒基因编码的糖蛋白,是划分流感病毒亚型的依据。

2. **分型与变异**　根据核蛋白和基质蛋白的不同将流感病毒分为甲、乙、丙三型。甲型流感病毒的 HA 和 NA 抗原性易发生变异,并且抗原变异幅度的大小直接影响到流感流行的规模。如由于基因组自发的点突变引起的变异属量变,变异的幅度小,仅引起甲型流感周期性的局部中、小型流行,这种变异称为抗原漂移。由于基因组发生重新排列引起的变异属质变,变异的幅度大,产生新的亚型,由于人群缺乏对变异病毒株的免疫力,往往引起甲型流感大流行甚至世界性大流行,这种变异称为抗原转变。甲型流感病毒根据其 HA 和 NA 抗原性不同分为甲 0 型(原甲型)、甲 1 型(亚甲型)、甲 2 型(亚洲甲型)和甲 3 型(香港甲型)等若干亚型(表7-1)。

表 7-1　甲型流感病毒各亚型的表面抗原及其流行年代

亚型	流行年代	表面抗原	
		HA	NA
甲 0	1918～	H_1	N_0
甲 1	1947～	H_1	N_1
甲 2	1957～	H_2	N_2
甲 3	1968～	H_3	N_2
甲 1	1977～	H_1	N_1

流感病毒的抗原性变异实际上是一个连续的由量变到质变的过程。每个亚型内由于病毒基因的突变加上人群免疫力的选择,而不断出现新的小变种,并引起中、小规模的流行。当小变异累积到一定程度而发生质变,形成新的亚型,便引起世界性的大流行。

3. 培养特性　流感病毒可在鸡胚和培养细胞中增殖,但不引起明显的病变,需用血凝或血凝抑制试验等证实病毒的存在。

4. 抵抗力　不耐热,56℃ 30min 被灭活,0～4℃ 能存活数周,−70℃ 或冷冻真空干燥可长期保存,对干燥、紫外线、甲醛、脂溶剂等敏感。

（二）致病性与免疫性

流感的传染源主要是患者,随飞沫传播而侵入易感者呼吸道黏膜上皮细胞内增殖,引起细胞变性、坏死和脱落。潜伏期 1～4d,突然发病,有畏寒、发热、头痛、肌痛、乏力、鼻塞、流涕、咽痛、咳嗽等症状,持续 1～5d。年老体弱、抵抗力较差的患者常继发细菌感染,病程延长,症状加重,可导致肺炎甚至死亡。

病后对同型(甲型流感则为同亚型)病毒有免疫力,呼吸道局部的 SIgA 和血清中抗 HA 中和抗体在预防感染和阻止疾病发生中有重要作用。

（三）实验室检查

取急性期患者咽漱液或鼻咽拭子,进行鸡胚培养以分离病毒;也可取患者发病 5d 内(急性期)和发病后 2～4 周(恢复期)的双份血清以血凝抑制试验等检测抗体滴度,以辅助诊断。

（四）防治原则

流行期间应尽量避免人群聚集,公共场所要注意空气流通,也可用乳酸蒸汽进行空气消毒。免疫接种是预防流感最有效的方法,但必须与当前流行株的型别基本相同。

二、麻 疹 病 毒

麻疹病毒(measles virus)是麻疹的病原体。麻疹是 6 个月至 5 岁的婴幼儿最常见的急性呼吸道传染病,发病率几乎达 100％,常因并发症的发生导致死亡。

（一）生物学性状

病毒颗粒呈球形,较大,直径 150 nm。核壳体呈螺旋对称结构,有包膜,包膜上有血凝素

(H)和融合因子(F)两种刺突,无神经氨酸酶。核酸为一条完整的单负链 RNA,不分节段,不易发生基因重组和变异,故麻疹病毒抗原性较稳定,只有一个血清型。因融合因子的作用引起细胞融合形成多核巨细胞,核内及胞质中可出现嗜酸性包涵体。麻疹病毒对理化因素抵抗力较弱。

(二)致病性与免疫性

急性期的麻疹患者为传染源。通过飞沫传播,也可通过鼻腔分泌物污染玩具、用具感染易感人群。潜伏期 1~2 周,病毒先在呼吸道上皮细胞内增殖,然后进入血流,进而侵入全身淋巴组织和单核吞噬细胞系统,在其细胞内增殖后再次入血形成第二次病毒血症。临床表现主要有发热、咳嗽、流涕、流泪、结膜充血、口颊黏膜出现灰白色外绕红晕的黏膜斑(Koplik斑),对临床的早期诊断有一定意义。随后 1~2d 患者皮肤相继出现红色斑丘疹。麻疹一般可自愈。年幼体弱患者,由于麻疹感染过程中机体免疫力进一步降低,常因继发细菌感染而出现中耳炎、肺炎甚至脑炎等并发症,严重者可导致死亡。极个别患者在发病后 2~17 年(平均为 7 年),可出现慢性进行性中枢神经系统疾患称亚急性硬化性全脑炎(SSPE),患者大脑功能发生渐进性衰退,表现为反应迟钝,神经精神异常,运动障碍,病程 6~9 个月,最后导致昏迷死亡。

麻疹病后可获牢固免疫力,极少发生再感染。

(三)实验室检查

临床诊断一般无须进行实验室检查。必要时可采取呼吸道标本进行细胞培养,观察多核巨细胞及包涵体,并辅以血清学诊断。此外,亦可进行核酸杂交和 PCR。

(四)防治原则

应用麻疹减毒活疫苗进行人工自动免疫可获得极好的预防效果。应用麻-风-腮三联疫苗,一针就可预防麻疹、风疹、腮腺炎这三类疾病。患者应注意隔离,防止传播。对接触麻疹患者的易感者,可肌内注射胎盘球蛋白或丙种球蛋白进行紧急预防。

案 例 分 析

患儿,男,3 岁,春季因发热、流泪、流涕,结膜充血,咳嗽,皮肤出现红色斑丘疹 2d,就诊。查体:患儿面部、颈部有红色斑丘疹,口腔右侧颊部可见中心灰白伴有红晕的黏膜斑。实验室检查:麻疹病毒 IgM 抗体(+)。

讨论:该患儿最可能患何种疾病? 应当采取哪些预防措施防止其他小朋友发病?

三、风 疹 病 毒

风疹病毒(rubella virus)是风疹的病原体。为单正链 RNA 病毒,直径 60nm,核衣壳呈 20面体对称结构,包膜上的刺突具有血凝活性。只有一个血清型,人是其唯一自然宿主。

病毒经呼吸道传播,在呼吸道黏膜上皮细胞增殖后,经病毒血症播散全身。表现为发热,麻疹样出疹,但较轻,伴耳后和枕下淋巴结肿大。病后可获得持久免疫力。孕妇在妊娠 20 周内感染风疹病毒易引起垂直传播,病毒通过胎盘感染胎儿,引起胎儿死亡或出生后表现为先天性心脏病、先天性耳聋、白内障等畸形及其他风疹综合征。并且妊娠月数越小,风疹病毒对胎儿危害越大,表现越严重。

风疹减毒活疫苗接种是预防风疹的有效措施,接种对象是风疹抗体阴性的育龄妇女。抗体阴性的孕妇,如接触风疹病人应立即注射大剂量丙种球蛋白进行紧急预防。

四、冠状病毒和 SARS 冠状病毒

冠状病毒(coronavirus)是普通感冒的常见病因。病毒呈多形性,球形多见,直径 80～160 nm,为正单股 RNA 病毒。核衣壳呈螺旋状,具有包膜,其上有排列间隔较宽的突起,使整个病毒颗粒外形呈冠状,故名之。此病毒对理化因素的耐受力较差。

冠状病毒经飞沫传播,一般仅侵犯上呼吸道,引起轻度炎症,若已有呼吸道感染,则可使病情急剧加重,甚至引起肺炎。病后虽可产生血清抗体,但免疫力不强,再感染仍可发生。对此病毒的防治尚无有效方法。

SARS 冠状病毒:2002 年 11 月,中国广东及东南亚等地区流行了病因不明的具有高度传染性的非典型肺炎。2003 年 2 月底,美国疾病控制与预防中心(CDC)将这一疾病命名为严重急性呼吸综合征(severe acute respiratory syndrome,SARS)。2003 年 4 月 8 日我国卫生部将 SARS 列入法定传染病,其控制措施按甲类传染病执行。2003 年 4 月 16 日 WHO 宣布 SARS 的病原体是一个在人类中从未见过的新型冠状病毒。被命名为 SARS 冠状病毒(SARS-CoV)。抵抗力比普通冠状病毒强。

SARS 患者可通过呼吸道分泌物、粪便及尿液排出病毒。主要通过大的飞沫侵入鼻或肺黏膜而传播,具感染性的物质如粪便或尿液产生的气溶胶被吸入后,其中的病毒侵入黏膜也可导致感染的传播,是否还存在呼吸道之外的传播途径尚无定论。目前尚未发现有肯定疗效的抗 SARS 冠状病毒药物。

附:其他呼吸道病原生物

其他呼吸道病原生物的主要特性见表 7-2。

表 7-2　其他呼吸道病原生物的主要特性

病原名称	生物学性状	致病特点	所致疾病
腮腺炎病毒	球形,单负链 RNA、有包膜	病毒通过飞沫或唾液污染食具、玩具传播	腮腺炎、睾丸炎(约 20%)、卵巢炎(约 5%)、无菌性脑膜炎及获得性耳聋等
副流感病毒	球形、单股 RNA、有包膜	儿童易感染	小儿哮喘病、支气管炎、肺炎、普通感冒等
呼吸道合胞病毒	球形、单股 RNA、有包膜	通过呼吸道、手和污染物品传播,每年冬季均有流行	婴幼儿喘息性支气管炎、肺炎、成年人普通感冒
腺病毒	球形、双股 DNA、无包膜	主要经呼吸道、消化道和结膜传播。多发生在婴儿和儿童	急性咽炎、结膜炎、流行性角膜结膜炎、原发性非典型性肺炎、胃肠炎
鼻病毒	球形、单股 RNA、无包膜	普通感冒最重要的病原体	婴幼儿支气管炎、支气管、肺炎、成年人普通感冒等

续表

病原名称	生物学性状	致病特点	所致疾病
水痘-带状疱疹病毒	球形、双股 DNA、有包膜	儿童初期感染引起水痘。青春期后复发引起带状疱疹	水痘、带状疱疹
新生隐球菌	圆形,外周包有肥厚荚膜,不易着色	主要通过呼吸道的外源性感染居多;属于人体正常菌群,也可发生内源性感染	肺部感染、慢性脑膜炎、脑脓肿、退行性中枢神经系统疾病
曲霉菌	170 多种,最适生长温度 25～30℃	主要经呼吸道感染如烟曲霉菌、黄曲霉菌;少数为机会致病菌	曲霉菌病(肺部曲霉菌病多见)、肝癌
肺炎衣原体	形态多样,不能体外培养,只能胞内寄生	四季均可发生,几乎每人均受感染,而且常反复感染	地方性和流行性肺炎
肺炎支原体	缺乏细胞壁,在高渗低琼脂培养基中可长出油煎蛋样小菌落	主要经飞沫传染,潜伏期 2～3 周,发病率以青少年最高	原发性非典型肺炎

【复习思考题】

1. 名词解释　结核菌素试验　BCG　抗原转变

2. 问答题

(1)结核杆菌的致病性和免疫性有何特点?

(2)流感病毒的变异对其流行有什么影响?

(3)风疹病毒的传播途径及其危害有哪些?

第 8 章

消化道感染的病原生物

【学习要点】

常见消化道感染病原生物所致疾病的名称;沙门菌的致病性、微生物学检查方法和防治原则;霍乱的主要症状、标本采集、常用诊断方法和特异性防治措施;三型脊髓灰质炎病毒所致疾病、常用疫苗的使用方法;细菌性食物中毒的常见病原菌。

第一节　消化道感染的病原菌

> **相关链接**　**肠出血性大肠埃希菌**
>
> 肠出血性大肠埃希菌(Enterohemorrhage E. Coli,EHEC)是大肠埃希菌的一个亚型,可引起感染性腹泻,因能引起人类的出血性肠炎而得名。在1982年一次出血性结肠炎流行中被分离出。2011年5~6月德国出现大规模出血性大肠埃希菌疫情,已经确定受污染的豆芽是病菌来源。

一、埃 希 菌 属

埃希菌属(escherichia)内细菌多为肠道中的正常菌群,其中以大肠埃希菌(E. Coli)俗称大肠杆菌最为重要。大肠埃希菌也是条件致病菌,当机体免疫力下降或移居肠外组织或器官,可引起肠道外感染。某些特殊菌型也可在肠内致病,导致腹泻,被称为致病性大肠埃希菌。大肠埃希菌在环境卫生与食品卫生学中,常用作被粪便污染的检测指标。

(一)生物学性状

1. 形态染色　革兰阴性短小杆菌,引起肠外感染菌株常有微荚膜,有普通菌毛和性菌毛。

2. 培养与生化　营养要求不高,普通培养基上能生长,能发酵葡萄糖等多种糖类,产酸产气。发酵乳糖,可与沙门菌、志贺菌等肠道致病菌区别。

3. 抗原构造　大肠埃希菌抗原主要有O、H与K三种。O抗原>170种,是血清学分型的基础,也是感染后刺激机体产生免疫应答的主要抗原成分。

(二)致病性

1. **肠外感染** 主要是移位至肠外的组织或器官而引起感染,其中以泌尿系统感染为主,如尿道炎、膀胱炎、肾盂肾炎等。也可引起腹膜炎、胆囊炎、阑尾炎、手术创口感染等。在婴儿、老年人或免疫功能低下者,可引起败血症。还可引起新生儿脑膜炎。

2. **肠内感染** 某些血清型(ETEC、EPEC、EIEC、EHEC、EAEC)的大肠埃希菌能引起肠道内感染,多为外源性感染,主要引起腹泻。与食入污染的食品及饮水有关。

(三)微生物学检查

1. **标本** 血液、脓液、脑脊液、中段尿等可作为肠外感染标本;肠内感染患者则取粪便。

2. **分离培养与鉴定** 各标本可增菌、分离培养,培养后观察菌落并做涂片染色镜检,生化反应进行鉴定。必要时做血清学定型试验、ELISA、基因探针杂交试验等检测肠毒素。并同时做药敏试验。尿路感染除确定致病菌为大肠埃希菌外,还需菌落计数,每毫升≥10万才有诊断价值。

二、志 贺 菌 属

志贺菌属(shigella)是引起细菌性痢疾(简称菌痢)的病原菌,俗称痢疾杆菌,包括痢疾志贺菌(A群)、福氏志贺菌(B群)、鲍氏志贺菌(C群)与宋内志贺菌(D群)4个群。我国以福氏与宋内志贺菌引起感染为多见。

(一)生物学性状

1. **形态染色** 革兰阴性小杆菌,有菌毛,无鞭毛。

2. **培养与生化** 营养要求不高,在普遍琼脂平板上大多数生长形成中等大小的光滑型菌落。分解葡萄糖,产酸不产气,多数不分解乳糖。

3. **抗原构造** 志贺菌属细菌有K与O两种抗原。根据O群特异抗原的不同可以将志贺菌属分为4群。

4. **抵抗力** 志贺菌的抵抗力比其他肠道杆菌弱,加热60℃ 10min可被杀死。对酸及一般消毒剂敏感。在粪便中,由于其他肠道菌分解糖产酸,使本菌数小时内死亡,故粪便标本应迅速送检。

(二)致病性与免疫性

1. **致病物质** 主要是侵袭力与内毒素,有的菌株尚产生外毒素。

(1)侵袭力:是志贺菌致病首要因素,其菌毛能黏附于回肠末端与结肠黏膜的上皮细胞表面。继而穿入上皮细胞内生长繁殖,引起炎症反应。细菌一般不侵入血流。

(2)内毒素:志贺菌所有菌株都有强烈的内毒素。内毒素作用于肠黏膜,使其通透性增高,促进对内毒素的吸收,引起发热、意识障碍,甚至中毒性休克等一系列症状。内毒素直接破坏肠黏膜,可形成炎症、溃疡、出血,呈现典型的脓血黏液便。内毒素尚能作用于肠壁自主神经系统,使肠功能发生混乱,肠蠕动失调与痉挛。尤其是直肠括约肌痉挛最明显,因而出现腹痛、里急后重等特殊症状。

A群志贺菌还能产生外毒素,有类似霍乱弧菌肠毒素的作用,可引起水样腹泻。

2. **所致疾病** 志贺菌引起菌痢。传染源是患者与带菌者。主要经粪-口途径传播。其中痢疾志贺菌感染的患者病情较重,福氏志贺菌感染易转变为慢性,病程迁延。主要类型有:①急性菌痢,发病急,常有发热、腹痛、脓血黏液便、里急后重等症状。若治疗不彻底,可转为慢性。急性感染中有一种中毒性痢疾，以小儿为多见，无明显的消化道症状，主要表现为全身中毒症状，死亡率高。②慢性菌痢，病程在2个月以上者属慢性。其症状不典型者易被误诊影响治疗或形成慢性带菌状态。

3. 免疫性 机体对志贺菌免疫主要依靠 SIgA 的作用，它能阻止志贺菌黏附于肠黏膜上皮细胞。

（三）微生物学检查

1. 标本 取材应挑取粪便的脓血或黏液部分。若不能及时送检，宜将标本保存于30%甘油缓冲盐水或专门运送的培养基内。中毒性菌痢患者可取肛拭。

2. 分离培养与鉴定 标本直接接种肠道选择培养基或经增菌培养后再分离培养，37℃孵育18~24h，挑取无色半透明可疑菌落，做革兰染色镜检、生化反应与血清学试验，以确定其菌群与菌型，并做药敏试验。

3. 快速检测法 可用协同凝集试验、PCR、基因探针杂交等方法进行快速检测。

（四）防治原则

对患者与带菌者要早发现，早治疗，加强食品卫生管理。菌痢的特异预防有赖于减毒活疫苗，如链霉素依赖株（sd 株）。目前已有多价志贺菌（Sd）活疫苗可供使用。治疗志贺菌感染的抗生素颇多，但很易出现多重耐药菌株。

三、沙门菌属

沙门菌属（salmonella）细菌型别很多，其血清型有2 000种以上，其中对人致病的主要有伤寒沙门菌和甲、乙副伤寒沙门菌等，引起肠热症、食物中毒或败血症。

（一）生物学性状

革兰阴性杆菌，无芽孢，一般无荚膜，大多数有周身鞭毛。兼性厌氧菌，营养要求不高，在普通琼脂平板上形成中等大小、无色半透明的S型菌落。不发酵乳糖与蔗糖，能发酵葡萄糖、麦芽糖与甘露醇。除伤寒沙门菌不产气外，其他沙门菌均产酸产气。

沙门菌属细菌的抗原主要有O与H两种抗原，少数菌中尚有Vi抗原。Vi抗原可阻止O抗原与其相应抗体的凝集反应。Vi抗原不稳定，经60℃加热、苯酚处理或人工传代培养后易消失。

（二）致病性与免疫性

1. 致病物质 主要有侵袭力与内毒素，个别菌尚能产生肠毒素。

沙门菌有毒株能侵入小肠黏膜上皮细胞。细菌被巨噬细胞吞噬后，并不被杀死，而在其中继续生长繁殖，这可能与沙门菌O抗原与Vi抗原的保护作用有关。沙门菌死亡后释放出的内毒素，可引起宿主体温升高、白细胞数下降，大剂量时导致中毒症状与休克。内毒素可激活补体系统释放趋化因子，吸引白细胞，导致肠道局部炎症反应。个别沙门菌如鼠伤寒沙门菌可产生肠毒素，其性质类似于肠产毒性大肠埃希菌的肠毒素。

2. 所致疾病 沙门菌经口传染，人类因食用患病或带菌动物的肉、乳、蛋等而患病。

（1）肠热症：包括伤寒与副伤寒，由伤寒沙门菌引起的伤寒，以及甲型副伤寒沙门菌、肖氏沙门菌（原称乙型副伤寒沙门菌）和希氏沙门菌（原称丙型副伤寒沙门菌）引起的副伤寒。其病程如下，它与微生物学检查的标本采集有关。

伤寒、副伤寒的致病机制与临床症状基本相似，只是副伤寒的病情较轻，较短。有少数伤寒或副伤寒患者成为无症状带菌者，为人类伤寒与副伤寒的重要传染源。

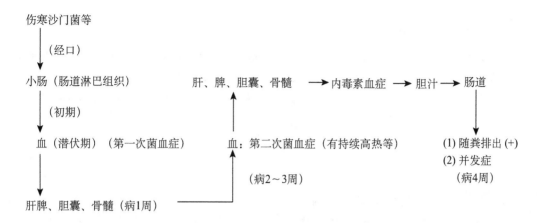

（2）胃肠炎（食物中毒）：是最常见的沙门菌感染，约占 70%。由摄入大量鼠伤寒沙门菌、猪霍乱沙门菌、肠炎沙门菌等污染的食物引起。常见的食品主要为畜、禽肉类食品。

（3）败血症：多见于儿童与免疫力低下的成年人。病菌以猪霍乱沙门菌、鼠伤寒沙门菌、肠炎沙门菌等常见。有高热、寒战、厌食、贫血等严重症状，并可导致脑膜炎、骨髓炎、心内膜炎等。

3. 免疫性　患肠热症后，可获牢固细胞免疫力。胃肠炎恢复与肠道局部产生 SIgA 有关。

(三)微生物学检查法

1. 标本　肠热症根据病程的不同采取不同的标本。第 1 周取外周血，第 2 周起取粪便与尿液。全程可取骨髓。胃肠炎取粪便、呕吐物与可疑食物。败血症取血液。

2. 分离培养与鉴定　血液与脊髓液需要增菌，然后再划种于血琼脂平板，粪便与经离心的尿沉淀物等直接接种于肠道选择培养基上。孵育后，挑取可疑菌落做革兰染色镜检，并做生化反应与玻片凝集试验进行鉴定。

3. 肥达试验　是用已知伤寒沙门菌菌体（O）抗原与鞭毛（H）抗原，以及甲、乙型副伤寒 H 抗原，检测患者血清中的沙门菌抗体，辅助诊断肠热症的定量凝集试验。

肥达试验结果的判断必须结合以下三点作综合分析。

（1）正常值：因沙门菌隐性感染或预防接种，血清中可含有一定量的抗体。一般是伤寒沙门菌 O 凝集效价≥1:80，H 凝集效价≥1:160，副伤寒 H 凝集效价≥1:80 才有诊断价值。

（2）O 与 H 抗体的区别：O 抗体为 IgM，出现时间早，持续时间短，且特异性低。H 抗体为 IgG，出现较晚，持续时间长达数年，且特异性高。因此，O、H 凝集效价均超过正常值，则肠热症的可能性大；如两者均低，患病可能性小；若 O 不高 H 高，有可能是预防接种或沙门菌的 L 型菌感染；如 O 高 H 不高，则可能是感染早期或与伤寒沙门菌 O 抗原有交叉反应的其他沙门菌感染。

（3）有少数患者，在整个病程中，肥达试验始终在正常范围内。其原因可能由于早期使用抗生素治疗或免疫功能低下等所致。

4. 伤寒带菌者的检出　一般先用血清学方法检测可疑者 Vi 抗体效价，若≥1:10 时，再反复取粪便等标本进行分离培养，以确定是否为伤寒带菌者。

(四)防治原则

加强饮水、食品卫生管理，切断传播途径。伤寒、副伤寒的特异性预防，国内主要用皮下注射死疫苗，即伤寒、副伤寒三联菌苗。近年来使用伤寒 Vi 荚膜多糖活疫苗，效果较为理想。由于出现由质粒介导的多重耐药菌株，应在药敏试验的指导下选用抗生素治疗。

案例分析

患者,男性,40岁,持续高热1周,近日体温有所下降,但出现腹泻,且全身中毒症状明显。查体:肝、脾大,皮肤见玫瑰疹。化验:血白细胞减少,中性粒细胞占60%;血细菌培养阴性。

讨论:引起消化道感染的细菌有哪些? 该患者可能的诊断及依据? 还需做哪些检查?

四、霍乱弧菌

相关链接　　**英国的"霍乱大潮"**

1831年,没有人会想到,一场将持续几十年的霍乱大潮即将来临。在第一波霍乱菌的袭击中,英国至少有14万人死亡,一些小村庄几乎全村覆灭。霍乱,被描写为"曾摧毁地球的最可怕的瘟疫之一"。

霍乱弧菌(V. cholerae)是引起烈性传染病霍乱的病原体。在人类历史上,曾发生过7次世界性霍乱大流行,前6次均由霍乱弧菌古典生物型引起,第7次大流行由霍乱弧菌 EI Tor 生物型引起。为我国法定的甲类传染病。

(一)生物学性状

1. 形态与染色　典型形态呈弧形或逗点状,但经人工培养后,细菌常呈杆状。革兰染色阴性。有菌毛,有些菌株有荚膜,在菌体一端有一根单鞭毛,运动活泼。取霍乱米泔水样粪便或培养物做悬滴观察,可见呈穿梭样或流星状运动的细菌。

2. 培养特性　兼性厌氧,营养要求不高,耐碱不耐酸,在 pH8.8～9.0 的碱性蛋白胨水或碱性琼脂平板上生长良好,形成中等大小的光滑型菌落。

3. 抗原结构与分型　霍乱弧菌有耐热的 O 抗原与不耐热的 H 抗原。根据 O 抗原不同,可将霍乱弧菌分成 155 个血清群,引起霍乱的为 O1 群和 O139 群。O1 群霍乱弧菌又可分为 2 个生物型,即古典生物型与 EI Tor 生物型。

4. 抵抗力　一般来说,霍乱弧菌有六怕,即怕热、干燥、直射日光、酸、茶及一般消毒剂,而在低温、潮湿、碱、低盐及低营养物的不良环境条件下可长期存活。对有效氯敏感,按 1 份漂白粉加 4 份水的比例处理患者排泄物或呕吐物 1h,或用 0.1% 高锰酸钾浸泡蔬菜、水果 30min,均可达到消毒目的。

(二)致病性与免疫性

1. 致病物质

(1)鞭毛与菌毛:霍乱弧菌活泼的鞭毛运动有助于细菌穿过肠黏膜表面黏液层而接近肠壁上皮细胞,依靠细菌的菌毛黏附到小肠黏膜,并迅速生长繁殖。

(2)霍乱肠毒素:是目前已知的致泻毒素中最为强烈的毒素,是肠毒素的典型代表。由 1 个 A 亚单位与 5 个 B 亚单位组成,A 亚单具有酶活性,是霍乱肠毒素的毒性部位。B 亚单位是结合单位,可与小肠黏膜上皮细胞结合,使 A 亚单位进入细胞并活化,致胞内腺苷环化酶活性增加,促使细胞内 ATP 转变为 cAMP,cAMP 促进肠黏膜细胞的分泌功能,造成肠液大量分泌,导致严重的呕吐与腹泻。

2. 所致疾病　人类是霍乱弧菌的唯一易感者。传播途径主要是通过污染的水源或食物经口感染。当胃酸缺乏或因大量饮水或暴饮暴食使胃酸稀释而导致酸性降低时,细菌进入小肠,黏附于肠黏膜表面并迅速繁殖,产生肠毒素而致病。霍乱弧菌感染可从无症状或轻型腹泻到严重的致死性腹泻。典型病例一般在摄入含菌食物后 2～3d 突然出现剧烈呕吐与腹泻,排出如米泔水样腹泻物,造成严重失水、失电解质,引起代谢性酸中毒。严重者可导致肾衰竭、休克,甚至死亡。

3. 免疫性　病后机体可获得牢固免疫力。霍乱的免疫主要依靠肠道黏膜局部产生的 SIgA。SIgA 可与菌毛等黏附因子结合,阻止霍乱弧菌黏附至肠黏膜上皮细胞;还可与霍乱肠毒素 B 亚单位结合,阻断肠毒素与小肠上皮细胞受体作用。

(三)微生物学检查

霍乱是烈性传染病,对首例患者的病原学诊断应快速、准确,并及时作出疫情报告。

1. 标本　取患者米泔样水便、呕吐物、肛拭等。霍乱弧菌不耐酸与干燥。为避免因粪便发酵产酸而使病菌死亡,标本应及时培养或放入 Cary-Blair 保存液中运输。

2. 直接镜检　革兰阴性弧菌,悬滴法观察细菌呈穿梭样运动有助于诊断。

3. 分离培养　将标本接种于碱性蛋白胨水中增菌,37℃ 孵育 6～8h 后直接镜检并做分离培养。挑选可疑菌落进行生化反应及免疫学反应以鉴定细菌。

(四)防治原则

做好入境检疫工作,加强水粪管理,注意个人卫生。对患者要严格隔离治疗,必要时封锁疫区,以防疫情蔓延。

疫苗预防长期以来使用 O1 群霍乱弧菌死疫苗肌内注射,保护期为 3～6 个月。国内研制的肠溶胶囊剂型口服霍乱疫苗是目前世界上最好的霍乱疫苗之一。

治疗主要是及时补充液体与电解质。抗生素的使用可减少肠毒素的产生,加速细菌的清除。常用的抗生素有四环素、多西环素、呋喃唑酮、氯霉素等。

五、幽门螺杆菌

幽门螺杆菌(H. pylori)是螺杆菌属的代表种,与胃窦炎、十二指肠溃疡和胃溃疡关系密切,可能与胃癌的发生也有关。

菌体细长弯曲呈螺形、S 形或海鸥状,在胃黏膜层中常呈鱼群样排列。革兰染色阴性,一端或两端有多根鞭毛,运动活泼。微需氧,营养要求高,生长缓慢。生化反应不活泼,不分解糖类,但脲酶丰富,快速脲酶试验强阳性。

幽门螺杆菌的致病机制尚不清楚,可能与黏附素、脲酶、蛋白酶、细胞毒素和内毒素等多种因子的协同作用有关。机体通过污染的食物、水或胃镜等消毒不严的器械而导致感染。

微生物检查可用纤维胃镜采集胃、十二指肠黏膜组织标本。直接涂片染色镜检,见到形态典型的弯曲菌即可初步诊断。快速脲酶试验可用于本菌的快速诊断。

治疗本菌感染主要用阿莫西林及替硝唑等抗菌药物及铋制剂。

六、食物中毒病原菌

食物中毒可分为细菌性食物中毒、化学性食物中毒、真菌毒素与霉变食品中毒和有毒动植物中毒,本节主要介绍的是细菌性食物中毒。

细菌性食物中毒以胃肠道症状为主,常伴有发热。有较明显的季节特点,好发于夏、秋季气温和湿度较高的季节,常为集体突然暴发,一般病程短,预后良好(肉毒中毒例外)。常见的细菌性食物中毒病原菌有副溶血性弧菌、肉毒梭菌、沙门菌属、葡萄球菌、蜡样芽孢杆菌等。各种病原菌引起的食物中毒都有其特有的潜伏期、临床表现及常见的中毒食品见表8-1。

表 8-1　引起食物中毒的病原菌特点

病原菌名称	主要生物学特性	食物中毒特点
副溶血性弧菌	G^-,菌体呈弧状、杆状、丝状等多形态,本菌有显著的嗜盐特性	是沿海地区夏秋季节最为常见的一种食物中毒病原菌,致病因子主要是溶血毒素。多因食入未煮熟的海产品或腌制品所致,如蟹类、海蜇、海虾与各种贝类等
肉毒梭菌	G^+粗短杆菌,带芽胞菌体呈汤匙状或网球拍状。肉毒梭菌的芽孢抵抗力很强,但肉毒毒素不耐热	肉毒毒素是已知毒素中最强的一种神经毒素,作用于脑神经核、外周神经末梢的神经肌肉接头处,阻碍乙酰胆碱释放,导致肌肉弛缓型麻痹。食入被毒素污染的食物如罐头肉制品、豆制品而发生食物中毒。婴儿肉毒病常为食入被肉毒梭菌芽孢污染的食品(如蜂蜜)所致,严重者造成婴儿死亡
葡萄球菌	G^+葡萄串状排列。其中的金黄色葡萄球菌的致病作用最强	食入含葡萄球菌肠毒素的食物后,经1～6h,出现以呕吐为主的急性胃肠道症状,一般不发热,多数患者1～2d自行恢复,预后良好。引起中毒的食品主要是剩饭、奶油糕点、牛奶及其制品、鱼虾、熟肉制品等
沙门菌	G^-杆菌,无芽孢,一般无荚膜,大多有周身鞭毛。兼性厌氧菌,营养要求不高	是沙门菌感染中最常见的,约占70%。由摄入大量鼠伤寒沙门菌、猪霍乱沙门菌、肠炎沙门菌等污染的食物引起。引起中毒的食品主要是动物性食品,如各种肉类、蛋类、家禽、水产类及乳类等
产气荚膜梭菌	G^+粗大杆菌,有芽孢,在体内形成明显的荚膜。厌氧,在牛奶培养基中的"汹涌发酵"是本菌的特点	A型产气荚膜梭菌的某些菌株可产生肠毒素,食入被污染的食物而引起食物中毒。潜伏期约10h,临床表现为腹痛、腹胀、水样腹泻。无发热、无恶心、无呕吐。1～2d后自愈。如不进行细菌学检查常难确诊
蜡样芽孢杆菌	G^+,主要存在于土壤、空气、尘埃、昆虫里面	进食受到蜡样芽孢杆菌污染的剩菜、剩饭、凉拌菜、奶、肉、豆制品即可导致食物中毒。呕吐型中毒一般在进食后1～5h出现症状。腹泻型中毒一般在进食后8～16h出现症状,预后较好
变形杆菌	G^+,广泛分布在自然界中,如土壤、水、垃圾、腐败有机物及人或动物的肠道内	食用被变形杆菌污染的食品前未彻底加热,其产生的毒素可引起中毒,其中以鱼、蟹和肉类染菌率较高。进食后2～30h出现上腹部刀绞样痛和急性腹泻,伴有恶心、呕吐、头痛、发热。病程较短,一般1～3d可恢复。夏、秋季节发病率较高

第二节　消化道感染的病毒

肠道病毒在分类上属于小RNA病毒科,其共同特性是①病毒体呈球形,直径20～30nm,为20面体对称结构,无包膜;②基因组为单正链RNA;③在宿主细胞质内增殖,迅速引起细胞病变;④耐乙醚,耐酸,在pH 3～5条件下稳定,56℃ 30min可使病毒灭活(甲型肝炎病毒60℃ 1h仍可存活),大多数对紫外线、干燥敏感;⑤临床表现多样化,主要经粪-口途径传播,先在肠道细胞内增殖,但所致疾病多在肠道外。人类肠道病毒有脊髓灰质炎病毒、柯萨奇病毒、艾柯病毒、甲型肝炎病毒等。

一、脊髓灰质炎病毒

脊髓灰质炎病毒(poliovirus,Polio病毒)是脊髓灰质炎的病原体。病毒可侵犯脊髓前角运动神经细胞,引起肢体肌肉弛缓性麻痹,多见于儿童,故又称为小儿麻痹症。

(一)生物学性状

病毒体呈球形,直径 27～30nm,有 4 种衣壳蛋白,分别称为 VP1、VP2、VP3、VP4。VP1、VP2 和 VP3 均暴露在病毒衣壳的表面,是与中和抗体结合的部位,VP1 还与病毒吸附有关。VP4 位于衣壳内部,与病毒脱壳穿入细胞有关。

根据病毒抗原性不同分为Ⅰ型、Ⅱ型和Ⅲ型。三型之间无交叉免疫。病毒对外界环境的抵抗力较强,在污水和粪便中可存活数月;在胃肠道能耐受胃酸、蛋白酶和胆汁的作用。

(二)致病性与免疫性

传染源为患者和无症状带病毒者,主要经粪-口途径传播。病毒首先在咽部扁桃体和肠道下段上皮细胞、肠系膜淋巴结内增殖,约有 90% 以上感染者表现为隐性或轻症感染。少数免疫力较弱者,病毒在肠道局部增殖后侵入血流,引起第一次病毒血症。随后扩散至全身的淋巴组织或其他易感的神经外组织中进一步增殖后,引起第二次病毒血症和临床症状,患者表现为发热、头痛、乏力、咽痛和呕吐等非特异症状,并迅速恢复。极少数患者,病毒可侵入中枢神经系统,主要在脊髓前角运动细胞内增殖并引起病变。轻者引起暂时性肢体麻痹,重者可造成永久性弛缓性肢体麻痹,甚至发展为延髓麻痹,导致呼吸、心力衰竭而死亡。

病后可获得对同型病毒的牢固免疫力。以体液免疫为主,其中 SIgA 能清除咽喉部和肠道内病毒,防止其进入血流。血流中 IgM、IgG 类中和抗体可以阻止病毒进入神经系统。

(三)实验室检查

病毒分离可取粪便标本进行病毒的细胞培养,若出现细胞病变,用中和试验进一步鉴定其型别。血清学试验则用发病早期和恢复期双份血清做中和试验。

(四)防治原则

除了隔离患者、消毒排泄物及加强饮食卫生、保护水源等一般预防措施外,更重要的是对婴幼儿和儿童进行人工主动免疫。

脊髓灰质炎疫苗有灭活疫苗和减毒活疫苗。目前应用较多的是三价混合减毒活疫苗(OPV),口服的减毒活疫苗类似自然感染,既可诱发血清抗体,预防麻痹型脊髓灰质炎的产生,又可刺激肠道局部产生 SIgA,阻止野毒株在肠道的增殖和人群中的流行,并且疫苗病毒经粪便排出,再经粪-口途径传播给周围未服用疫苗的儿童,从而扩大了免疫范围。免疫后都可获得抗三个型脊髓灰质炎病毒的免疫力。

二、柯萨奇病毒与艾柯病毒

柯萨奇病毒(coxsackie virus)与艾柯病毒(enteric cytopathic human orphan virus,ECHO病毒)的形态结构、生物学特性及感染、免疫过程与脊髓灰质炎病毒相似,其敏感的组织和细胞包括中枢神经系统、心、肺、胰、黏膜、皮肤等,因此临床表现多样化是其致病特点。病毒可在肠道中增殖,但很少引起肠道疾病。所致的疾病有无菌性脑膜炎、脊髓灰质炎样的麻痹症、疱疹性咽峡炎、手足口病、流行性胸痛、心肌炎和心包炎等。

实验室检查以病毒分离或血清学检查为主。标本包括咽拭、粪便和脑脊液等。

目前尚无疫苗进行特异性预防。

三、轮 状 病 毒

人轮状病毒(human rotavirus,HRV)是婴幼儿急性胃肠炎的主要病原体。

病毒呈球形,直径 60~80nm,有双层衣壳,无包膜。壳粒从内向外壳呈放射状排列,犹如车轮状辐条结构,故名。基因组为双股 RNA。抵抗力较强,在污水和粪便中可存活数周。传染源是患者和无症状病毒携带者,粪-口为主要传播途径,易感者多为 6 个月至 2 岁婴幼儿。病毒侵入小肠黏膜绒毛细胞内增殖,造成微绒毛萎缩、变短、脱落,使小肠对水、电解质吸收障碍而引起水样腹泻,常伴有呕吐、腹痛、发热等症状。一般为自限性,可完全恢复。若腹泻严重并得不到及时治疗,可导致死亡。此病在我国好发于秋、冬季,故又称秋、冬季腹泻。感染后机体可产生多种型特异性抗体,但起主要保护作用的是肠道局部的 SIgA。预防可控制传染源,切断传播途径,轮状病毒疫苗为甜味的口服液,保护率达到 90% 以上。治疗主要是及时输液,纠正电解质失衡等支持疗法,以减少婴幼儿的死亡率。

四、甲型肝炎病毒

相关链接 **肝炎病毒**

肝炎病毒是专门侵犯人或动物肝细胞的一组病毒。

1973 年 Feinslone 首先用免疫电镜技术在急性期患者的粪便中发现甲型肝炎病毒(hapatitis A virus,HAV)。属嗜肝 RNA 病毒。

1963 年 Blumberq 在两名多次接受输血治疗的患者血清中,发现一种异常的抗体,它能与一名澳大利亚土著人的血清起沉淀反应。直到 1967 年才明确这种抗原与乙型肝炎有关,1970 年在电子显微镜下观察到乙型肝炎病毒形态,1986 年将其列入嗜肝 DNA 病毒科。

1974 年 Golafield 首先报告输血后非甲非乙型肝炎。1989 年 Choc 等应用分子克隆技术获得本病毒基因克隆,并命名本病毒为丙型肝炎病毒(hepatitis C virus,HCV)。

1977 年意大利学者 Rizzetto 用免疫荧光法在慢性乙型肝炎患者的肝细胞核内发现一种新的病毒抗原,并称为 δ 因子(delta agent)。现已正式命名为丁型肝炎病毒(hepatitis D virus,HDV)。

1995 年初美国学者首先发现一种输血后肝炎的致病病毒,称为庚型肝炎病毒(hepatitis G virus,HGV)。

1997 年日本科学家从一个姓名缩写为 T.T 的输血后肝炎患者血清中分离并克隆到 1 个 500 bp 片段,证实其与输血后肝炎高度相关,并把该基因片段可能代表的病毒以患者名字命名为 TTV。

目前人类肝炎病毒最常见的是甲、乙、丙、丁和戊五个型别。其中,甲型和戊型肝炎病毒通过粪-口途径传播,主要引起急性肝炎。乙、丙、丁型肝炎病毒主要通过血液、接触和垂直传播,除引起急性肝炎外,部分可转为慢性肝炎,甚至转为肝硬化和肝癌,严重危害人类健康。

(一)生物学性状

1. **形态与结构** 病毒呈球形,直径约为 27nm。无包膜。衣壳呈 20 面体立体对称,有 HAV 的特异性抗原(HAVAg),每一壳粒由 4 种不同的多肽即 VP1、VP2、VP3 和 VP4 所组成。在病毒的核心部位,为单股正链 RNA。抗原性稳定,只有一个血清型。

2. 抵抗力　HAV 对乙醚、60℃ 加热 1h 及 pH 3 的作用均有相对的抵抗力(在 4℃ 可存活数月)。但加热 100℃ 5min 或用甲醛溶液、氯等处理,可使之灭活。

(二)致病性与免疫性

1. 传染源　主要通过粪-口途径传播,传染源多为患者。发病 2～3 周后,随着血清中特异性抗体的产生,血液和粪便的传染性逐渐消失。

2. 传播途径　HAV 随患者粪便排出体外,通过污染水源、食物、海产品(如毛蚶等)、食具等经粪-口途径传播。也可通过输血或注射方式传播,但较为少见。

3. 致病机制与免疫　HAV 多侵犯儿童及青年,潜伏期为 15～45d,HAV 侵入人体后,先在肠黏膜和局部淋巴结增殖,继而进入血流,最终侵入肝,在肝细胞内增殖。临床表现多从发热、疲乏和食欲缺乏开始,继而出现肝大、压痛、肝功能损害,部分患者可出现黄疸。其致病机理,除病毒的直接作用外(早期),机体的免疫病理损害也起一定的作用。人类感染 HAV 后,大多表现为亚临床或隐性感染,仅少数人表现为急性甲型肝炎。一般可完全恢复,不转为慢性肝炎,亦无慢性携带者。

在甲型肝炎的显性感染或隐性感染过程中,机体都可产生抗 HAV 的 IgM 和 IgG 抗体。前者在急性期和恢复期出现,后者在恢复后期出现,并可维持多年,病后有牢固免疫力。

(三)微生物学诊断

目前对 HAV 的微生物学检查,以检测其抗原、抗体为主。方法以酶联免疫吸附试验最为常用。抗 HAV IgM 具有出现早、短期达高峰与消失快的特点,是甲型肝炎新近感染的标志。抗 HAV IgG 的检测有助于流行病学检查。

(四)防治原则

HAV 的预防应搞好饮食卫生,保护水源,加强粪便管理,并做好卫生宣教工作。注射丙种球蛋白及胎盘球蛋白,应急预防甲型肝炎有一定效果。我国生产的甲肝活疫苗只注射一次即可获得持久免疫力。基因工程疫苗研制亦已成功。

五、戊型肝炎病毒

戊型肝炎病毒(hepatitis E virus,HEV)分类属嵌杯状病毒科,核酸为 RNA,性质不稳定,低温保存易自行裂解。

HEV 的传播、致病等类似 HAV,不同之处是更易通过水源污染引起暴发流行;成年人多表现为急性肝炎,孕妇感染多表现为重症肝炎,病死率高达 20%。

预防类同 HAV,但无特异预防措施。

第三节　消化道感染的寄生虫

一、似蚓蛔线虫

似蚓蛔线虫简称蛔虫,为寄生人体的肠道线虫中体型最大者,是人体内最常见的寄生虫之一。成虫寄生于小肠,可引起蛔虫病。

(一)形态

1. **成虫** 虫体呈长圆柱状,头、尾两端略细,形似蚯蚓。活时呈粉红色或乳脂色,体表有细横纹和两条明显的侧线。口孔位于虫体顶端,有三个呈"品"字形排列的唇瓣,肛门开口于末端。雌虫长 20～35cm,尾端尖直。雄虫较雌虫小,长 15～31cm,尾端向腹面卷曲,尾端有一对交合刺。

2. **虫卵** 分为受精卵和未受精卵两种。受精蛔虫卵呈宽椭圆形,大小为$(45～75)\mu m×(35～50)\mu m$。卵壳分三层,由外向内分为受精膜、壳质层和蛔苷层。卵壳表面有一层凹凸不平的蛋白质膜,常被胆汁染成棕色。卵内有一个大而圆的未分裂的卵细胞,两端与卵壳间有新月形空隙。未受精蛔虫卵多呈长椭圆形,大小为$(88～94)\mu m×(49～44)\mu m$,卵壳与蛋白质膜均较受精蛔虫卵薄,无蛔苷层,卵壳内含大小不等的卵黄颗粒。若蛔虫卵的蛋白质膜脱落,卵壳则呈无色透明。

(二)生活史

成虫寄生于人体小肠,多见于空肠,以半消化食物为食。雌虫产的虫卵随粪便排出体外,受精卵在适宜的外界环境下,约经 2 周,卵内细胞发育为幼虫,再经 1 周,幼虫蜕皮 1 次后成为感染期卵。感染期卵被人食入后,在小肠内孵出幼虫,幼虫侵入小肠黏膜和黏膜下层的小静脉或淋巴管,由静脉入肝经右心到肺,穿破肺毛细血管进入肺泡,蜕皮 2 次后,再沿支气管、气管移行至咽,随宿主的吞咽动作重新到达小肠,在小肠内经第 4 次蜕皮后发育为成虫(图 8-1)。从感染期虫卵进入人体到雌虫产卵约需 2 个月,雌虫每日排卵可多达 24 万个。成虫在人体内的寿命约为一年。

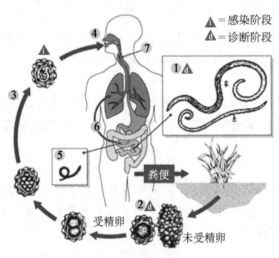

图 8-1 蛔虫生活史

(三)致病性

蛔虫的致病包括幼虫移行过程与成虫对宿主的损害,以及宿主的反应。其中蛔虫对人体的致病作用主要由成虫引起。

1. **幼虫的致病作用** 幼虫在移行过程中侵入肠黏膜,经肝至肺,穿破肺毛细血管进入肺泡,可造成肺局部出血、炎性渗出和嗜酸性粒细胞浸润,引起肺蛔虫症,临床上可出现体温升高、咳嗽、哮喘、痰中带血丝。

2. **成虫的致病作用** 成虫在小肠内寄生,不但掠夺宿主的营养,而且影响小肠的消化吸收功能。患者可有脐周疼痛、食欲缺乏、消化不良、恶心、呕吐等。感染严重的儿童常可引起营养不良,甚至发育障碍。虫体的分泌物、代谢物还可使患者出现荨麻疹、夜间磨牙、惊厥等症状。

3. **并发症** 当宿主体温升高、食用刺激性食物或不适当的驱虫治疗时,可刺激虫体钻入开口于肠壁上的各种管道,引起各种并发症,如胆道蛔虫病、阑尾炎、胰腺炎等,其中以胆道蛔虫病为最常见,虫数多时可致肠梗阻。

（四）流行与防治

蛔虫是我国感染率最高、分布最广的肠道寄生虫。蛔虫的生活史比较简单、产卵量大，虫卵对外界的抵抗力强，使用未经无害化处理的粪便施肥及个人卫生习惯不良等是造成机体感染的重要因素。

预防应加强卫生宣传，注意个人生活习惯，防止食入感染期卵，减少感染机会。查治患者和带虫者，加强粪便管理及无害化处理，改善环境卫生，减少传播途径。

案 例 分 析

患儿，女，6 岁，幼儿园学生。半年来常述腹部脐周隐痛，未经治疗。2d 前饮冷饮后突发剧烈腹痛，伴恶心，呕吐，急诊入院。

体检：痛苦面容，腹软，可扪及条索状物，诊断为蛔虫性肠梗阻，经解痉、镇痛、驱虫治疗后，排出 10 余条蛔虫。

讨论：蛔虫可引起哪些疾病？如何防治？

二、蠕形住肠线虫

蠕形住肠线虫俗称蛲虫。成虫主要寄生于人体回盲部，引起蛲虫病。

（一）形态

成虫虫体细小，呈乳白色。头端角皮膨大形成头翼。咽管末端膨大呈球状，称咽管球。雌虫长 8～13 mm，宽 0.3～0.5 mm，体中部膨大，尾端直而尖细，尖细部可占体长的 1/3。雄虫长 2～5 mm，宽 0.1～0.2 mm，体后端向腹面卷曲。

虫卵呈不对称椭圆形，无色透明，一侧较扁平，另一侧稍凸，大小为 $(50～60)\mu m\times(20～30)\mu m$，壳厚，卵内含蝌蚪期胚胎。

（二）生活史

成虫寄生于人体回盲部，以肠腔内容物、组织或血液为营养。雌雄成虫交配后，雄虫很快死亡而被排出。子宫内充满虫卵的雌虫随肠腔内容物向下移行至直肠。当宿主入睡后，雌虫移行至肛门外，在肛周产卵。黏附在肛门周围皮肤上的虫卵约经 6h 发育成为感染期虫卵。感染期虫卵经各种途径进入人体，如通过污染的手指或食物经口感染人体。虫卵在十二指肠内孵出幼虫，沿小肠下行至盲肠附近发育为成虫。自感染期虫卵进入人体至发育为成虫产卵需 2～6 周，雌虫寿命 2～4 周。

（三）致病性

蛲虫在肛门周围爬行和产卵，引起皮肤瘙痒是蛲虫病的主要症状，搔抓时常可引起继发感染和湿疹。此外，患者常有烦躁不安、失眠、食欲缺乏、消瘦、夜惊等症状。

（四）流行与防治

我国蛲虫感染率城市高于农村，儿童高于成年人。有蛲虫感染的人是唯一的传染源，主要通过肛门-手-口自身体外反复感染，也可通过虫卵污染物品经手接触后经口感染。此外，还可通过吸入散落在尘土中的虫卵而传播。

预防应做好宣传教育，讲究卫生，养成饭前便后洗手的良好卫生习惯，防止传播与反复感染。对托儿所、幼儿园儿童应定期普查普治。

患儿,女,3岁。近日来发现夜间睡觉不稳,有手抓肛门部位的现象,随即就诊。实验室检查:虫卵(+),形似柿核,卵壳厚,无色透明。卵内有一幼虫。

讨论:根据该虫的生活史特点,应叮嘱家长如何做?该类寄生虫病应如何防治?

三、毛首鞭形线虫

毛首鞭形线虫简称鞭虫,主要寄生于人体回盲部,引起鞭虫病。成虫虫体外形似马鞭,雌雄异体,雌虫大于雄虫。虫卵呈纺锤形,黄褐色,两端各具一透明塞状小栓。卵内含1个未分裂的卵细胞。

成虫主要寄生于盲肠,也可寄生于结肠、直肠及回肠下段,以血液和组织液为营养。虫卵随粪便排出,在适宜的环境下,经3～5周卵细胞发育为感染期卵。人因经口食入受感染期卵污染的食物、蔬菜或水而感染。幼虫在小肠内孵出,附着于肠黏膜上进一步发育,再移行至回盲部发育为成虫。从食入感染期卵到成虫产卵约2个月,成虫寿命为3～5年。

患者,女性,16岁,海南人。主诉腹痛、腹泻数月,伴有食欲缺乏、消瘦、乏力而就诊。体检:腹部检查未见异常。虫卵检查:阳性,虫卵呈纺锤形,卵壳较厚,两端各具一透明塞状突起,内含一卵细胞。追问病史,喜生食腌制的蔬菜与水果色拉。

讨论:患者为何种病原感染?其诊断依据是什么?如何防治?

四、链状带绦虫

链状带绦虫又称猪肉绦虫、猪带绦虫或有钩绦虫。成虫寄生于小肠内引起猪带绦虫病,幼虫寄生于人或猪的肌肉器官内引起囊尾蚴病。

(一)形态

1. **成虫**　虫体扁长呈带状,乳白色,长2～4 m,分节。头节似球形,直径0.6～1mm,有4个吸盘,顶端是顶突,其上有两圈小钩。颈部纤细,具有生发功能。链体的节片数有700～1 000个,近颈部的幼节短而宽,中部的成节近方形,末端的孕节呈长方形。成节内具雌雄生殖器官各一套,孕节内有充满虫卵的子宫,子宫由主干向两侧分支,每侧分支数为7～13。

2. **虫卵**　圆球形,卵壳薄而透明。镜检所见多为有胚膜的虫卵,直径31～43μm,胚膜较厚,棕黄色,具有放射状条纹,内含一个六钩蚴。

3. **囊尾蚴**　简称囊虫,黄豆大小,(8～10)mm×5 mm,乳白色半透明的囊状体,其内充满透明的囊液,形态结构与成虫头节相同。

(二)生活史

成虫寄生于人体小肠上段,以头节附着于肠壁上,孕节常以数节相连脱落至肠腔,随粪便排出体外。当孕节或虫卵被中间宿主猪食入,在消化液的作用下孵出六钩蚴,六钩蚴钻进小肠壁,随血液循环或淋巴系统而到达宿主身体各部位,多寄生于肌肉、脑、眼等部位,约经10周发育为囊尾蚴。人若食生的或未熟透的含活囊尾蚴的猪肉而被感染,囊尾蚴受胆汁的刺激,翻出头节附着于肠壁上,继续发育为成虫,经 2～3 个月可随粪便排出孕节或虫卵,成虫的寿命可达 25 年以上。人误食虫卵或孕节后,六钩蚴可在人体内发育成囊尾蚴,而不能继续发育为成虫。因此,人也可成为猪带绦虫的中间宿主。

(三)致病性

成虫寄生于人体小肠可引起猪带绦虫病,临床症状一般不明显,少数患者可出现腹部不适、腹泻等胃肠道症状及头痛、头晕、失眠等神经系统症状。囊尾蚴对人体的危害比成虫大,可引起囊尾蚴病,又称囊虫病。最常见的是皮下肌肉囊虫病,若寄生的囊尾蚴较多,可有肌肉酸痛、发胀或麻木感;脑囊虫病危害最大,可引起癫痫、颅内压增高、恶心等;眼囊虫病可引起视力障碍,甚至失明。

(四)流行与防治

猪带绦虫在我国分布广泛。养猪方法不当及人的食肉习惯不良是引起本病流行的主要因素,患者以青壮年为主,农村多于城市。

预防应加强卫生宣传教育,改变个人不良饮食习惯,提倡建圈养猪,治疗患者和带虫者,对粪便进行无害化处理,加强猪肉检疫,控制人畜间相互感染。

案例分析

患者,男性,35 岁,农民。2004 年,因突发"癫痫"入院就诊。既往无癫痫病史。入院后颅脑 MRI 检查发现脑内有一直径约 2cm 的高密度的圆形阴影。化验检查:囊虫酶联免疫吸附试验阳性,诊断为脑囊虫病。

讨论:分析该患者可能发病的原因,如何预防和治疗?

五、肥胖带绦虫

肥胖带绦虫又称牛带绦虫、牛肉绦虫或无钩绦虫。成虫寄生于人体小肠,引起牛带绦虫病。其与猪带绦虫的主要区别见表 8-2。

表 8-2　两种带绦虫的主要区别

	区别点	猪带绦虫	牛带绦虫
成虫	虫体长度	2～4 m	4～8 m
	节片	700～1 000 节,较薄,略透明	1 000～2 000 节,较厚,不透明
	头节	球形,直径约 1 mm,有顶突和小钩	方形,直径 1.5～2 mm,无顶突和小钩
	孕节子宫分支	不整齐,每侧 7～13 支	较整齐,每侧 15～30 支
	囊尾蚴	头节具小钩	头节无小钩
生活史	感染阶段	猪囊尾蚴、猪带绦虫卵	牛囊尾蚴
	中间宿主	猪、人	牛
	终宿主	人	人
	孕节脱落	多为数节相连脱落	多为单节脱落
所致疾病		猪囊尾蚴病、猪带绦虫病	牛带绦虫病
试验诊断		粪检孕节及虫卵,手术摘除皮下结节查囊尾蚴,采用免疫学方法检测抗体	粪检孕节、肛门拭子法检获虫卵

六、布氏姜片吸虫

布氏姜片吸虫简称姜片虫,寄生于人体小肠内,可引起姜片虫病。

(一)形态

1. **成虫**　虫体肥厚,背腹扁平,形似姜片,活时为肉红色,死后为灰白色。虫体长20～75 mm,宽8～20 mm,是寄生人体最大的吸虫。具有口、腹两个吸盘,口吸盘较小,位于虫体前端,腹吸盘比口吸盘大4～5倍,呈漏斗状,位于口吸盘后。两个睾丸高度分支呈珊瑚状,前后排列于虫体后半部;卵巢位于睾丸之前;子宫盘曲在卵巢与腹吸盘之间。

2. **虫卵**　呈椭圆形,淡黄色,壳薄而均匀,大小(130～140)μm×(80～85)μm,是医学蠕虫中的最大者;卵前端有一不明显的卵盖;卵内含一个卵细胞和20～40个卵黄细胞。

(二)生活史

成虫寄生于人和猪的小肠。虫卵随粪便排出体外,在适宜温度下,经3～7周发育孵出毛蚴。毛蚴进入中间宿主扁卷螺体内继续发育,经胞蚴、母雷蚴、子雷蚴各阶段的发育繁殖,形成尾蚴从螺体逸出。尾蚴附着于水生植物如菱角、荸荠等物体表面形成囊蚴。人或猪因生食含有囊蚴的水生植物而感染,囊蚴在消化液作用下破壁而出,并吸附于小肠黏膜上经1～3个月发育为成虫(图8-2)。成虫寿命为数月到4、5年不等。

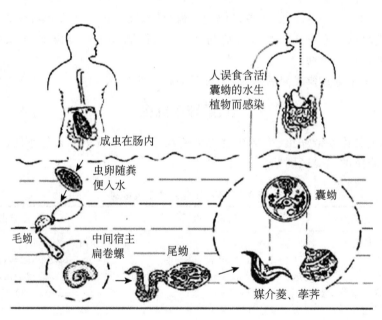

图8-2　姜片吸虫生活史

(三)致病性

成虫吸附能力强,导致被吸附的肠黏膜及其附近组织发生炎症。患者可出现腹痛、腹泻、消化不良、倦怠无力等现象。感染严重者可出现营养不良、贫血、肠梗阻等症状。尤其是儿童,可出现消瘦、贫血、水肿、腹水、智力减退、发育障碍等。

(四)流行与防治

我国除东北、内蒙古、新疆、西藏、青海、宁夏等省区外,其余18个省、市、自治区均有报道。

其流行与存在传染源、中间宿主及媒介植物等有关,特别是居民有生食水生植物的习惯。

预防应加强卫生宣传教育,不生食菱、荸荠等水生植物,不饮生水;不用生的水生植物喂猪;加强粪便管理,开展普查普治工作,以控制传染源。

七、卫氏并殖吸虫

卫氏并殖吸虫简称肺吸虫,成虫寄生于人体肺内,引起肺吸虫病。

(一)形态

1. 成虫　虫体肥厚,腹面扁平,背侧略隆起,形似半粒黄豆。虫体长 7.5～12 mm,宽 4～6 mm,厚 3.5～5 mm。活体红褐色,固定后灰白色。口、腹两吸盘大小相近。消化器官包括口、咽、食管及两支弯曲的肠管。雌雄同体,子宫、卵巢并列于腹吸盘之后,两个分支的睾丸左右并列于虫体后 1/3 处。

2. 虫卵　椭圆形,两侧不对称,金黄色,大小为(80～118)μm×(48～60)μm。有一明显的卵盖,略倾斜,卵壳厚薄不一。卵内含 1 个卵细胞及 10 余个卵黄细胞。

(二)生活史

成虫主要寄生于肺内,虫卵可经气管随痰排出或被吞咽后随粪便排出体外。虫卵入水后,在适宜温度下约经 3 周孵出毛蚴,侵入第一中间宿主川卷螺,经胞蚴、母雷蚴、子雷蚴发育为尾蚴。尾蚴从螺体逸出,侵入第二中间宿主溪蟹或蝲蛄体内,约经 3 个月发育为成熟囊蚴。当人或其他终宿主食入含有活囊蚴的溪蟹或蝲蛄而感染,在小肠消化液的作用下,囊蚴脱囊而出发育为童虫。童虫穿过肠壁进入腹腔,再穿过膈肌入肺逐步发育为成虫。从囊蚴感染至发育为成虫产卵,需 2～3 个月,成虫寿命一般为 5～6 年,长者可达 20 年(图 8-3)。

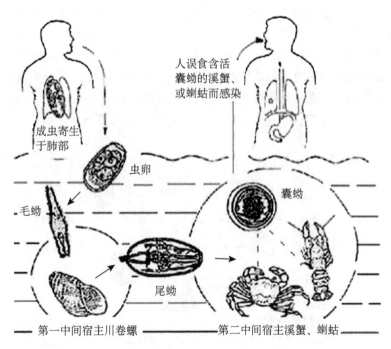

图 8-3　肺吸虫生活史

（三）致病性

卫氏并殖吸虫的致病主要是童虫、成虫在人体组织或器官中移行、游窜、寄生所引起。童虫移行、游窜引起肠壁出血、肝局部出血坏死，患者可有发热、食欲缺乏、乏力、嗜酸性粒细胞明显增多等急性期症状。虫体侵入肺引起肺囊肿，患者可出现咳嗽、胸痛、咳铁锈色痰等症状。童虫或有些成虫可寄生于肺外组织或器官，导致异位寄生表现为脑型、腹型和皮肤型等临床类型。

（四）流行与防治

卫氏并殖吸虫呈世界性分布，我国绝大部分省、市、自治区均有本虫存在。能排出虫卵的人或食肉哺乳动物都是本病的重要传染源，由传染源排出的粪便污染水源，使水域中的中间宿主受感染，人们误食了含活囊蚴的溪蟹、蝲蛄等而被感染。

加强卫生宣传教育，不生食或半生食溪蟹、蝲蛄，加强水源和粪便管理，治疗患者和带虫者。

八、华支睾吸虫

华支睾吸虫简称肝吸虫，成虫寄生于人体的肝胆管内，引起肝吸虫病。

（一）形态

1. **成虫** 体形狭长，背腹扁平似葵花子，虫体长 10～25 mm，宽 3～5 mm，活时呈淡红色，死后呈灰白色。口吸盘略大于腹吸盘，后者位于虫体的前 1/5 处。雌雄同体，一对睾丸前后排列于虫体后 1/3 处，呈分支状；卵巢呈分叶状，位于睾丸之前。

2. **虫卵** 形似芝麻，黄褐色，大小为(27～35)μm×(12～20)μm，是人体寄生虫虫卵中最小者。一端较窄有明显的卵盖，另一端有一小疣状。虫卵随粪便排出时，卵内含有毛蚴。

（二）生活史

成虫寄生于人或哺乳动物的肝胆管内。成虫产出的虫卵随胆汁进入肠道，随粪便排出体外。虫卵在水中被第一中间宿主如沼螺、豆螺、涵螺等吞食，毛蚴在螺内孵出后经胞蚴、雷蚴等无性生殖阶段，产生大量尾蚴。尾蚴在水中游动，侵入第二中间宿主淡水鱼或虾体内发育成囊蚴。人因食了含有活囊蚴的淡水鱼或虾而感染。囊蚴在十二指肠脱囊为童虫，童虫从胆总管进入肝胆管发育为成虫。成虫寿命可长达 20～30 年(图 8-4)。

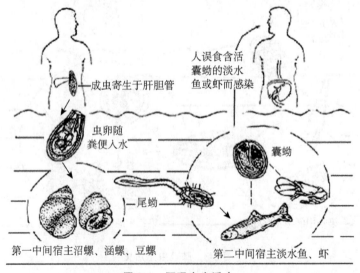

图 8-4 肝吸虫生活史

（三）致病性

成虫寄生于肝胆管内，可引起胆管壁增厚、管腔变窄而出现阻塞性黄疸；虫卵、死亡虫体及其碎片、脱落的胆管上皮可构成结石的核心，形成胆结石。继发细菌感染，可出现胆管炎、胆囊炎等。临床表现可有上腹部不适、腹痛、消化不良、黄疸、甚至肝硬化、腹水等。华支睾吸虫还可诱发肝癌或胆管上皮癌。

（四）流行与防治

肝吸虫主要分布于亚洲，在我国广东、广西、安徽、海南等省份的感染率较高。其流行主要与中间宿主、终宿主的存在，粪便管理不当及人们不良的饮食习惯等有关。

预防应开展卫生宣传教育，改变不良的饮食习惯，改进烹调方法，生、熟食刀具要分开；加强粪便管理，防止粪便污染水源；积极查治患者与带虫者。

九、溶组织内阿米巴

溶组织内阿米巴又称痢疾阿米巴，主要寄生于人体结肠内，也可侵入其他器官组织，引起阿米巴痢疾和肠外阿米巴病。

（一）形态

溶组织内阿米巴生活史中有滋养体与包囊两个时期。

1. 滋养体　根据虫体形态、寄生部位和致病性不同，分为大滋养体和小滋养体①大滋养体又称组织型滋养体，大小为 20～60 μm，内质含一个至数个红细胞，活体运动活泼，形态多变；②小滋养体又称共栖型或肠腔型滋养体，大小为 10～30 μm，内质不含红细胞，活体运动缓慢。内质含一典型泡状核，直径 4～7 μm，核膜薄，其内缘有一层排列整齐的染色质粒，核仁小、居中或稍偏位。

2. 包囊　球形，直径为 10～20 μm，碘液染色后呈淡棕色，囊壁不着色，核 1～4 个，单核或双核包囊中可见糖原泡和拟染色体。四核包囊为成熟包囊，糖原泡和拟染色体已消失（图 8-5）。

（二）生活史

溶组织内阿米巴生活史简单，四核包囊是其感染期。受污染的食物或水被人吞食后，在小肠下段受碱性消化液的作用，虫体逸出，分裂形成 4 个小滋养体，以二分裂增殖。当小滋养体随肠内容物下移，随着水分被吸收、营养物减少等肠内环境的改变，停止活动，虫体团缩，分泌囊壁，形成包囊，随粪便排出体外。在一定条件下，小滋养体侵入肠壁，吞噬红细胞和组织细胞，转变成大滋养体，破坏肠壁组织，导致肠壁溃疡。大滋养体又可进入肠腔转变成小滋养体。

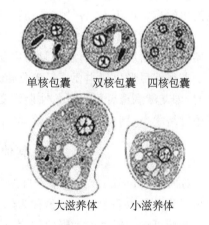

单核包囊　双核包囊　四核包囊

大滋养体　小滋养体

图 8-5　溶组织内阿米巴包囊与滋养体

（三）致病性

人体感染后，可表现为无症状带虫者、肠阿米巴病和肠外阿米巴病。在急性期，阿米巴侵入肠壁组织，突破黏膜肌层，在疏松的黏膜下层繁殖扩增，引起组织液化、坏死，形成口小底大的烧瓶样溃疡。阿米巴痢疾的典型临床特征为含脓血黏液便的急性腹泻，粪便呈酱红色，有腥臭味，腹痛伴里急后重。肠道病变处的滋养体可侵入血流，随血流循环流入肝、肺甚至脑、皮肤等,引起肝、肺、脑脓肿等肠外阿米巴病。其中以阿米巴肝脓肿最多见。

(四)流行与防治

阿米巴病呈世界性分布,多见于热带和亚热带地区。带虫者为主要的传染源,其外排包囊的量较大,且包囊对外界环境的抵抗力强,通过污染水源、食物、餐具等而经口感染;包囊也可直接污染水源、食物等,经节肢动物携带而造成传播。

预防应加强粪便和水源管理,改善环境卫生,注意饮食卫生。治疗患者和带虫者,尤其是对从事饮食行业的工作人员应进行定期体检。

案例分析

患者,男性,30岁,农民。腹痛、腹泻8d。自行口服诺氟沙星治疗无效。近3d腹泻次数减少,但腹痛加剧,伴里急后重,大便呈果酱色。

入院查体:体温38.3℃,呼吸平稳,20次/分。心肺无杂音。腹软,左下腹有轻度压痛。尿常规检查无异常。粪检报告:粪便呈暗红色,有腥臭味,有黏液。滋养体(+)。确诊为急性阿米巴痢疾。

讨论:该患者口服诺氟沙星治疗无效的原因?患者确诊阿米巴痢疾的依据是什么?

十、刚地弓形虫

刚地弓形虫又称弓形虫,广泛寄生于人和猫等多种动物有核细胞内,引起人畜共患的弓形虫病。弓形虫的生活史中有滋养体、包囊、裂殖体、配子体和卵囊5种形态,其中滋养体、假包囊、包囊和卵囊可对人体致病并与传播有关。猫科动物是弓形虫的终宿主兼中间宿主。弓形虫的中间宿主可为人、各种哺乳动物、鸟类等。

弓形虫病根据感染途径分为先天性与获得性两类。先天性弓形虫病见于孕妇感染弓形虫经胎盘传播给胎儿所致,脑和眼为主要受累器官。在孕早期感染可导致流产、早产、死产或畸胎。获得性弓形虫病主要是经消化道感染,淋巴结受累最为常见。隐性感染者当免疫功能下降时,如艾滋病患者可出现急性期病变,引起多个组织和器官损害,常见症状有淋巴结肿大、视网膜脉络膜炎、脑炎、脑膜脑炎等,其中常以弓形虫脑炎而导致死亡。

附:其他消化道感染的病原生物

毛霉菌(mucor)广泛分布于自然界中,常引起食物霉变。在机体抵抗力下降或医疗操作中可成为条件致病菌。主要菌种为丝生毛霉菌。可引起脑型毛霉菌病、肺毛霉菌病等。

本菌可形成粗大的无隔菌丝,分枝少,菌丝体可长出孢子柄,末端有孢子囊孢子,沙保培养基上形成白色,逐渐变为黑色的菌落。治疗可用两性霉素B等药物。

【复习思考题】

问答题

(1)引起肠道感染的病原菌有哪些?所致疾病有哪些?

(2)经口感染的寄生虫有哪些?其感染阶段各是什么?

第 **9** 章

皮肤创伤感染的病原生物

【学习要点】

葡萄球菌和链球菌的致病物质、所致疾病及防治原则；破伤风梭菌感染条件、所致疾病与预防措施；狂犬病毒抵抗力、致病性、免疫性与特异性预防方法；日本血吸虫的感染阶段、主要致病阶段、流行范围与防治措施；疟原虫的生活史、疟疾发作、再燃与复发的原因及发作时的典型周期；其他皮肤创伤感染的病原生物所致疾病、防治措施。

第一节　创伤感染的病原菌

一、葡 萄 球 菌

葡萄球菌（staphylococcus）为最常见的化脓性球菌，广泛分布于自然界、人与动物的体表以及同外界相通的腔道中，大多数为非致病菌，是医院内感染的重要传染源。

（一）生物学性状

1. 形态与染色　球形或椭圆形，直径 $0.8\sim1.0\mu m$，呈葡萄串状排列（图 9-1）。无鞭毛，无芽孢，一般不形成荚膜。革兰染色阳性，当菌体衰老、死亡或被中性粒细胞吞噬后常转为革兰阴性。

2. 培养特性　营养要求不高，在普通培养基上生长良好。需氧或兼性厌氧。可形成中等大小、圆形、表面光滑、边缘整齐、不透明的凸起菌落。不同菌种产生不同的脂溶性色素而使菌落着色，如金黄色、白色、柠檬色等。多数致病性葡萄球菌在血琼脂平板上产生透明的溶血环。

3. 抗原构造　抗原种类多，构造复杂，较重要的有：①葡萄球菌 A 蛋白（SPA），是菌细胞壁上的一种表面蛋白，90% 的金黄色葡萄球菌含有 SPA。SPA 可与人的 IgG 的 F_c 段发生

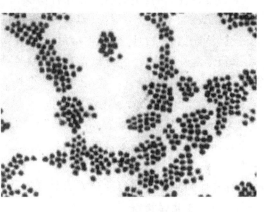

图 9-1　葡萄球菌

非特异性结合,具有抗吞噬作用。并可利用此特性进行协同凝集试验。②多糖抗原,为存在于细胞壁的半抗原。磷壁酸可介导葡萄球菌在黏膜表面的黏附。

4. 分类　葡萄球菌属内有 32 种,具有代表性的有金黄色葡萄球菌、表皮葡萄球菌与腐生葡萄球菌三种。其中金黄色葡萄球菌多为致病菌,其他致病弱或不致病。

5. 抵抗力　葡萄球菌是无芽孢细菌中抵抗力最强的细胞之一。耐干燥,耐热,加热 80℃ 30min 被杀死。对常用抗生素敏感,但易产生耐药性,金黄色葡萄球菌耐青霉素的菌株已高达 90％以上,尤其是耐甲氧西林金黄色葡萄球菌(MRSA)的增多,已成为医院内感染最常见的致病菌。

(二)致病性与免疫性

1. 致病物质　金黄色葡萄球菌产生多种侵袭性酶与外毒素,其中起主要致病作用如下。

(1)血浆凝固酶:能凝固人或家兔血浆。非致病菌株一般不产生血浆凝固酶,故此酶是鉴定葡萄球菌有无致病性的重要指标之一。其致病作用是使血浆纤维蛋白凝固并包被于菌体表面,阻碍吞噬细胞的吞噬,同时保护病菌不受血清中杀菌物质的破坏,也与葡萄球菌的感染易于局限化及易形成血栓有关。

(2)葡萄球菌溶素:是损伤细胞膜的毒素,致病性葡萄球菌能产生多种溶素。除具有溶血作用外,还对白细胞、血小板、肝细胞、血管平滑肌细胞等有损伤作用。

(3)杀白细胞素:大多数致病性葡萄球菌产生此毒素,杀白细胞素只攻击中性粒细胞与巨噬细胞,作用部位主要在细胞膜。

(4)肠毒素:为一组耐热的蛋白质,100℃ 煮沸 30min 不被破坏,可抵抗胃肠液中蛋白酶的水解作用。如果食入含毒素的食物后,可引起以呕吐为主要症状的食物中毒。

(5)表皮剥脱毒素:它可裂解表皮的棘细胞层细胞,引起表皮与真皮的脱离,引起剥脱性皮炎,又称烫伤样皮肤综合征。多见于新生儿、婴幼儿与免疫功能低下的成年人。

(6)毒性休克综合征毒素-1(TSST-1):TSST-1 是引起毒性休克综合征(TSS)的主要病因之一。

2. 所致疾病　当皮肤、黏膜受损或患慢性消耗性疾病(如糖尿病、结核、肿瘤)、机体免疫功能降低时,葡萄球菌可经伤口或消化道感染,易发生医院内感染。表现有侵袭性与毒素性两种类型的疾病。

(1)侵袭性疾病:主要引起化脓性感染。有局部感染,主要由金黄色葡萄球菌引起的皮肤软组织感染,如疖、痈、毛囊炎、睑腺炎、伤口化脓等。也可引起肺炎、中耳炎、气管炎、脓胸等;全身感染可引起败血症、脓毒血症等。

(2)毒素性疾病:由葡萄球菌产生的有关外毒素引起。主要有①食物中毒:进食含葡萄球菌肠毒素的食物后,经 1～6h,出现以呕吐为主的急性胃肠道症状,一般不发热,多数患者 1～2d 自行恢复,预后良好;②烫伤样皮肤综合征:由表皮剥脱毒素引起;③毒性休克综合征:临床表现为起病急、高热、低血压、呕吐、腹泻、猩红热样皮疹、肾衰竭等,严重者可出现休克。此外,由于长期使用或滥用抗生素引起的一种菌群失调性肠炎,以腹泻为主要临床症状,称为假膜性肠炎。

葡萄球菌感染后获得的免疫力弱且持续时间短,故可发生重复感染。

(三)微生物学检查

1. 标本　不同疾病采取不同的标本。可采用脓汁、血液、穿刺液、脑脊液等。食物中毒取剩余食物与患者的呕吐物等。

2. **方法**　直接涂片革兰染色后镜检,根据细菌形态、排列与染色特性作出初步报告。再做分离培养,根据菌落形态、色素产生、溶血及血浆凝固酶等试验做出鉴定。

(四)防治原则

注意个人卫生,对皮肤黏膜的创伤要及时处理。对饮食服务从业人员加强卫生管理,防止引起食物中毒。目前耐药菌株日益增多,故要根据药敏试验结果选用治疗药物。医院内要做好消毒隔离工作,防止医源性感染。

二、链　球　菌

链球菌属(streptococcus)是另一类常见的化脓性球菌。广泛分布于自然界、人的鼻咽部、胃肠道与泌尿生殖道中。大多数不致病,少数致病菌可引起人类多种化脓性炎症、猩红热、新生儿败血症、细菌性心内膜炎、风湿热、肾小球肾炎等。

(一)生物学性状

1. **形态与染色**　革兰阳性,球形或椭圆形,链状排列,链长短不一,在液体中成长链,固体中的常呈短链(图 9-2)。多数菌株在培养的早期形成荚膜。

2. **培养特性**　需氧或兼性厌氧,少数为专性厌氧。营养要求较高,需在加入血液、血清等的营养培养基中才生长良好。在血琼脂平板上形成灰白色、表面光滑、边缘整齐的细小菌落。不同菌株产生不同的溶血现象。

3. **抗原构造**　抗原构造复杂,主要有以下三种。

①多糖抗原:又称 C 抗原,是细胞壁的多糖组分,具有群特异性;②蛋白质抗原:具有型特异性,位于 C 抗原外层;A 群链球菌有 M、T、R 与 S 4 种不同性质的蛋白质抗原,M 抗原与致病性有关;③核蛋白抗原:无特异性,各种链球菌均相同,并与葡萄球菌有共同抗原。

4. **分类**　链球菌的分类,常用下列两种方法。

(1)根据溶血现象可将链球菌分成 3 类:①甲型溶血性链球菌,菌落周围有狭小的草绿色溶血环,

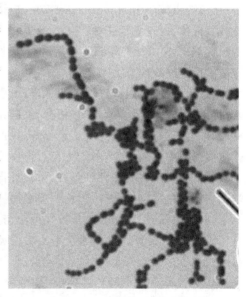

图 9-2　链球菌

故这类菌亦称草绿色链球菌,是鼻咽部与肠道的正常寄居菌之一,多为条件致病菌;②乙型溶血性链球菌,菌落周围有宽而透明的溶血环,这类菌亦称溶血性链球菌,致病力强,常引起人类与动物的多种疾病;③丙型链球菌,不溶血,一般不致病,常存在于乳类与粪便中。

(2)根据抗原结构的分类:按链球菌细胞壁中多糖抗原不同,可分成 A、B、C、D 等 20 个群。对人致病的链球菌菌株 90% 属 A 群。

5. **抵抗力**　本菌抵抗力不强,加热 60℃ 30min 被杀死,对常用消毒剂、抗生素(青霉素、红霉素、四环素、磺胺药)都很敏感。

(二)致病性与免疫性

1. **致病物质**　链球菌中 A 群致病力最强。A 群链球菌也称化脓性链球菌或溶血性链球菌,是人类细菌感染常见的病原菌之一。有较强的侵袭力,并产生多种外毒素与胞外酶。

(1)链球菌溶素:根据对氧的稳定性,分为链球菌溶素 O(streptolysin O,SLO)与链球菌溶素 S(streptolysin S,SLS)两种。SLO 对氧敏感。SLO 对白细胞、血小板、神经细胞、心肌细胞等有毒性作用。SLO 抗原性强,85%～90%被链球菌感染的患者,于感染后 2～3 周至病愈后 1 年内可检出 SLO 抗体。检测此抗体可作为链球菌新近感染指标之一或作为链球菌感染后超敏反应性疾病的辅助诊断。SLS 对氧不敏感,无免疫原性,对多种组织细胞有毒性作用。

(2)致热外毒素:曾称红疹毒素或猩红热毒素,是引起人类猩红热的主要毒性物质。

(3)透明质酸酶:又名扩散因子。能分解细胞的玻璃酸,使病菌易于在组织中扩散。

(4)M 蛋白:是 A 群链球菌细胞壁中的蛋白组分。M 蛋白有利于链球菌对上皮细胞的黏附,并具有抗吞噬作用。此外,M 蛋白与心肌、肾小球基膜有共同的抗原,与链球菌感染后继发超敏反应性疾病有关。

(5)链激酶(streptokinase,SK):又称溶纤维蛋白酶,能使血液中纤维蛋白酶原变成纤维蛋白酶,故可溶解血块或阻止血浆凝固,有利于病菌在组织中扩散。

(6)链道酶(streptodornase,SD):又称 DNA 酶,能降解脓液中具有高度黏稠性的 DNA,使脓液稀薄,促进病菌扩散。

2. **所致疾病**　传染源为患者和带菌者,经皮肤伤口或飞沫传播。可分为化脓性、中毒性与超敏反应性疾病三大类。

(1)化脓性炎症:经皮肤伤口感染,可引起痈、脓疱疮、蜂窝织炎等局部皮肤与皮下组织感染,特点为病灶界限不清,脓性稀薄,细菌易于扩散;经呼吸道感染可引起扁桃体炎、咽喉炎、鼻窦炎,并可扩散引起中耳炎、脑膜炎等;经产道感染可引产褥热。此外,细菌易经淋巴管与血流扩散而引起淋巴管炎、淋巴结炎与败血症。

(2)中毒性疾病:即猩红热,由致热外毒素引起的中毒性疾病,主要症状为发热、咽炎、全身弥漫性鲜红色皮疹,疹退后出现明显脱屑。

(3)超敏反应性疾病:主要有风湿热与急性肾小球肾炎。

另外,B 群链球菌可引起新生儿脑膜炎、败血症等;甲型溶血性链球菌可引起亚急性细菌性心内膜炎。

3. **免疫性**　A 群链球菌感染后,血清中出现多种抗体。但是病后免疫力不强。

(三)微生物学检查

1. **标本**　根据所致疾病的不同,可采取脓汁、咽拭子、血液等标本。

2. **方法**　直接涂片革兰染色后镜检,发现有典型的链状排列球菌时,可作出初步报告;分离培养后根据菌落特点、溶血现象、革兰染色特性与生化试验等进行判断。

3. **抗链球菌溶血素 O 试验(antistreptolysin O test,ASO test)**　简称抗 O 试验,是测定患者血清中抗链球菌溶血素 O 抗体的效价,用于风湿热、急性肾小球肾炎等疾病的辅助诊断。效价在 500 单位以上或逐步升高有辅助诊断意义。

(四)防治原则

链球菌感染的防治原则与葡萄球菌相同。注意空气、器械与敷料等的消毒,防止医院内感染。对急性咽峡炎与扁桃体炎患者,尤其是儿童,应彻底治疗,以防止急性肾小球肾炎、风湿热等疾病的发生。

三、铜绿假单胞菌

铜绿假单胞菌(P. aezuginosa)简称绿脓杆菌,广泛分布于自然界和正常人体。是一种常见的条件致病菌,也是医院内感染的主要病原体。当机体免疫力降低时如大面积烧伤、长期使用免疫抑制药等,可引起局部或全身性感染。其致病因素有内毒素、胞外酶和外毒素等。本菌几乎可感染人体的任何组织和部位。临床常见的有皮肤及皮下组织感染、中耳炎、脑膜炎、呼吸道感染、尿路感染、败血症等。烧伤病房的感染率可高达30%。

本菌为革兰阴性小杆菌,无芽孢,有菌毛,单端有1～3根鞭毛,运动活泼。专性需氧,在普通培养基上生长良好,可形成圆形、大小不一、有特殊气味的光滑型菌落。从自然界分离出的菌株常产生两种水溶性色素——绿脓素和荧光素,使培养基和菌落都呈灰绿色,有鉴定意义。在血平板上产生透明溶血环。

本菌对外界环境因素抵抗力较强。56℃需1h杀死细菌,对青霉素、磺胺药等多种抗生素不敏感,对庆大霉素、多黏菌素等较敏感,但易产生耐药性。

微生物学检查可根据不同病情采集不同的标本做涂片染色镜检、分离培养鉴定。

铜绿假单胞菌可由多种途径传播,主要是通过污染医疗器械及带菌医护人员引起的医源性感染,应对医院内感染予以重视。治疗可用庆大霉素、多黏菌素等。

四、破伤风梭菌

破伤风梭菌(C. tetani)大量存在于土壤、人与动物的肠道中,是破伤风的病原菌。

(一)生物学性状

革兰阳性,菌体细长杆状,无荚膜,有周鞭毛。芽孢圆形,比菌体大,位于菌体顶端,呈鼓槌状为本菌的典型特征(图9-3)。营养要求不高,需用厌氧培养。本菌的芽孢抵抗力很强,在干燥的土壤与尘埃中可存活数年,能耐煮1h,在5%苯酚中可存活10～15h。繁殖体对青霉素敏感。

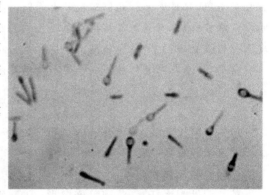

图9-3　破伤风梭菌

(二)致病性与免疫性

破伤风梭菌经伤口侵入人体引起破伤风。其感染的重要条件是伤口形成厌氧微环境:如伤口窄而深(如刺伤),有泥土或异物污染;创伤坏死组织多,局部组织缺血缺氧;伴有需氧菌或兼性厌氧菌的混合感染等。

其主要致病物质是外毒素,即破伤风痉挛毒素,它是一种神经毒素,毒性极强,仅次于肉毒毒素。该毒素对中枢神经系统有特殊的亲和力,可阻止抑制性突触末端释放抑制性神经递质(甘氨酸与γ氨基丁酸),使肌肉活动的兴奋与抑制失调,以致伸肌与屈肌同时强烈收缩,造成肌肉强直痉挛,形成破伤风特有的牙关紧闭、角弓反张等症状。破伤风痉挛毒素具有免疫原性,经0.3%的甲醛作用后脱毒成为类毒素。

破伤风潜伏期可从几天至几周,与原发感染部位距离中枢神经系统的长短有关。病菌在创伤局部繁殖产生的外毒素,经血流或淋巴进入中枢神经系统,亦可经末梢神经轴索逆行而上到达中枢神经系统,最终形成破伤风特有的症状。新生儿破伤风常为分娩时使用不洁器械剪断脐带,病原菌自脐部侵入所致,俗称"脐带风""七日风"。

病后获得免疫力不强,可再感染。获得牢固免疫力的途径是人工免疫。

(三)微生物学检查

破伤风有典型的临床症状与病史,易诊断,故一般不进行微生物学检查。

(四)防治原则

破伤风一旦发病,疗效不佳,故预防极为重要。

1. **人工自动免疫**　对易受伤的人群有计划地进行破伤风类毒素预防接种。方法是第一年基础免疫两次,第二年加强免疫一次,以后每隔5～10年加强一次。对3～6个月的儿童可采用百白破三联疫苗进行免疫,可同时获得对这三种常见病的免疫力。免疫程序为婴儿出生后第3、4、5个月连续免疫3次,2岁、7岁时各加强一次,以建立基础免疫。

2. **人工被动免疫**　对伤口较深、混有泥土杂物的疑似患者除立即进行清创、扩创,防止厌氧微环境的形成外,可立即注射破伤风抗毒素(tetanus antitoxin,TAT)作为紧急预防或特异性治疗。使用抗毒素应早期、足量使用TAT,因为一旦毒素与细胞受体结合,抗毒素就不能中和其毒性作用。使用TAT还必须先做皮肤试验,必要时可采用脱敏注射法或用人抗破伤风免疫球蛋白。青霉素等抗生素可杀灭伤口局部的病原菌。

案 例 分 析

患儿,男,8d。因阵发性哭闹、面色发青伴吮乳困难1d入院。入院查体:易激惹,哭声紧,呼吸尚平稳,双眼紧闭。双侧瞳孔等大等圆,对光反射存在。牙关紧闭,颈部略有抵抗感,腹肌紧张。脐带未脱,脐窝内有脓性分泌物。询问病史,在家中接生。入院后抽搐频繁,第3天出现急性呼吸衰竭,处于昏迷状态。

讨论:该患儿患有何种疾病? 应如何急救治疗?

五、产气荚膜梭菌

产气荚膜梭菌(C. perfringens)广泛存在于土壤、人与动物肠道中,是气性坏疽的主要病原菌。亦可引起食物中毒与坏死性肠炎。

(一)生物学性状

革兰阳性粗大杆菌,芽孢呈椭圆形,位于次极端,比菌体小。在体内可形成明显的荚膜。本菌厌氧,在血琼脂平板上,多数菌株有双层溶血环,内环是由 θ 毒素引起的完全溶血,外环是由 α 毒素引起的不完全溶血。本菌代谢十分活跃,可分解多种糖类,产酸产气。在牛奶培养基中能分解乳糖产酸,使酪蛋白凝固,同时产生大量的气体,可将凝固的酪蛋白冲成蜂窝状,并将液面封固的凡士林层上推,甚至冲走试管口棉塞,气势凶猛,称"汹涌发酵",是本菌的另一特点。

(二)致病性

1. **致病物质**　产气荚膜梭菌能产生多种外毒素,主要的有 α、β、ε、τ 共4种毒素,以 α 毒素最重要。可分为A、B、C等5个血清型。对人致病的主要为A型,引起气性坏疽与食物中毒。

C 型可引起坏死性肠炎。α 毒素能分解细胞膜上的磷脂与蛋白形成的复合物,造成红细胞、白细胞、血小板与内皮细胞溶解,引起血管通透性增加并伴大量溶血、组织坏死、肝与心功能受损,在气性坏疽的形成中起主要作用。

2. 所致疾病

(1)气性坏疽:致病条件与破伤风梭菌相似。战伤多见,但也见于平时的工伤、车祸等。细菌感染伤口后潜伏期短,一般仅为 8～48h,经局部繁殖,产生大量外毒素,在体内形成荚膜使侵袭性加强,病情险恶。如不及时治疗,常导致死亡。卵磷脂酶、胶原酶、透明质酸酶、DNA 酶等分解破坏作用,使病菌易穿过肌肉结缔组织间隙,侵入四周正常组织,发酵肌肉与组织中的糖类,产生大量气体,造成气肿。同时血管通透性增加,水分渗出,局部水肿,进而挤压软组织与血管,影响血液供应,造成组织坏死。严重病例表现为组织胀痛剧烈,水气夹杂,触摸有捻发感,最后产生大块组织坏死,并有恶臭。病菌产生的毒素与组织坏死的毒性产物被吸收入血,引起毒血症、休克甚至死亡。此外,本菌也可经肠穿孔或子宫破裂进入腹腔引起内源性感染,消毒不严格的人工流产术也可致子宫内膜炎。

(2)食物中毒:见第 8 章第一节。

(3)坏死性肠炎:由 C 型产气荚膜梭菌产生的 β 毒素引起。潜伏期短,发病急,腹痛严重,腹泻、粪便带血,可伴发腹膜炎、循环衰竭,病死率可高达 40%。

(三)微生物学检查

气性坏疽病情严重,发展迅速,应尽早作出细菌学诊断,以便及早治疗。

1. 直接涂片镜检　这是极有价值的快速检测法。从可疑深部创口取材涂片,革兰染色,镜检见有革兰阳性粗大杆菌,白细胞甚少且形态不典型(因毒素作用,白细胞无趋化反应),并伴有其他杂菌等三个特点即可报告初步结果。早期诊断能避免患者最终截肢或死亡。

2. 分离培养与动物实验　将分泌物或坏死组织接种于血平板或庖肉培养基进行厌氧培养,观察生长情况。取可疑菌落接种于牛乳培养基中观察汹涌发酵现象,并做生化反应鉴定。必要时做动物实验。

(四)防治原则

对伤口及时进行清创、扩创处理,破坏与消除厌氧微环境的形成,预防性使用抗生素治疗可预防大多数感染。必要时截肢以防止病变扩散。大剂量使用青霉素等抗生素以杀灭病原菌与其他细菌。有条件可使用 α 抗毒素与高压氧舱法治疗气性坏疽,有一定的效果。

相关链接　粪便移植治疗顽疾

据美国媒体报道,美国巴尔的摩市 20 个月大的男婴杰西·威廉斯,因肠道感染"艰难梭菌"而病入膏肓。医师通过先进的"粪便移植"手术,将母亲的粪便从威廉斯的鼻孔移植入其肠道中,利用健康粪便中的有益菌群"以毒攻毒",最终竟令他在短短 2d 内奇迹般康复。当在拉斯维加斯举行的美国胃肠病学会年度科学会议上首次公布这一消息后,立即引发轰动。"艰难梭菌"为厌氧菌,是人和动物肠道正常菌群。临床如长期使用某些抗生素(氨苄西林、头孢菌素、红霉素、克林霉素等)容易引起菌群失调,使耐药的艰难梭菌大量繁殖而致病,导致抗生素相关性腹泻、假膜性肠炎。

六、无芽孢厌氧菌

无芽孢厌氧菌种类繁多,专性厌氧。包括革兰阳性、革兰阴性的杆菌与球菌。多数为寄居于人与动物体内的正常菌群,其数量在正常菌群中占有绝对优势,尤其在肠道菌群中,厌氧菌占99.9%。常作为条件致病菌引起内源性感染,感染涉及临床各科。感染无特定的病型,多数对氨基糖苷类抗生素不敏感,造成临床诊断与治疗上的困难。

(一)无芽孢厌氧菌种类与分布

无芽孢厌氧菌共有23个属,与人类疾病相关的有10个属。

1. **革兰阴性厌氧杆菌** 有8个属,其中类杆菌属中的脆弱类杆菌最重要,占临床厌氧菌分离株的25%,类杆菌分离株的50%。

2. **革兰阴性厌氧球菌** 有3个属,引起疾病的主要是韦荣菌属的小韦荣球菌。

3. **革兰阳性厌氧杆菌** 有7个属,比较重要的是痤疮丙酸杆菌,迟钝真杆菌与齿双歧杆菌。可单独或与其他细菌混合感染,引起多种疾病。在临床厌氧菌分离株中占22%。

4. **革兰阳性厌氧球菌** 有5个属,引起疾病的主要是寄居于阴道的消化链球菌,占临床厌氧菌分离株的20%,仅次于脆弱类杆菌。

(二)致病性

1. **致病条件** 无芽孢厌氧菌为条件致病菌,引起内源性感染,其条件主要有:①寄居部位的改变,如手术、拔牙、肠穿孔等引起的创伤,使细菌移位;②局部厌氧微环境的形成,如有组织坏死、供血不足,有异物或有需氧菌混合感染时,使局部组织缺氧而利于厌氧菌生长;③正常菌群失调,如长期使用抗生素,使对多种抗生素耐药的厌氧菌大量繁殖;④机体免疫力下降,如患慢性消耗性疾病、烧伤、手术、使用激素或免疫抑制药,以及婴幼儿、老年人等。

2. **致病物质** 无芽孢厌氧菌致病力不强,细菌种类多,不同细菌致病物质不同。

3. **感染特征** 无芽孢厌氧菌的感染特征主要有:①内源性感染,感染部位可遍及全身,多呈慢性过程;②无特定病型,大多为化脓性感染,形成局部脓肿或组织坏死,也可侵入血流形成败血症;③分泌物或脓液黏稠,乳白色、粉红色、血色或棕黑色,有恶臭,有时有气体;④使用氨基糖苷类抗生素(链霉素、卡那霉素、庆大霉素)长期治疗无效;⑤分泌物直接涂片可见细菌,但使用普通培养法无细菌生长。

4. **所致疾病**

(1)败血症:败血症多数为脆弱类杆菌引起,其次为革兰阳性厌氧球菌。原发病灶可能来自胃肠道与盆腔内感染。

(2)中枢神经系统感染:最常见的为脑脓肿,主要继发于中耳炎、乳突炎、鼻窦炎等邻近感染,亦可经直接扩散与转移而形成。革兰阴性厌氧杆菌最为常见。

(3)口腔感染:大多起源于牙感染,主要由消化链球菌、产黑色素普雷澳菌(prevolla)等所致,引起牙槽脓肿、下颌骨髓炎、急性坏死性溃疡性牙龈炎(奋森咽峡炎)、牙周病等。

(4)呼吸道感染:厌氧菌可感染上下呼吸道的任何部位,如扁桃体周围蜂窝织炎、吸入性肺炎、坏死性肺炎、肺脓肿与脓胸等。

(5)腹部感染:因手术、损伤、肠穿孔等原因使细菌寄居部位发生改变引起腹膜炎、腹腔脓肿等感染,常为以脆弱类杆菌为主的多种细菌混合感染。

(6)女性生殖道感染:无芽孢厌氧菌可引起盆腔脓肿、输卵管卵巢脓肿、子宫内膜炎、脓毒性流产等女性生殖道的一系列严重感染,主要由消化链球菌属细菌引起。

(7)其他:无芽孢厌氧菌尚可引起皮肤与软组织感染、心内膜炎等。

(三)微生物学检查

1. 标本采取　无芽孢厌氧菌大多是人体正常菌群,采集标本应注意:①避免正常菌群的污染,应采用严格的无菌操作技术从正常时无菌的部位采集标本,如血液、胸腹腔液、心包液、深部脓肿,以及手术切除或活检得到的组织标本等,进行检查;②避免接触空气,厌氧菌对氧敏感,暴露在空气中容易死亡,标本采取后宜立即放入特制的厌氧标本瓶中,或用无菌注射器抽取标本,排出空气,针头插入无菌橡皮塞中,迅速送检。

2. 方法　直接涂片镜检主要供培养、判断结果时参考。分离培养与鉴定是证实无芽孢厌氧菌感染的关键步骤。只能在厌氧环境中生长的才是专性厌氧菌。获得纯培养后,再根据细菌形态、染色特性、菌落特征、生化反应等进行鉴定。

目前已可用核酸探针杂交、PCR 等检测方法对一些重要的无芽孢厌氧菌作出快速检测。

(四)防治原则

目前还无特异的预防方法。治疗中应通过药物敏感试验选择最有效的抗生素。

第二节　创伤感染的病毒

一、狂犬病病毒

狂犬病病毒(rabies virus)在野生动物(狼、狐狸、鼬鼠、蝙蝠等)及家养动物(犬、猫、牛等)与人之间构成狂犬病的传播环节。人主要被病畜或带毒动物咬伤后感染。一旦受染,如不及时采取有效防治措施,可导致严重的中枢神经系统急性传染病,病死率高,在发展中国家每年有数万人死于狂犬病。

(一)生物学性状

1. 形态结构　病毒外形呈弹状,$(60\sim400)nm\times(60\sim85)nm$,一端圆凸,一端平凹,有包膜,内含衣壳呈螺旋对称。核酸是单股负链 RNA。

2. 培养　狂犬病病毒宿主范围广,可感染鼠,家兔、豚鼠、马、牛、羊、犬、猫等,侵犯中枢神经细胞(主要是大脑海马回锥体细胞)中培殖,于细胞质中可形成嗜酸性包涵体(内基小体)。在人二倍体细胞、地鼠肾细胞、鸡胚、鸭胚细胞中培养增殖,借此可用于制备组织培养疫苗。

3. 抗原性与变异　狂犬病病毒仅一种血清型,但其毒力可发生变异。将野毒株在家兔脑内连续传 50 代后,家兔致病潜伏期逐渐缩短,2～4 周缩短至 4～6d,如再继续传代不再缩短,称固定毒株(fixed strain),固定毒株对人及动物致病力弱,脑外接种不侵入脑内增殖,不引起狂犬病,巴斯德首创用固定毒株制成减毒活疫苗,预防狂犬病。

4. 抵抗力　狂犬病病毒对热、紫外线、日光、干燥的抵抗力弱,加温 50℃ 1h、60℃ 5min 即死,也易被强酸、强碱、甲醛、碘、乙酸、乙醚、肥皂水及离子型和非离子型去污剂灭活。于 4℃可保存 1 周,如置 50% 甘油中于室温下可保持活性 1 周。

(二)致病性与免疫性

1. 致病性　狂犬病是人畜共患性疾病,主要在野生动物及家畜中传播。人狂犬病主要被患病动物咬伤所致,或与病畜密切接触有关。

人被咬伤后,病毒进入伤口,先在该部周围神经背根神经节内,沿着传入感觉神经纤维上行至脊髓后角,然后散布到脊髓和脑的各部位内增殖损害。在发病前数日,病毒从脑内和脊髓沿传出神经进入唾液腺内增殖,不断随唾液排出。潜伏期一般1~2个月,短者5~10d,长者1年至数年。潜伏期的长短取决于咬伤部位与头部距离远近、伤口的大小、深浅、有无衣服阻挡,以及侵入病毒的数量。

人发病时,先感不安,头痛,发热,侵入部位有刺痛。继而出现神经兴奋性增强,脉速、出汗、流涎、多泪、瞳孔放大,吞咽时咽喉肌肉发生痉挛,见水或其他轻微刺激可引起发作,故又名"恐水病"。最后转入麻痹、昏迷、呼吸及循环衰竭而死亡,病程为5~7d。

2. 免疫性 感染病毒后产生的抗体除中和,补体介导溶解和抗体依赖细胞毒作用外,特异性 IgG 抗体还能提高和调节 T 细胞对狂犬病病毒抗原反应,是接触狂犬病病毒后同时注射特异性抗体和疫苗的重要依据。细胞免疫也是抗狂犬病病毒主要免疫之一,如杀伤性 T 淋巴细胞针对靶抗原 G,N 蛋白可溶解病毒,单核细胞产生 IFN 和 IL-2 对抑制病毒复制和抵抗病毒攻击起重要作用。

(三)实验室检查

将咬人的犬捕获,观察 10~14d,不发病,则可认为未患狂犬病。若观察期间发病,将它杀死,取脑组织做病理切片检查包涵体,或用荧光标记抗狂犬病毒血清染色,检查抗原,如为阴性,则用 10% 脑悬液注射小白鼠脑内,发病后取脑组织同上检测包涵体和抗原,可提高阳性率,但需时较长,约 28d。如于发病前用核素标记的合成寡核苷酸探针检测狂犬病毒 RNA,1~2d 就能出结果。

患者可采取唾液沉渣涂片,荧光抗体染色检查细胞内病毒抗原。或发病后 2~3d 做睑、颊皮肤活检,用荧光抗体染色,于毛囊周围神经纤维中可找见病毒抗原。亦可将狂犬病毒固定毒株感染细胞制成抗原片,加入不同稀释病人血清阻止荧光抗体染色以测定抗体,一般 24h 可出结果。

(四)特异预防

用人狂犬病免疫球蛋白(20 IU/kg)或抗狂犬病马血清(40 IU/kg),在伤口周围浸润注射,其余做肌内注射。同时立即肌内注射狂犬病疫苗 1 次,于第一次注射后 7~21d 再行注射,共 3 次,可防止发病。

案 例 分 析

患者,男,6 岁。在院内玩耍时,被家中小狗咬伤小腿,就诊。
讨论:应如何处置和治疗?

二、流行性乙型脑炎病毒

流行性乙型脑炎病毒(epidemic type encephalitis virus)简称乙脑病毒,是流行性乙型脑炎的病原体,呈球状,核酸为单股正链 RNA,外层具包膜,包膜表面有血凝素。

(一)生物学性状

1. 形态与结构 乙脑病毒为球形,直径 40 nm,内有衣壳蛋白(C)与核酸构成的核心,具有包膜,表面有糖蛋白(E)刺突,即病毒血凝素,包膜内尚有内膜蛋白(M),参与病毒的装配。

病毒基因组为单股正链 RNA。

2. **抗原性**　乙脑病毒抗原性稳定。E 糖蛋白上有中和抗原表位和血凝抗原表位,可诱发机体产生中和抗体和血凝抑制抗体,在感染与免疫中起重要作用。

3. **抵抗力**　乙脑病毒对热抵抗力弱,56℃ 30min 灭活,故应在 −70℃ 条件下保存毒株。若将感染病毒的脑组织加入 50% 甘油缓冲盐水储存在 4℃,其病毒活力可维持数月。乙醚、1:1000 去氧胆酸钠及常用消毒剂均可灭活病毒。在酸性条件下不稳定,适宜 pH 8.5~9.0。

(二)致病性与免疫性

1. **致病性**　幼猪是乙脑病毒的主要传染源和中间宿主,蚊子是乙脑病毒的传播媒介。我国乙脑病毒的传播媒介主要为三带喙库蚊。构成猪-蚊-猪的传播环节。

2. **免疫性**　人受乙脑病毒感染后,大多数为隐性感染及部分顿挫感染,仅少数发生脑炎(0.01%),这与病毒的毒力,侵入机体内数量及感染者的免疫力有关。流行区成年人大多数都有一定免疫力,多为隐性感染,10 岁以下儿童及非流行区成年人缺乏免疫力,感染后容易发病。但近些年来乙脑发病年龄有增高趋势,值得重视。

(三)实验室检查

乙脑早期快速诊断通常采集急性期患者血清或脑脊液检测特异性 IgM,也可做 RT-PCR 检测标本中的病毒核酸片段。常规血清学试验需取双份血清,同时做对比试验,当恢复期血清抗体滴度比急性期≥4 倍时,有辅助诊断意义,可用于临床回顾性诊断。

(四)防治原则

防蚊、灭蚊和易感人群的预防接种是预防本病的关键。目前尚无有效的药物可以治疗流行性乙型脑炎。

案 例 分 析

患者,男,5 岁。2011 年 7 月,因头痛、高热、嗜睡 2d,昏迷 1d 就诊。体格检查:体温 41℃,脉搏 125 次/分,呼吸 40 次/分,血压 105/60mmHg。颈项强直,对光反射迟钝,巴宾斯基征阳性,心、肺、腹未见异常。实验室检查:乙脑病毒特异性抗体 IgM(+)。

讨论:该患者为何种病原感染? 为何种途径感染? 简述其致病机制。

第三节　皮肤黏膜感染的真菌

一、表面感染真菌

此类真菌主要寄居于人体皮肤和毛干的最表层,在高温、多汗等诱因的作用下,可引起皮肤表面出现黄褐色的花斑癣,如汗渍斑点,俗称汗斑。这类真菌在我国主要有秕糠马拉癣菌。患者皮肤用 Wood 灯紫外线波长 365 nm 照射或刮取鳞屑照射,能发出金黄色荧光,有助于诊断。

二、皮肤癣真菌

皮肤癣真菌是指一些主要引起皮肤浅部感染的真菌。因具有嗜角质蛋白的特性,使其侵犯部位只限于角化的表皮、毛发和指(趾)甲。通过真菌的增殖及其代谢产物对机体的刺激引起多种癣病。其中手足癣是人类最多见的真菌病。

皮肤癣菌的感染属外源性感染,通过接触癣症患者、带菌或患癣的动物如宠物犬、猫等而受到感染。一种癣菌可引起机体不同部位的感染,而同一部位的病变也可由不同癣菌所引起。癣菌的种类、侵犯部位及传染来源见表 9-1。

表 9-1　癣菌的种类、侵犯部位及传染来源

癣菌名称	种类	侵犯部位			传染来源与癣菌种类	
		皮肤	指甲	毛发	人传给人	动物传给人
毛癣菌属	21	+	+	+	堇色毛癣菌等	须毛癣菌等
表皮癣菌	1	+	+	-	絮状表皮癣菌	无
小孢子癣菌	15	+	-	+	奥杜盎小孢子癣菌	犬小孢子癣菌等

三、着色真菌和孢子丝真菌

着色真菌主要侵犯机体暴露部位的皮肤及皮下组织,因受损皮肤变黑,故称着色真菌病。在我国主要有卡氏枝孢霉和裴氏丰萨卡菌。在人体主要侵犯肢体皮肤,患处出现丘疹、结节和瘢痕,病程很长,免疫力低下者可侵犯中枢神经系统。

孢子丝菌属于腐生性真菌,分布广泛,主要病原为申克孢子丝菌。这是一种二相性真菌,在组织内或 37℃ 培养为酵母相,以出芽方式繁殖。患者多为农民和泥瓦木匠等。感染常从暴露部位的受损皮肤开始,通过淋巴管播散形成结节、脓肿和溃疡。病变多见于上肢,面部次之。

微生物学检查除了对患者的脓、痰等标本做培养和直接镜检外,还可做血清学检查。

四、假丝酵母菌

假丝酵母菌属中对人致病的有 7 种,俗称念珠菌,其中以白假丝酵母菌致病力最强。其他如热带假丝酵母菌、近平滑假丝酵母菌、克柔假丝酵母菌及都伯林假丝酵母菌所引起的条件致病也日见增多。

1. 生物学性状　白假丝酵母菌菌体圆形或卵圆形($2\mu m \times 4\mu m$),革兰染色阳性,但着色不均匀。以出芽方式繁殖,在组织内易形成芽生孢子及假菌丝,培养时白假丝酵母菌常在假菌丝间或其末端形成厚膜孢子(图 9-4),这是本菌重要的形态特征。

白假丝酵母菌在沙保培养基、普通琼脂和血平板上均能生长,在室温或 37℃ 中培养 2～3d,可形成灰白色或奶油色,表面光滑,带有酵母气味的类酵母型菌落。

2. 致病性与免疫性　假丝酵母菌通常存在于人的口腔、上呼吸道、肠道及阴道黏膜。当机体抵抗力下降或发生菌群失调症时,可引起各种假丝酵母菌感染,为内源性条件致病菌。

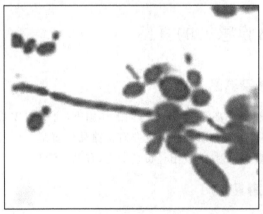

图 9-4　白假丝酵母菌形态

(1)皮肤黏膜感染:常侵犯皮肤潮湿与皱褶处,如腋窝、乳房下、腹股沟、肛门周围及指(趾)间等处。引起湿疹样皮肤念珠菌病,肛门周围瘙痒症及湿疹、指(趾)间糜烂等,易与湿疹混淆。侵犯黏膜可引起鹅口疮、口角糜烂、外阴与阴道炎等,其中以鹅口疮最多。

(2)内脏感染:可引起肺炎、支气管炎、肠炎、膀胱炎及肾盂肾炎等,偶可引起败血症。

(3)中枢神经感染:可有脑膜炎、脑膜脑炎、脑脓肿等。

对白假丝酵母菌的免疫主要靠机体的天然免疫力。微生物学检查以直接镜检、分离培养、鉴定为主,其所形成的假菌丝、厚膜孢子及血清中芽管形成是其重要鉴定依据。

第四节　皮肤黏膜感染的寄生虫

一、日本血吸虫

日本血吸虫又称日本裂体吸虫或血吸虫,成虫寄生在人体肠系膜静脉内,引起血吸虫病。

1. 形态

(1)成虫:雌雄异体,虫体细长呈圆柱形,口、腹吸盘位于虫体前端。雄虫粗短,长 10～22 mm,乳白色,从腹吸盘后,虫体两侧向腹面卷曲形成抱雌沟。雌虫前细后粗,长 12～26 mm,灰褐色,口、腹吸盘均小;生殖孔开口于腹吸盘后方。雌雄虫肠管在腹吸盘前分为 2 支,向后延伸至虫体中部稍后处合并为盲管。

(2)虫卵:呈椭圆形,淡黄色,大小平均 $89\mu m \times 67\mu m$,卵壳薄而均匀,无卵盖,卵壳一侧有一小棘,表面常附有宿主组织残留物。卵内含一梨形毛蚴,毛蚴与卵壳间常有大小不一的油滴状毛蚴头腺分泌物。

(3)尾蚴:尾部分尾干和尾叉;体部有头器,口、腹吸盘各 1 个及 5 对穿刺腺。

2. 生活史　成虫寄生于人或多种哺乳动物的门脉-肠系膜静脉系统。雌雄合抱,常于肠黏膜下层的静脉末梢交配产卵。虫卵主要随血流进入肝,部分沉积于结肠壁静脉。初产卵约经 11d 发育为成熟卵,卵内毛蚴的分泌物能透过卵壳,破坏周围组织发生炎性反应,导致组织坏死。在血流压力、肠蠕动和腹内压增加的作用下,虫卵可落入肠腔,随粪便排出体外。虫卵随粪便落水后,在适宜的条件下,孵出毛蚴。毛蚴若遇到中间宿主钉螺,侵入螺体经母胞蚴、子胞蚴、尾蚴等无性繁殖,形成大量尾蚴。尾蚴逸出螺体在水中游动,当与宿主皮肤接触时,即以吸盘吸附到皮肤表面,侵入宿主皮肤后脱掉尾部成为童虫。童虫侵入宿主的小血管或淋巴管,随血流到达门静脉系统的分支,最后移行至肠系膜静脉定居,发育为成虫,以血液为食。从尾蚴侵入人体到成虫产卵需 24d。成虫寿命平均 3～5 年。

3. 致病性　血吸虫的各个发育阶段均可致病,但以虫卵致病最为严重。

尾蚴侵入宿主皮肤后可引起尾蚴性皮炎。童虫在体内移行可造成所经过器官、组织的损害,以肺部表现明显,患者出现咳嗽、咯血、发热等症状。成虫一般无明显致病作用,仅少数引起静脉内膜炎或静脉周围炎。

虫卵引起的肉芽肿和纤维化病变是血吸虫病的主要病变。沉积于肝、肠等组织中的虫卵发育成熟后,卵内毛蚴释放可溶性虫卵抗原,透过卵壳渗到宿主组织中,刺激宿主发生Ⅳ型超敏反应,形成虫卵肉芽肿,并可导致嗜酸性脓肿。随着卵内毛蚴的死亡、组织修复及成纤维细胞的增生,使坏死物质逐步吸收,导致纤维化。感染严重时,可出现肝脾大、侧支循环形成、腹壁、食管及胃底静脉曲张，上消化道出血及腹水等症状。

4. 流行与防治　日本血吸虫在我国主要分布于长江流域及以南的 12 个省、市、自治区。传染源为排出虫卵的人、畜、野生动物。含有血吸虫卵的粪便污染水源，水体中存在钉螺，人群接触疫水，构成了血吸虫病的流行。

预防应加强宣传教育，查治患者、病畜，控制传染源，消灭钉螺，加强粪便管理，保护水源，避免人体皮肤与疫水接触。

案例分析

患者，男性，22 岁，战士，某年 7 月份，在参加某地抗洪抢险后，下肢经常出现红色小丘疹，有痒感。因任务紧急未及时诊治。2 个月后出现腹痛、腹泻、有黏液脓血便，伴发热、食欲缺乏，就诊。体格检查：一般情况尚可，心肺无异常，肝肋下一横指有轻压痛。

实验室检查：白细胞总数超过 10×10^6/L，嗜酸性粒细胞 8%。

讨论：如何进行确诊？如何防治？

二、疟　原　虫

疟原虫是疟疾的病原体，寄生人体的疟原虫有四种，即间日疟原虫、恶性疟原虫、三日疟原虫和卵形疟原虫。我国以间日疟原虫多见，恶性疟原虫次之。

1. 形态　根据疟原虫红细胞内虫体的形态和被寄生红细胞的变化，红细胞内期可分为滋养体、裂殖体和配子体。经瑞氏或姬氏染液染色后，核呈红色，胞质呈蓝色，疟色素呈褐色。以间日疟原虫为例，将各期形态特征描述如下。

(1)滋养体：是疟原虫在红细胞内最早出现的阶段。早期滋养体即小滋养体，胞质纤细呈环状，中间为空泡，核位于一侧，形似指环，故又称环状体。环状体继续发育，核增大，胞质增多，有时伸出伪足，形状不规则，胞质内出现疟色素。被寄生的红细胞体积胀大，并开始出现红色薛氏小点，此时称为晚期滋养体，又称大滋养体。

(2)裂殖体：大滋养体发育成熟，核开始分裂成 2～10 个，此期称为未成熟裂殖体。核继续分裂成 12～24 个，最后胞质随之分裂，且每个核被部分胞质包裹，成为裂殖子，此期称为成熟裂殖体。

(3)配子体：部分裂殖子侵入红细胞中发育长大，核增大而不再分裂，发育成配子体。雌配子体较大，核致密且偏于虫体一侧；雄配子体较小，核疏松而位于虫体中央。

2. 生活史　四种疟原虫的生活史基本相同，现以间日疟原虫为例介绍如下。

(1)在人体内的发育：①红细胞外期，当唾液腺中带有成熟子孢子的雌性按蚊刺吸人血时，子孢子随其唾液进入人体血循环，继而侵入肝细胞，其中速发型子孢子在肝细胞内 7～8d 即可完成红外期的裂体增殖产生大量的裂殖子，并胀破肝细胞，部分裂殖子被吞噬细胞吞噬，部分侵入红细胞内发育。而迟发型子孢子在肝细胞内要经过一段时间的休眠期后，才完成红外期的裂体增殖，引起疟疾的复发。②红细胞内期，红外期的裂殖子侵入红细胞后，先形成环状体，再发育为裂殖体。裂殖体成熟后胀裂红细胞，释放出的裂殖子部分被吞噬细胞吞噬，其余部分再侵入正常红细胞，重复裂体增殖。完成一次红内期裂体增殖周期，间日疟原虫需 48h，恶性疟原虫需 36～48h，三日疟原虫需 72h，卵形疟原虫需 48h。疟原虫在红细胞内裂体增殖几代后不再进行裂体增殖,而发育成雌、雄配子体。

(2)在蚊体内的发育:红内期各发育阶段的疟原虫随血流进入蚊胃后,仅雌、雄配子体可逐渐发育为雌、雄配子。雌、雄配子受精形成合子,合子发育为动合子后,穿过胃壁,在胃弹性纤维膜下形成卵囊。卵囊长大,囊内的核和胞质反复分裂进行孢子增殖,形成成千上万的子孢子。子孢子从卵囊逸出,侵入蚊体到其唾液腺,当蚊叮咬人时,子孢子即随唾液进入人体(图9-5)。

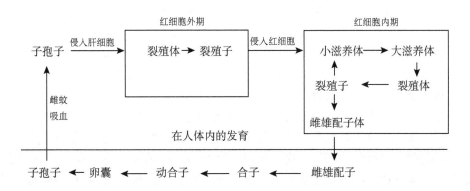

图9-5　疟原虫生活史

3. 致病性　红细胞内期是疟原虫的致病阶段。从疟原虫侵入人体到出现临床症状的时间,称为潜伏期,包括红外期原虫发育时间和红内期原虫经几代裂体增殖达到一定数量所需时间。各种疟原虫的潜伏期长短不一,间日疟的短潜伏期为 $11\sim25d$,长潜伏期为 $6\sim12$ 个月甚至更长。

(1)疟疾发作:一次典型的疟疾发作表现为寒战、高热和出汗退热 3 个连续阶段。疟疾发作主要是红内期裂体增殖所致。发作周期与疟原虫红内期裂体增殖周期一致,即间日疟和卵形疟隔日发作一次,三日疟隔 2d 发作一次,恶性疟隔 $36\sim48h$ 发作一次。

(2)疟疾的再燃和复发:疟疾初发停止后,体内残存的少量红内期疟原虫在一定条件下重新大量繁殖而引起的疟疾发作,称为疟疾的再燃。疟疾的复发是指疟疾初发患者红内期疟原虫已被全部消灭,在无重新感染的情况下,肝细胞内休眠的迟发型子孢子复苏,发育产生的裂殖子进入红细胞大量繁殖引起的疟疾发作。恶性疟原虫和三日疟原虫因没有迟发型子孢子,故不引起复发现象。

疟疾发作数次后,红细胞被疟原虫直接破坏,脾功能亢进,免疫病理损伤等原因可导致贫血。凶险型疟疾常见于恶性疟,偶见于间日疟,可出现高热、抽搐、腹痛、腹泻、昏迷等症状。

4. 流行与防治　疟疾呈世界性分布,我国除西北、西南高寒干燥地区外,疟疾分布于全国。按蚊是疟疾的传播媒介,人除了因某些遗传因素对某种疟原虫表现出不易感外,对人疟原虫普遍易感。儿童发病率高于成年人,疟疾传播强度还受自然因素和社会因素的影响。

加强和落实防蚊、灭蚊,控制传染源,切断传播途径是消灭疟疾的重要措施。加强对流动人口的管理、坚持疟疾监测,对无免疫力人群有选择性的预防服药等也是重要的防治措施。

案 例 分 析

患者,女性,42岁,四川人,间歇性发热 4d 就诊入院。患者 4d 前出现晨起时体温正常,下午发热(38.8℃),寒战、随后出汗退热等症状。2d 前再次发作,症状相同。两次发作之间体温正常。查体:脾可触及、质软。血涂片检查:油镜下显示,红细胞内有原虫寄生。

讨论:可能为何种寄生虫感染,确诊的依据是什么? 如何防治?

三、丝　　虫

丝虫是由吸血节肢动物传播的线虫。在我国仅有斑氏吴策线虫(斑氏丝虫)和马来布鲁线虫(马来丝虫),都寄生于人体的淋巴系统中,引起丝虫病。

1. 形态　两种丝虫的成虫形态相似。虫体乳白色,细长如丝线,雌雄异体,雌虫大于雄虫,体表光滑。雌虫子宫内的虫卵发育为幼虫,卵壳随幼虫伸展成为鞘膜包被于幼虫体表,此期幼虫称为微丝蚴。微丝蚴细长,头端钝圆,尾端尖细,外被鞘膜。体内有许多圆形或椭圆形的体核,头端无核区称头间隙。尾端有无尾核因种而异。斑氏微丝蚴体态柔和,弯曲较大,头间隙较短,体核清晰可数,无尾核。马来微丝蚴体态相对硬直,大弯中有小弯,头间隙较长,体核紧密不易分清,有 2 个尾核。

2. 生活史　两种丝虫的生活史基本相似,都需经过幼虫在中间宿主蚊体内的发育和成虫在终宿主人体内的发育两个过程。

(1)在蚊体内的发育:当蚊叮吸患者血液时,微丝蚴随血液进行蚊胃,发育成腊肠蚴。其后虫体继续发育成感染期幼虫,又称丝状蚴。丝状蚴离开胸肌进入蚊血腔,其中大部分到达蚊的下唇,当蚊再次叮人吸血时,微丝蚴自蚊体逸出,经吸血伤口侵入人体。

(2)在人体内的发育:丝状蚴进入人体后,可迅速侵入附近的淋巴管,再移行至大淋巴管或淋巴结内发育为成虫,产出微丝蚴,随淋巴液进入血液循环。微丝蚴白天滞留在肺毛细血管中,夜晚则出现于外周血液,这种现象称微丝蚴的夜现周期性。两种微丝蚴在外周血液中出现的高峰时间略有不同,斑氏微丝蚴为晚上 10 时至次晨 2 时,马来微丝蚴为晚上 8 时至次晨 4 时。微丝蚴在人体内的寿命一般为 2~3 个月,成虫的寿命一般为 4~10 年(图 9-6)。

3. 致病性　幼虫和成虫的分泌物、代谢产物及雌虫子宫排出物等均可刺激机体产生超敏反应和炎症反应。急性期的临床表现为淋巴管炎、淋巴结炎、丹毒样皮炎、精索炎、附睾炎等。在出现局部症状的同时,患者常伴有畏寒、发热、头痛等症状,即丝虫热。病变反复发作,导致病灶处增生性肉芽肿形成,引起淋巴管腔变窄或淋巴管完全阻塞,淋巴液回流受阻。阻塞部位远端的淋巴管内压力增高,导致淋巴管曲张甚至破裂,淋巴液流入周围组织。常见的临床表现有象皮肿、睾丸鞘膜积液、乳糜尿等。

4. 流行与防治　丝虫呈世界性分布,我国在 1994 年已达到基本消灭丝虫病标准,但人群中仍残存微丝蚴血症者。由于传染源仍然存在,加上传病蚊种类较多和人群对丝虫病普遍易感。因此,预防应普查普治病人和带虫者,减少丝虫病的传染源,防蚊灭蚊,加强对已基本消灭丝虫病地区的流行病学监测。

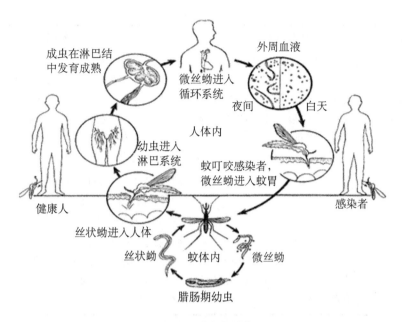

图 9-6　丝虫生活史

附：其他皮肤创伤感染的病原生物

其他皮肤创伤感染的病原生物见表 9-2。

表 9-2　其他皮肤创伤感染病原生物主要特点

病原生物	主要生物学特性	主要致病特点
钩端螺旋体（简称钩体）	菌体纤细，具有细密而规则的螺旋，菌体一端或两端弯曲呈钩状。常用镀银染色法使螺旋体染成棕褐色，可人工培养，生长缓慢。抵抗力较弱，但在水中存活时间较长	致病因素有溶血毒素、细胞毒性因子和内毒素样物质。以鼠和猪为钩体的主要宿主和传染源。传播方式是接触疫水或疫土。发热、头痛、腓肠肌疼痛是其早期症状，晚期有流感伤寒型、黄疸出血型、肺出血型、脑膜脑炎型、肾衰竭型及胃肠炎型等
伯氏疏螺旋体	有 3～10 个稀疏而不规则的螺旋，呈波浪式。革兰染色阴性，常用镀银染色法	是莱姆病的病原体。莱姆病是自然疫源性传染病，传播媒介主要是某些硬蜱，主要宿主是野鼠类和驯养哺乳动物。莱姆病多发生在户外工作者或旅行者，表现为慢性游走性红斑，并可累及心脏、神经和关节等。常可复发，晚期伴随有器官的严重功能损伤。我国已有十多个省区证实有莱姆病存在

续表

病原生物	主要生物学特性	主要致病特点
立克次体(普氏立克次体、斑疹伤寒立克次体、恙虫病立克次体)	球杆状,大小介于细菌和病毒之间,只能在活的宿主细胞内。抵抗力较弱。与变形杆菌有共同抗原,故可用外斐试验诊断立克次体病	致病物质包括内毒素和磷脂酶 A。普氏立克次体引起流行性斑疹伤寒。患者是传染源,虱叮咬患者是传播途径。斑疹伤寒立克次体引起地方性斑疹伤寒。鼠是主要宿主,传播媒介是鼠蚤或鼠虱。恙虫热立克次体,引起恙虫病。感染的动物是主要传染源。恙螨是其传播媒介,也是宿主
汉坦病毒	中等圆形,有包膜的 RNA 病毒	显性感染为主,通过损伤毛细血管内皮细胞引起高热、出血和肾损伤(肾综合征出血热)产生牢固的体液免疫
钩虫	主要有十二指肠钩虫和美洲钩虫。成虫圆柱状、细长略弯曲;肉红色;约 1cm 长;雄虫尾端有膜状交合伞	幼虫引起钩蚴性皮炎(着土痒)、钩蚴性肺炎、嗜酸性粒细胞增多;成虫引起慢性缺铁性贫血、消化道症状、异嗜症及婴幼儿钩虫病

【复习思考题】

1. 名词解释 疟疾的再燃 疟疾的复发

2. 问答题

(1)对于疑似破伤风的创伤应该怎么处理?

(2)简述浅部感染真菌和深部感染真菌的常见种类及致病特点。

(3)链球菌所致疾病主要有哪些?

第10章

性传播病原体

【学习要点】

常见性传播病原体的名称;淋病奈瑟菌流行状况、所致疾病及防治方法;先天性梅毒和获得性梅毒的感染途径、血清学检查方法与防治原则;疱疹病毒等其他性传播病原体所致疾病;阴道自净作用。

相关链接　**性　病**

性病,全名为性传播疾病(STD)。性病是以性接触为主要传播方式的一组疾病。性病可由病毒、细菌和寄生虫引起。国际上将20多种通过性行为或类似性行为引起的感染性疾病列入性病范畴。较常见的梅毒、淋病、生殖器疱疹、尖锐湿疣、软下疳、非淋菌性尿道炎、性病淋巴肉芽肿和艾滋病8种性病被列为我国重点防治的性病。由病毒引起的性病有生殖器疣、乙型肝炎和生殖器疱疹等。由细菌等引起的性病有淋病和梅毒等。疥疮、滴虫病和阴虱是由寄生虫引起的性病。

一、淋病奈瑟菌

淋病奈瑟菌(N. gonorrhoeae)俗称淋球菌,是人类淋病的病原菌,主要引起人类泌尿生殖系统黏膜的急性或慢性化脓性炎症。淋病是我国目前第一大性病。

(一)生物学性状

淋病奈瑟菌的形态与脑膜炎奈瑟菌相似。革兰阴性球菌,成双排列。在急性患者脓液中,大多数淋病奈瑟菌位于中性粒细胞内。有荚膜与菌毛。营养要求较高,专性需氧,初次分离培养需供给 $5\% \sim 10\%$ CO_2,常用巧克力色平板分离培养。本菌能产生自溶酶,细菌不易保存。本菌只分解葡萄糖,产酸不产气,不分解麦芽糖,以此可与脑膜炎奈瑟菌相区别。淋病奈瑟菌有三种表面抗原,即菌毛蛋白抗原、脂多糖抗原和外膜蛋白抗原。与脑膜炎奈瑟菌相似,对冷、热、干燥、常用消毒剂等极度敏感。

（二）致病性与免疫性

1. **致病物质**　表面结构，如菌毛、荚膜、外膜蛋白等是其主要致病物质。淋病奈瑟菌尚能产生 SIgA 蛋白酶，能分解破坏存在于黏膜表面的特异性 SIgA 抗体，使菌体仍能黏附至黏膜表面。

2. **所致疾病**　人类是淋病奈瑟菌的唯一宿主。主要通过性接触传播，成年人感染初期，一般引起男性前尿道炎，女性尿道炎与子宫颈炎。如不及时治疗，可扩散到整个生殖系统，引起慢性感染，是导致不育的原因之一。婴儿可经母体产道感染，引起淋菌性眼结膜炎。

3. **免疫性**　人类对淋病奈瑟菌无天然免疫力，均易感。

（三）微生物学检查

1. **直接涂片镜检**　取泌尿生殖道脓性分泌物涂片，革兰染色镜检，如发现中性粒细胞内有革兰阴性双球菌，对有典型尿道炎症状的男性急性患者，诊断价值较大。

2. **分离培养与鉴定**　培养鉴定是淋病的确诊方法，也是慢性淋病的主要检测方法。男性取尿道拭子，女性取子宫颈内拭子，接种到含抗生素的选择性培养基上，培养后取可疑菌落涂片镜检，做氧化酶试验、糖发酵试验等生化反应进行鉴定。并做药敏试验。

3. **快速检测法**　主要用 ELISA 与核酸探针杂交试验进行快速检测。

（四）防治原则

性病是一个社会问题，开展防治性病的普及教育与杜绝不正当的两性关系是防治的重要环节。除了对淋病患者做及时彻底的治疗外，还应对其性接触者进行检测治疗。目前还无有效的疫苗供特异性预防。婴儿出生时，应立即用 1‰硝酸银给新生儿滴眼，以防止新生儿发生淋菌性眼结膜炎（又称新生儿脓漏眼）。

案 例 分 析

患者，男性，37 岁，主诉尿痛，尿道口灼热感，间或有针刺样疼痛。检查时发现尿道口可挤压出脓性分泌物。

讨论：提出可能的诊断及依据？为明确诊断还应做哪些检查？

二、梅毒螺旋体

梅毒螺旋体（treponema Pallidum）是梅毒的病原体，因其透明，不易着色，故又称苍白密螺旋体。梅毒是一种广泛流行的性病，近几年在我国发病率又有所回升。

（一）生物学特性

梅毒螺旋体细长，有 8～14 个致密而规则的螺旋，两端尖直，运动活泼。革兰染色呈阴性，但一般染料不易着色。Fontana 镀银染色法可将螺旋体染成棕褐色，新鲜标本可直接用暗视野显微镜观察其形态和动力（图 10-1）。梅毒螺旋体不易人工培养，在家兔上皮细胞内能有限生长，繁殖慢，因培养条件要求高，难于推广。梅素螺旋体对温度、干燥均特别敏感，离体干燥 1～2h 死亡，50℃ 5min 死亡，在血液中 4℃ 3d 即死亡，因此血库存放 3d 以上的血液无传染梅毒的危险。对一般的化学消毒剂敏感，1%～2%苯酚中数分钟死亡。对青霉素、四环素、砷剂等敏感。

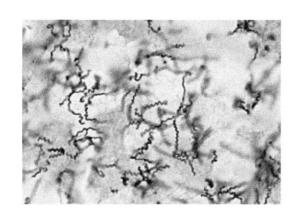

图 10-1　梅毒螺旋体

（二）致病性与免疫性

梅素螺旋体具有很强的侵袭力，其表面的透明质酸酶有利于螺旋体扩散到血管周围组织；其产生的外膜蛋白有利于黏附宿主细胞。梅毒中出现的组织破坏和病灶，主要是机体对该螺旋体感染的免疫损伤所致。

在自然情况下，梅毒患者是唯一传染源。可分先天性梅毒和获得性梅毒。前者是患梅毒的孕妇经胎盘传染给胎儿的；后者是出生后由性接触感染，少数通过输血等间接途径感染。

先天性梅毒又称胎传梅毒。螺旋体在胎儿内脏（肝、脾、肺及肾上腺）及组织中大量繁殖，造成流产、死胎或梅毒儿，可出皮肤梅毒瘤、骨膜炎、锯齿形牙、神经性耳聋等症状。

获得性梅毒表现复杂，依其传染过程可分为三期，有反复、潜伏和再发的特点。

1. 一期梅毒　在局部出现无痛性硬性下疳。下疳多发生于外生殖器，常可自然愈合，经 2~3 个月无症状的隐伏期后进入第二期。

2. 二期梅毒　此期的主要表现为全身皮肤黏膜出现梅毒疹，全身淋巴结肿大。有传染性。经过 5 年或更久的反复发作，而进入三期。

3. 三期梅毒　主要表现为皮肤黏膜出现溃疡性坏死病灶或内脏器官的肉芽肿样病变（梅毒瘤），严重者在经过 10~15 年后引起心血管及中枢神经系统损害，导致动脉瘤、脊髓痨及全身麻痹等，此期的传染性小，病程长，而破坏性大，可危及生命。

梅毒的免疫为传染性免疫，以细胞免疫为主，体液免疫有一定的辅助防御作用，机体可产生有保护作用的特异性抗体和无保护作用的非特异性反应素性抗体。

（三）微生物学检查

1. 形态学检查　采取初期及二期梅毒硬性下疳、梅毒疹的渗出物等，用暗视野或镀银染色镜检，如查见有运动活泼的密螺旋体即可初步诊断。

2. 血清学检查　包括 2 类方法：

（1）非密螺旋体抗原试验：是用正常牛心肌的心类脂作抗原，检测患者血清中的非特异性反应素抗体。常用的有性病研究实验室试验（VDRL）、快速血浆反应素试验（RPR）和不加热血清反应素试验（USR）等。此类试验主要作为筛选试验。

（2）密螺旋体抗原试验：此类试验的抗原为梅毒螺旋体抗原，检测患者血清中的特异性抗体。该试验特异性高，可作为梅毒的确诊试验。目前常用的有荧光密螺旋体抗体吸收试验

(FTA-ABS)、梅毒螺旋体微量血凝试验(MHA-TP)和梅毒螺旋体制动试验(TPI)等。

(四)防治原则

梅毒是一种性病,预防的主要措施是加强卫生宣传教育和严格社会管理。对患者应早诊、早治,现多采用青霉素 3 个月至 1 年,以血清中抗体阴转为治愈指标。

三、沙眼衣原体

衣原体(chlamydia)广泛寄生于人和动物体内,与人类有关的衣原体有沙眼衣原体、肺炎衣原体和鹦鹉衣原体。沙眼衣原体(C. trachomatis)是我国学者汤飞凡 1956 年用鸡胚培养首次在世界上分离成功的。

(一)生物学性状

衣原体在细胞内繁殖时,有独特的发育周期,可见到原体(EB)和始体(又称网状体)两种形态。原体较小,呈球形,直径 $0.2\sim0.4\mu m$,为发育成熟的衣原体,有高度感染性。始体较大($0.5\sim1\mu m$),球形,无胞壁,以二分裂方式繁殖,产生众多的子代原体而形成包涵体。

衣原体对热、化学消毒剂和抗生素敏感,耐干燥、低温。

(二)致病性

衣原体通过创面侵入机体后,原体吸附于易感的黏膜上皮细胞并在其中增殖,依靠其产生的内毒素样毒性物质及主要外膜蛋白(MOMP)引起局部炎症。

根据致病和某些生物学特性的差别,沙眼衣原体可分为三个亚种,即沙眼生物亚种、性病淋巴肉芽肿亚种(LGV)和鼠亚种。沙眼衣原体主要引起以下疾病:

1. 沙眼　主要通过眼-眼或眼-手-眼传播。沙眼的早期症状是流泪、有黏液脓性分泌物、结膜充血及滤泡增生。后期出现结膜瘢痕、眼睑内翻、倒睫及角膜血管翳,最后导致失明。沙眼是目前世界上致盲的第一位病因。

2. 包涵体结膜炎　包括婴儿及成年人两类。前者系通过产道时感染。成年人感染可因性接触、经手至眼,亦可因污染的游泳池水而感染,称滤泡性结膜炎。

3. 泌尿生殖道感染　经性接触传播,是非淋球菌性尿道炎最重要的病原体。男性多表现为尿道炎,且可变为慢性并周期性加重。在女性可引起尿道炎、宫颈炎、盆腔炎和输卵管炎等。衣原体常与淋球菌混合感染,淋球菌对衣原体繁殖有激活和促进作用。

4. 性病淋巴肉芽肿　由沙眼衣原体性病淋巴肉芽肿亚种引起,性接触传播,主要侵犯淋巴组织。在男性侵犯腹股沟淋巴结,引起化脓性淋巴结炎和慢性淋巴肉芽肿。在女性侵犯会阴、肛门和直肠,可形成肠皮肤瘘管,也可引起会阴-肛门-直肠狭窄和梗阻。

泌尿生殖道脓性标本常用血清学方法(如金标记法)检测衣原体抗体,敏感性较高,有辅助诊断意义。还可用 PCR 法检测其 DNA 作特异性诊断。

预防主要是注意卫生,避免接触。治疗可用多西环素等抗生素。

四、溶脲脲原体

溶脲脲原体因其在培养基中形成的菌落极小,仅 $10\sim40\mu m$,曾称 T 株(Tiny strain)。是性传播疾病——非淋球菌性尿道炎(NGU)的重要病原,常与衣原体和(或)淋球菌发生混合感染,也是淋病治愈后有些人仍有症状遗留的原因。溶脲脲原体可通过胎盘感染胎儿,引起早产、死胎和新生儿呼吸道感染。可引起男性不育症。

临床常用泌尿生殖道标本作溶脲脲原体的培养检查。也可用免疫学方法检测其抗原。治疗用多西环素、环丙沙星或交沙霉素等。

引起泌尿生殖道感染的支原体还有人型支原体和生殖支原体等。

五、阴道毛滴虫

阴道毛滴虫简称阴道滴虫,主要寄生于女性的阴道及尿道,引起滴虫阴道炎及尿道炎。

1. 形态　阴道毛滴虫的生活史仅有滋养体一个时期。滋养体呈梨形或卵圆形,无色透明,大小为$(10\sim30)\mu m\times(5\sim15)\mu m$。染色后的标本中可见,虫体前 1/3 处有一椭圆形的细胞核,有 4 根前鞭毛和 1 根与波动膜外缘相连的后鞭毛,1 根轴柱贯穿虫体且从末端伸出(图 10-2)。

2. 生活史　滋养体主要寄生在阴道,也可寄生于尿道、尿道旁腺等处,男性感染部位多见于前列腺及尿道。虫体生活史比较简单,既是感染阶段又是繁殖阶段的滋养体,以二分裂方式繁殖。在外界生命力较强,通过直接或间接接触的方式在人群中传播。

3. 致病性　阴道毛滴虫的致病力与虫株毒力及宿主的生理状况有关。正常妇女阴道中由于乳酸杆菌的存在,酵解阴道上皮细胞的糖原产生乳酸,使阴道维持在 pH3.8～4.4,抑制了其他细菌的生长,此为阴道的自净作用。当滴虫寄生阴道后,使正常阴道的酸性环境转变成中性或碱性,有利于致病菌繁殖,引起滴虫阴道炎。其主要症状为白带增多和外阴瘙痒,且以泡沫状白带最为典型;滴虫性尿道炎有尿频、尿急、尿痛等症状。男性感染者一般无症状,常使配偶重复感染,有时可出现前列腺炎和尿道炎。

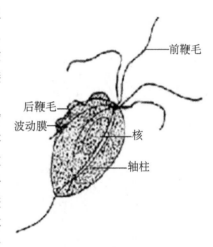

图 10-2　阴道毛滴虫

4. 流行与防治　阴道毛滴虫呈世界性分布,在我国流行也很广泛。传播途径有直接传播和间接传播两种方式。前者主要通过性生活传播,后者主要通过公共浴池、浴缸、坐便器及游泳衣裤等传播。

预防应开展普查普治,及时治疗带虫者和患者,以减少或消灭传染源。改善卫生条件,注意个人卫生和规范个人性行为;严格消毒医疗器械,防止交叉感染。

案 例 分 析

患者,女性,32 岁,已婚,近几周出现外阴瘙痒,白带增多、有臭味、泡沫状,伴有尿频、尿急等症状而就诊。妇科检查:外阴部红肿。阴道分泌物用生理盐水涂片镜检可见大量梨形或圆形虫体,前端可见鞭毛运动,轴柱从后端伸出,运动时向一侧偏转。

讨论:该患者感染何种寄生虫? 如何防治?

六、性传播的病毒

可以通过性传播的病毒包括单纯疱疹病毒-1、单纯疱疹病毒-2、HIV-1、HIV-2、人乳头瘤病毒、乙型肝炎病毒、人类嗜 T 淋巴细胞病毒-1 等。

【复习思考题】

1. 可引起性传播疾病的常见病原体有哪些? 各引起什么疾病?
2. 简述阴道的自净作用。

第 **11** 章

多途径传播病原生物

【学习要点】

HIV 病毒的抵抗力、传播途径、致病机制、预防措施及鸡尾酒疗法；HBV 的抵抗力、抗原性、传播途径及预防方法；乙肝三系的检测指标及其意义；疱疹病毒感染的共同特点。

一、结核分枝杆菌

结核分枝杆菌(见第 7 章)除了可通过呼吸道传播外，也可以经消化道和破损的皮肤黏膜侵入机体，引起多种组织器官的结核病。

二、人类免疫缺陷病毒

人类免疫缺陷病毒(human immunodeficiency virus，HIV)，是获得性免疫缺陷综合征(acquired immune deficiency syndrome，AIDS)的病原。

HIV 是一类反转录病毒，T 细胞表面的 CD4 分子是其天然受体，因此主要侵犯辅助性 T 细胞，表现为获得性免疫缺陷。

HIV 主要通过性接触、输注污染血制品、共用注射器或母-婴途径传播。感染几周后有些可出现类似传染性单核细胞增多病或流感的症状，持续 3～14d，并伴有抗 HIV 抗体出现，之后进入潜伏期。艾滋病的潜伏期可长达 2～10 年甚至更长。患病初期为流感样症状，有发热、咽喉痛、肌肉痛和皮疹，血中可查出 HIV。艾滋病相关综合征主要表现为持续性体重减轻、间歇发热、慢性腹泻、全身淋巴结肿大和进行性脑病；多有呼吸道、消化道和神经系统感染或恶性肿瘤，最常见的是卡氏肺孢子菌肺炎(50%以上)和 Kaposi 肉瘤(30%以上)。

(一)生物学性状

1. **形态与结构** HIV 为直径 100～120nm 的球形颗粒，外有包膜。核心为两条正链 RNA、反转录酶和核衣壳蛋白 P7。核心外包绕着双层衣壳，由 P24 蛋白组成。最外层的包膜由类脂组成，其上嵌有两种糖蛋白刺突：gp120、gp41。其中 gp 120 可与 T 细胞表面 CD4 分子结合，使病毒吸附在细胞表面。gp41 是跨膜蛋白，具有使细胞融合的功能(图 11-1)。

2. **抗原结构** 有衣壳蛋白抗原 P24，可刺激机体产生特异性抗体，对机体有保护作用。包膜抗原中的 gp120，是包膜表面结构，可以吸附 T 淋巴细胞表面的 CD4 分子，引起感染；包

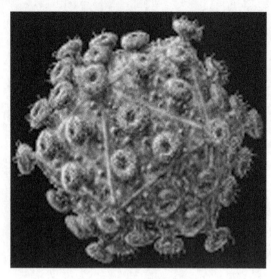

图 11-1 HIV 结构

膜抗原中的 gp41,是跨膜蛋白,可将 gp120 固定在包膜上,并介导 HIV 与 CD4 细胞的融合。

3. 抵抗力 较弱。对热、一般化学消毒剂均敏感。消毒可采用 0.5% 次氯酸钠、10% 漂白粉、2% 氯胺、2% 戊二醛、0.3% 过氧乙酸处理病毒污染物 10min,或加热 56℃ 30min、煮沸、高压蒸汽灭菌。

(二)致病性与免疫性

1. 传染源 HIV 感染者和患者的血液、精液、阴道分泌物、唾液、乳汁均可带病毒。

2. 传播途径 ①经血液传播:输血和血制品、静脉药瘾者共用注射器,是最主要的传播途径,器官或骨髓移植、人工授精等也可传播 HIV;②性传播:男性同性恋、性乱者可通过性接触感染 HIV;③母婴传播:可通过胎盘、产道、产后哺乳等途径感染儿童。日常生活接触一般不会传播 HIV。

3. 致病机制 HIV 侵犯 $CD4^+$ 的细胞,主要是 Th 细胞,其次有单核巨噬细胞、皮肤的郎罕细胞、神经系统的胶质细胞。HIV 通过 gp 120 与细胞表面的 CD4 抗原结合而进入细胞。进而在 Th 细胞内大量的增殖复制,出芽释放,使受感染细胞大量破坏和死亡,造成 Th 细胞数量下降,功能受损,最终导致免疫功能的全面崩溃,因严重的机会感染和肿瘤而死亡。

4. HIV 感染的临床表现 世界卫生组织(WHO)将艾滋病分为 Ⅳ 期。参照 2001 年制定的《HIV/AIDS 诊断标准及处理原则》《中华人民共和国国家标准(试行)》,我国将艾滋病的全过程分为急性 HIV 感染期、无症状 HIV 感染期和艾滋病期。

(1)急性 HIV 感染期:通常发生在初次感染 HIV 后 2～4 周。大多数病人临床症状轻微,持续 1～3 周。以发热最为常见,伴有咽痛、盗汗、恶心、呕吐、腹泻、皮疹、关节痛、淋巴结肿大及神经系统症状。

(2)无症状 HIV 感染期:从感染 HIV 2～12 周后,多数 6～8 周,病毒潜伏在淋巴组织 $CD4^+$ 细胞内,其基因整合在宿主细胞基因上,可长期潜伏或低度增殖。此期持续时间一般为 6～8 年。仍无临床症状,但可有全身淋巴结肿大。

(3)艾滋病期:即免疫缺陷期,为感染 HIV 后的最终阶段。患者 CD_4^+ T 淋巴细胞计数明显下降,大多＜200/μl,患者血浆中病毒数量明显升高。此期患者可以出现不明原因的渐进性消瘦、乏力,继而发生机会性感染及肿瘤。大多数表现为卡氏肺囊肿性肺炎、中枢神经系统的感染、卡波西肉瘤、恶性淋巴瘤等。这是大多数 AIDS 患者死亡的直接原因。

5. 免疫性 HIV 感染可使机体产生多种抗体,中和抗体主要是抗 gp120-IgG。该抗体可清除血液中的病毒。体内抗体量随免疫功能受损程度加重而逐步降低。gp120 变异频繁,可逃脱免疫系统的攻击。因 HIV 的靶细胞是免疫细胞本身,故产生的细胞免疫不足以清除细胞内的病毒。

(三)实验室检查和防治

1. 实验室检查 现在已经有家庭自测用快速诊断 HIV 的试剂,其原理是采用胶体金免疫层析技术,可检测血清或血浆标本中的 HIV-1/2 特异性抗体。应用 ELISA 法检测体内特异性抗体可用于人群的批量筛检。

凡经初筛试验阳性者必须做确证试验,最常用的验证是免疫印迹试验(western blot, WB)。确证试验阳性者方可诊断为艾滋病病毒感染。

所有 HIV 检测应该在受检者知情同意下进行,并必须提供 HIV 检测前后咨询,提供预防 HIV 传播的信息,为检测结果阳性者提供必要的支持和帮助。

其他试验包括 $CD4^+$/$CD8^+$ T 淋巴细胞检测,HIV RNA 定量测定(病毒载量测定)等。

2. 防治措施

(1)严格检测血和血制品:阻断艾滋病经血传播的途径。《中国遏制与防治艾滋病行动计划》的出台对于艾滋病的预防将起到积极作用。对献血者应逐步做到全部采血检测。对捐献器官或精液者,应事先做检测,证明无艾滋病病毒感染后才能捐献。

(2)制止性乱和吸毒:静脉注射毒品曾经是最主要的感染途径,但是最近的全国艾滋病监测资料表明,艾滋病病毒感染者在性乱人群中增长加快,因此,制止性乱和吸毒是预防艾滋病的重要措施。

(3)加强宣传和教育,预防艾滋病最有效的途径是宣传教育。提高全民对 AIDS 的认识,加强自我保护意识。

(4)AIDS 的治疗,临床上多采用综合治疗,即抗 HIV 治疗、预防和治疗机会性感染、增加机体免疫功能、支持疗法及心理咨询。其中以抗病毒治疗最为关键。抗病毒治疗可能取得的效果是:最大程度的抑制病毒复制,重建机体免疫功能,提高感染者生活质量,从而降低与 HIV 相关疾病的发生率和死亡率。

合并疗法(俗称鸡尾酒疗法)是一个使用三种以上药物治疗 AIDS 的名词,也被称为三合一疗法,或四合一疗法。合并疗法中的药物各有不同的效能,也在 HIV 生命周期中不同的阶段发挥不同的功效。有一定疗效的药物主要有三类:①核苷类反转录酶抑制药,如叠氮胸苷(AZT)、双脱氧胸苷(ddC)和拉米夫定(3TC)等;②非核苷类反转录酶抑制药;③蛋白酶抑制药。采用以上三类药物中的两种或三种联合治疗,可从 HIV 复制周期中的关键环节阻断其复制增殖,迅速减少患者血液中的 HIV 含量,推迟 AIDS 的进程,延长患者寿命。但所有这些药物都不能彻底消灭细胞内潜伏的病毒。

三、乙型肝炎病毒

(一)生物学性状

1. 形态与结构

(1)大球形颗粒:亦称 Dane 颗粒,直径约 42 nm。是完整的 HBV,含双层衣壳和双股环状 DNA 链及 DNA 多聚酶。Dane 颗粒表面含有 HBsAg。HBV DNA 的两链长短不一,长链(L)完整,为负链,长度恒定,约 3200 个核苷酸。短链(S)为正链。乙型肝炎病毒结构见图 11-2。

(2)小球形颗粒:直径约 22nm,是 HBV 感染后血液中最多见的一种。它由 HBsAg,即病毒的外衣壳(类似包膜)组成。可能是它感染肝细胞时合成过剩的衣壳蛋白而游离于血液循环中。

(3)管形颗粒:直径约 22 nm,长度可在 100～700 nm。实际上它是一串聚合起来的 HBV 小颗粒,也具有 HBsAg 的抗原性。

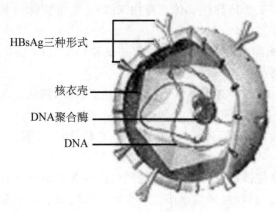

HBsAg三种形式

核衣壳

DNA聚合酶

DNA

图 11-2　乙型肝炎病毒结构

2. 抗原结构　HBV 有三对抗原、抗体系统,简称乙肝三系。

(1)HBsAg(表面抗原):广义的表面抗原包括 HBsAg、pre-S1(前 S1 抗原)和 pre-S2(前 S2 抗原)。其存在于 HBV 的外衣壳、受感染的肝细胞膜表面和感染者血液;是机体受 HBV 感染的重要指标,血清 HBsAg 阳性表示机体已受 HBV 感染。表面抗原是 HBV 吸附肝细胞的部位,可刺激机体产生保护性的中和抗体(HBsAb),抵抗再感染。因此 HBsAg 也是制备疫苗的主要成分。

(2)HBeAg(e 抗原):存在于受感染的肝细胞膜表面和感染者血液。HBeAg 的消长与 HBV 及 DNA 多聚酶的消长呈正相关,所以 e 抗原阳性表示体内存在 HBV 的复制,血清有强传染性。受 HBV 感染后,机体可产生有一定保护作用的 HBeAb。e 抗体阳性表示疾病好转。

(3)HBcAg(核心抗原):存在于 HBV 的内衣壳和受感染肝细胞。血清中常规方法检测不到 HBcAg。肝细胞膜上的 HBcAg 是 Tc 细胞识别并杀伤受感染肝细胞的靶抗原。HBcAg 抗原性强,刺激机体产生的 HBcAb-IgM 抗体是机体受感染后较早产生的抗体,是急性乙型肝炎的重要诊断指标。核心抗体一般无中和作用,阳性表示机体受 HBV 感染,体内有 HBV 复制。

3. 抵抗力　HBV 对外界的抵抗力较强,室温下可存活半年。耐热,耐一般化学消毒剂。煮沸 100℃ 10min、高压灭菌 121℃ 20min 或干烤 160℃ 2h 可灭活 HBV;对 0.5％过氧乙酸、3％漂白粉(浸泡 30min)敏感。

(二)致病性

1. 传染源　患者及无症状的 HBV 携带者,HBV 可存在于血清和体液(唾液、乳汁、羊水、精液和阴道分泌物)中,HBV 的潜伏期平均 60～90d。潜伏期、急性期、慢性活动期都有传染性。

2. 传播途径　①经血传播,是最主要的传播途径;②垂直传播,感染 HBV 的孕妇可通过胎盘、分娩或产后哺乳、密切接触等途径感染胎儿或新生儿;③接触传播,乙肝患者唾液、精液、阴道分泌物中均可分离到病毒,因此家庭成员中的密切接触经常造成 HBV 感染的家庭聚集现象。

3. 致病机制　肝细胞的损伤除可由 HBV 在肝细胞内的复制直接造成外,也可由免疫应答所致。由于感染 HBV 数量的不同、机体免疫状况的不同、感染年龄不同等因素,可导致临床出现抗原携带状态、急性肝炎、慢性肝炎、肝硬化和肝癌等不同表现。肝细胞受损的原因主要有:①肝细胞膜表面抗原改变,引起免疫细胞等的攻击(Ⅱ型和Ⅳ型超敏反应)。其中 Tc 细胞对靶细胞的杀伤是肝细胞受损的主要原因。②抗体和病毒抗原结合形成循环免疫复合物,引起免疫复合物病(Ⅲ型超敏反应)。如免疫复合物沉积在肝内血管,可导致急性肝坏死,表现为重症肝炎。③HBV 的基因与肝细胞染色体整合,引起肝细胞癌变。有证据显示人的肝癌细胞中可检测出 HBV 的基因;表面抗原阳性携带者发生肝癌的概率比非携带者高 200 余倍。

④HBV 感染导致的机体免疫应答低下,导致机体不能有效清除病毒,形成慢性感染、抗原携带状态。

(三)实验室检查和防治

1. 实验室诊断　主要是采用血清学试验检测 HBV 的抗原抗体,即"两对半"。临床常用酶联免疫吸附试验、时间分辨免疫荧光分析等。结果分析中 HBsAg、HBeAg、HBcAb 阳性是具有感染性的指标;HBsAb、HBeAb 阳性表示机体已有一定免疫力,或疾病开始恢复。

有条件的可用核酸杂交或 PCR 技术检测患者血清中 HBV DNA。HBV 的三对抗原、抗体的检测意义(表 11-1)。

表 11-1　HBV 的三对抗原、抗体的检测意义

HBsAg	HBeAg	HBeAb	HBcAb IgM	HBcAb IgG	HBsAb	临床意义
+	+	−	+	−	−	急性乙肝早期(有传染性、大三阳)
+	+	−	−	+	−	急、慢性乙肝(有传染性、大三阳)
+	−	+	−	+	−	急性乙肝趋向恢复(小三阳)
+	+	−	−	−	−	急、慢乙肝或无症状携带者
−	−	+	−	+	+	乙肝恢复期(传染性低、小小三阳)
+	−	−	−	−	−	HBV 携带者
−	−	−	−	+	−	既往感染 HBV
−	−	−	−	−	+	感染过 HBV 已恢复或接种过疫苗
−	−	−	−	−	−	未感染过 HBV,无免疫力

2. 预防　乙肝的预防重点应采取切断传播途径及保护易感人群等综合性措施,如加强血液、血制品的管理;严格筛选献血员;加强医疗器械的消毒灭菌管理;对高危人群、HBV 阳性母亲的婴儿应采取特异性预防措施。

(1)人工自动免疫:接种乙型肝炎疫苗是最有效的预防方法。目前我国使用的乙型肝炎疫苗主要是二代基因工程疫苗,接种的对象主要包括新生儿、接触血液的医护人员、HBsAg 阳性者的配偶和子女,已感染者不必接种。新生儿接种疫苗 3 次(0、1、6 个月),可获得 85%～95% 的 HBsAb 阳性率。

(2)人工被动免疫:用于紧急预防,如 HBV 接触者、e 抗原和表面抗原阳性母亲所生的新生儿,可注射高效价 HBsAb 人血清免疫球蛋白(HBIg)。

目前,乙型肝炎治疗上比较肯定的药物为 α 干扰素。

案例分析

患者,女性,23 岁,自诉 2 周前开始乏力,厌油腻,恶心,呕吐,3d 前出现眼黄、尿黄。体检:精神差,面色发黄,巩膜轻度黄染,肝肋下 2cm,有触痛,其余无异常。实验室检查:肝功能,血丙氨酸转氨酶(ALT)182 U/L(正常值<40),谷草转氨酶(AST)103 U/L(正常值<40);HAV IgM(+),HAV IgG(-),HBsAg(-),HBeAg(-),HBeAb(-),HBsAb(+),HBcAb(-)。临床诊断:甲型肝炎。住院治疗2个月后,出院前复查:HAV IgM(-),HAV IgG(+)。

讨论:该患者临床诊断的依据是什么?发病初期HAV IgM(+)说明什么?出院前复查HAV IgM(-),HAV IgG(+)又说明什么?

附:其他肝炎病毒

其他肝炎病毒见表11-2。

表 11-2 其他肝炎病毒主要特征(HAV 和 HEV 见第 8 章)

病毒种类	大小(nm)	核酸类型	传播途径	致病特点	预 防
HCV	30~60	RNA	同 HBV	主要经血源传播,隐性感染更多见,患者中50%可发展为慢性肝炎,易变异	无疫苗
HDV	35~37	RNA	同 HBV	有共同感染,重叠感染。易转为慢性肝炎和肝硬化	同 HBV
HGV	?	RNA	同 HBV	急性肝炎为主,也可在暴发型肝炎中流行,少部分可能发展成为慢性肝炎	无疫苗
TTV	30~50	DNA	血液传播	人群中 TTV 病毒的感染率较高。与原因不明的肝硬化及暴发性肝衰竭的发病有关	无疫苗

四、疱疹病毒及其他病原菌

疱疹病毒是一群中等大小,有包膜的 DNA 病毒。已发现有 100 多种。与人类感染有关的主要有:单纯疱疹病毒 1 型(HSV-1)、单纯疱疹病毒 2 型(HSV-2)、EB 病毒(EBV)、巨细胞病毒(CMV)。

疱疹病毒感染的共同特点如下。

(1)疱疹病毒的感染可表现为增殖性感染和潜伏性感染。①增殖性感染:病毒复制引起细胞破坏,表现为细胞融合、细胞内形成嗜酸性包涵体,临床表现为急性感染;②潜伏性感染:病毒不增殖,其基因可以长期潜伏在机体细胞内,当机体抵抗力降低或受刺激因素激活后转为增殖性感染。

(2)疱疹病毒基因易与宿主基因整合,引起宿主细胞转化和肿瘤。如 CMV、HSV-2 与宫颈癌有关;EBV 与鼻咽癌有关。

(3)疱疹病毒可通过垂直传播引起胎儿畸形、流产或死胎。先天感染出生后可有发育迟缓,智力低下。CMV 和风疹病毒是引起胎儿畸形的最常见病毒。常见的疱疹病毒致病特点见表11-3。

表 11-3　常见的疱疹病毒致病特点

病毒种类	传染源传播途径	原发感染	潜伏部位	再发感染	先天及新生儿感染	防治
HSV-1	患者、带毒者密切接触、性接触、呼吸道、垂直传播	婴儿隐性感染,龈口炎,疱疹性角膜结膜炎、湿疹、脑炎	三叉神经节、颈上神经节	唇疱疹	流产、早产、死胎、先天畸形、疱疹性脑炎、新生儿全身疱疹、肝炎	碘苷、阿糖胞苷、ACV
HSV-2		成年人生殖器疱疹	骶神经节	生殖器疱疹		
EBV	患者,带毒者唾液、输血	幼儿隐性感染,青春期传染性单核细胞增多症	B细胞	Burkitt 淋巴瘤、鼻咽癌		基因工程疫苗试用
CMV	患者,带毒者直接接触、性接触、输血、垂直传播	婴幼儿隐性感染	唾液腺、乳腺、肾、白细胞	输血后单核细胞增多症,输血后肝炎,器官移植后的机会感染	流产、死胎、新生儿黄疸、畸形、智力低下、耳聋等	疫苗已在临床测试

另外多途径传播的病原生物还有布鲁菌、鼠疫耶森菌和炭疽芽孢杆菌等(表 11-4)。

表 11-4　布鲁菌、鼠疫耶森菌和炭疽芽孢杆菌致病特点

病原菌名称	主要生物学特性	主要致病特点
布鲁菌属	G⁻ 短小杆菌,光滑型菌株有荚膜。专性需氧,营养要求高,在自然界中抵抗力较强,对热和消毒剂抵抗力弱	致病因素主要是内毒素。最易感染牛、羊、猪等动物,引起母畜流产。人类感染主要是通过接触病畜及其分泌物或接触被污染的畜产品使病菌经皮肤、消化道、呼吸道、结膜等途径侵入机体。波浪热是其主要病变特征
鼠疫耶森菌	G⁻ 短杆菌。营养要求不高,但生长缓慢。液体培养基中呈钟乳石状生长,此特征有鉴别意义	致病因素主要与外膜抗原及内毒素等有关。其储存宿主是啮齿类动物,鼠蚤为传播媒介。人体通过三种途径而受感染:通过鼠蚤叮咬,引起腺鼠疫;通过吸入染菌的尘埃而引起肺鼠疫;侵入血流,引起败血型鼠疫。患者死亡后皮肤常呈紫色,有"黑死病"之称
炭疽芽孢杆菌	本菌菌体粗大,两端平截或凹陷,是致病菌中最大的 G⁺ 大杆菌。在普通培养基上生长良好,形成灰白色粗糙型菌落	致病因素主要是荚膜和炭疽毒素。临床类型有三种:经皮肤破损处侵入引起皮肤炭疽,最常见;吸入病菌芽孢引起肺炭疽;由食人未煮熟的病兽肉类、奶或被污染食物引起肠炭疽。以上三型均可并发败血症,偶见引起炭疽性脑膜炎,死亡率极高

【复习思考题】

问答题

(1)简述 Dane 颗粒概念。

(2)简述 HIV 的传播途径及防治原则。

(3)试述乙型肝炎病毒抗原抗体检测的意义。

第三篇

实践项目

实践项目一 微生物的分布测定

【实践目的】

1. 熟悉人体和周围环境中微生物的分布情况。

2. 树立消毒灭菌及无菌操作的观念。

【实践试剂与器材】

1. 待测水样(自来水或河水)、衣物、钱币等物品。

2. 普通琼脂平板和血琼脂平板。

3. 培养箱、酒精灯、接种环、滴管等。

【实践内容与步骤】

(一)水中微生物检查

取普通琼脂平板一个,于平皿底部标上实验组名。用无菌操作方法采集自来水或河水。用无菌滴管吸取水样,加一滴于普通琼脂平板上,或用无菌接种环挑取二环于普通琼脂平板上。再用接种环以连续划线法将水样涂划开。置 37℃ 温箱培养 18～24h,观察细菌的生长情况。

(二)空气中微生物检查

若室内面积<30m²,设内、中、外对角线 3 点,内点和外点距离墙壁 0.5～1m 处;若室内面积≥30m²,设东、南、西、北、中五点,东、南、西、北各点距离墙壁为 0.5～1m;采样高度为1.2～1.5m。

取普通琼脂平板一个,于平皿底部标上实验组名、方位,将盖打开,暴露于室内各设点的空气中 5min 或 10min,加盖。置 37℃ 温箱培养 18～24h,观察细菌的生长情况。

(三)物品上微生物检查

取普通琼脂平板一个,在底面划分成三等分,取生理盐水浸润的无菌棉签,以无菌操作法在桌面 100cm²、钱币、头发上分别采样,然后在平板培养基表面相应部位轻轻涂抹。做好标记,置 37℃ 温箱培养 18～24h,观察细菌的生长情况。

(四)咽喉部微生物检查

咳碟法:取血平板一个,将盖打开,置于距口腔 10cm 处,用力咳嗽数次,然后盖好平皿盖,置 37℃ 温箱培养 18～24h,观察细菌的生长情况。

(五)手指微生物检查

受试学生五指并拢,取生理盐水浸润的无菌棉签在手指掌面从指根到指尖往返涂擦 2 次,一只手涂擦面积约 30cm²,涂擦过程中同时转动棉拭子,然后棉拭子在平板培养基表面相应部位轻轻涂抹。做好标记,置 37℃ 温箱培养 18～24h,观察细菌的生长情况。

【注意事项】

1. 操作过程要注意无菌操作。

2. 咽喉部微生物检查操作时要将培养基表面对准口腔,然后再咳嗽。

3. 各种物品或手指在培养基表面涂抹时动作要轻,以防将培养基压碎。

【实践报告】

1. 记录待测水样、空气、物品、咽喉部及手指细菌培养结果，分析微生物的分布范围。

根据奥氏公式计算空气中细菌数$(CFU/m^3) = (100/A) \times (5/t) \times (1000/10) \times N = 50\,000 \times N/(A \times t)$

A-平板面积(cm^2)，t-暴露时间(min)，N-平均菌落数（个）

2. 回答人体微生态环境的正常菌群有何生理意义？

注：结果参见下面实践项目表1。

实践项目表 1　各类环境空气、物体表面、医护人员手细菌菌落总数卫生标准

环境类别	范围	标准		
		空气(CFU/m^3)	物体表面(CFU/cm^2)	医务人员手(CFU/cm^2)
Ⅰ类	层流洁净手术室和层流洁净病房	≤10	≤5	≤5
Ⅱ类	普通手术室、产房、婴儿室、早产儿室、普通保护性隔离室、供应室洁净区、烧伤病房和重症监护病房	≤200	≤5	≤5
Ⅲ类	儿科病房、妇产科检查室、注射室、换药室、治疗室、供应室清洁区、急诊室、化验室、各类普通病房和房间	≤500	≤10	≤10
Ⅳ类	传染病科和病房	—	≤15	≤15

实践项目二 细菌的形态与结构检查

【实践目的】

1. 学会显微镜油镜的使用和保护。

2. 认识细菌的基本形态和特殊结构。

3. 学会细菌制片和革兰染色技术,并能在显微镜油镜下区别 G^+ 菌和 G^- 菌。

【实践试剂与器材】

1. 培养 18～24h 的金黄色葡萄球菌、大肠埃希菌菌落(教师可根据实际情况选用其他标本);各种细菌基本形态示教片;各种细菌特殊结构示教片。

2. 生理盐水、结晶紫染液、卢戈碘液、95%乙醇、稀释复红染液、香柏油。

3. 接种环、酒精灯、载玻片、普通光学显微镜、培养箱等。

【实践内容与步骤】

(一)油镜的使用

光学显微镜的物镜有低倍镜(4×、10×)、高倍镜(40×)和油镜(100×)三种。由于细菌个体微小,必须借助显微镜的油镜,将其放大 1 000 倍左右,才能看清。

1. 原理 当光线通过标本经空气进入镜头时,由于介质密度不同而发生折射,使光线不能全部进入物镜中。在使用低、高倍物镜时,镜头孔径较大,影响不明显。而油镜头孔径小,光线进入少,物像不清晰。当在玻片上加入折光率与玻片($n=1.52$)相近的香柏油($n=1.515$)或液状石蜡时,就可避免光线的分散,获得清晰的物像。

2. 使用方法

(1)油镜头的识别:物镜上标有 100×;镜头下方标有白色圆圈;镜头上刻有"HI"或"oil"。

(2)使用:①将已制备好的标本片平放于载物台上,用标本夹固定,通过移动推进器将欲检查的涂片部分移至物镜正下方。先通过低倍镜找到涂片的位置,并移至视野正中,然后提高镜筒,旋转物镜回旋器,将油镜镜头对准涂片,同时升高聚光器,放大光圈。②在涂片部分滴加 1 滴香柏油,眼从侧面观察油镜,并旋动粗调节器使载物台慢慢上升,直至油镜镜头刚好浸至香柏油中,但又不与载玻片相接触。③双眼注视目镜,一边观察视野,一边慢慢转动粗调节器,使载物台慢慢上升,调节至视野中看到模糊物像时,再换用细调节器调至物像清晰。若调节过程中直至油镜镜头脱离香柏油仍未看到物像,则可重复上述操作。在观察标本片时,双眼应同时睁开。

(3)保护:油镜用毕,立即用擦镜纸擦去油。若油已干,可在擦镜纸上滴少许二甲苯擦拭,并随即用干的擦镜纸擦去二甲苯,以免损坏镜头(若用液状石蜡代替香柏油,则不需要用二甲苯)。

最后,将物镜转成"八"字形,即物镜不与载物台垂直,并下降聚光器,以免物镜与聚光器碰撞。移动显微镜时,应一只手稳托镜座,一只手紧握镜臂,轻放入镜箱或镜柜。

(二)细菌基本形态和特殊结构的示教片观察

1. 基本形态

(1)球菌:葡萄球菌、链球菌、脑膜炎奈瑟菌。

(2)杆菌:伤寒沙门菌、破伤风梭菌、分枝杆菌及白喉棒状杆菌。

(3)弧菌:霍乱弧菌。

2.特殊结构

(1)荚膜:肺炎链球菌的荚膜。

(2)鞭毛:伤寒沙门菌的鞭毛。

(3)芽孢:破伤风梭菌的芽孢,注意芽孢的大小,位置及形态。

(三)革兰染色法

1.制片

(1)涂片:取一张干净载玻片,在其两端各加一滴生理盐水。用灭菌的接种环分别挑取葡萄球菌和大肠埃希菌菌落少许,均匀涂布于两端的生理盐水中,形成直径 1~1.5cm 的菌膜(如系液体培养物,则不需加生理盐水,直接用灭菌的接种环取菌液 1~2 环涂抹于载玻片两端制成菌膜)。

(2)干燥:将涂片置室温自然干燥,也可将载玻片有菌膜面向上,在酒精灯火焰上微微加温助干燥,但切勿将标本在火焰上烤焦。

(3)固定:将干燥的载玻片有菌膜面向上在酒精灯上快速地来回通过三次,杀死细菌并使菌体较牢固地黏附于载玻片上。

2.染色

(1)初染:在涂片上滴加结晶紫染色液染 1min,水洗。

(2)媒染:滴加卢戈碘液染 1min,水洗。

(3)脱色:滴加 95% 乙醇脱色,轻摇玻片至无紫色脱下为止,历时 30~60s,水洗。

(4)复染:滴加沙黄或稀释复红染液染 30s,水洗,用吸水纸吸干水分。

3.镜检　待标本干燥后,于油镜下观察染色结果。

【注意事项】

革兰染色时,染液以覆盖标本为宜,不宜过多。各环节要严格掌握好时间,尤其是脱色环节,若涂片较厚,脱色不够或干燥固定时温度过高,则革兰阴性菌可染成革兰阳性菌;若脱色过度则革兰阳性菌可染成革兰阴性菌。

【实践报告】

1.记录革兰染色法的染色步骤。

2.记录被检标本在镜下的形态和革兰染色性。

3.观察细菌的特殊结构并绘图。

实践项目三　细菌的生长繁殖与代谢产物检查

【实践目的】

1. 了解常用培养基的种类和细菌的分离方法,学会无菌操作技术。

2. 说出细菌生长繁殖的条件及辨认细菌在不同培养基中的生长现象。

【实践试剂与器材】

1. 金黄色葡萄球菌、大肠埃希菌、伤寒沙门菌。

2. 肉汤培养基、半固体培养基、普通琼脂斜面、普通琼脂平板、乳糖发酵管、葡糖糖发酵管、蛋白胨水培养基等。

3. 接种针、接种环、酒精灯、培养箱等。

【实践内容与步骤】

(一)培养基的制备

1. 制备原则

(1)对各种营养成分的调配称量。

(2)矫正至细菌适宜的酸碱度。

(3)分装、灭菌后备用。

2. 制备程序　调配(称量)→溶化→矫正 pH→分装→灭菌→保存备用。

(二)细菌的接种与培养

1. 平板接种法(示教)　分装于平皿中的培养基俗称平板培养基,主要用于细菌的分离培养。常用的接种方法是分区划线法:

(1)右手以持笔式握接种环,在火焰上烧灼灭菌,稍冷后取葡萄球菌或大肠埃希菌菌液一环(或沾取菌落少许)。

(2)左手斜持培养皿、开盖。将接种环上菌液涂划于培养基上方的内侧缘(接种环与培养基表面约 45°为宜,划线要细、直、密,第一区划线范围不超过平板的 1/4)。

(3)划毕,将平板旋转适当角度,接种环退出、烧灼、冷却,再进入平皿内划第二区(需与第一区的线条有交叉)。如此划第三、第四区。第三区与第二区要有线条交叉,第四区与第三区有交叉。

(4)划线接种完毕后,接种环经火焰烧灼灭菌,放回原处。平皿底部做好标记,倒放(平皿底在上,平皿盖在下)于 37℃温箱培养 18～24h,观察结果。

2. 斜面培养基接种法(示教)　主要用于纯培养,保存菌种及细菌的生化反应试验。

(1)右手持接种环(针),烧灼灭菌,取材与平板划线法相似。

(2)以左手握持斜面培养基下端,以右手掌和小指拔出棉塞(或胶塞),试管口经火焰烧灼灭菌。

(3)接种环(针)伸进培养基管,从斜面底部开始,向上轻划一条线,然后再从斜面底部向上轻轻来回做连续划线,试管口经火焰烧灼灭菌后,塞好棉塞(或胶塞),接种环(针)烧灼灭菌,放回原处。

(4)做好标记,置 37℃温箱培养,24h 后观察结果。

3. 液体培养基接种法

(1)右手持接种环,烧灼灭菌,取材同上法。

(2)左手持液体培养管,以右手掌和小指拔出棉塞(或胶塞),将接种环伸进试管内,在接近液面上方的管壁上轻轻研磨,并沾取少许液体调和,使细菌混入液体培养基中。

(3)按无菌要求处理接种环和试管口,做好标记,置 37℃温箱培养 24h 后观察结果。

4.半固体培养基接种法(示教)　主要用于检查细菌的动力和保存菌种。

(1)右手持接种针,灭菌,取材同上法。

(2)左手持半固体培养基。拔出棉塞(或胶塞)后,将接种针垂直刺入半固体培养基的中央至接近管底处,再沿原穿刺线退出。

(3)按无菌要求处理接种针和试管口,做好标记,置 37℃温箱培养,24h 后观察结果。

(三)细菌生长现象观察

1.**固体培养基**　形成菌落和(或)菌苔。需观察菌落的大小、形状、透明度、颜色、表面和边缘情况及菌落周围有无溶血环等。

2.**液体培养基**　可呈现均匀浑浊(如葡萄球菌),形成菌膜(如需氧芽孢杆菌)以及沉淀生长(如溶血性链球菌)。

3.**半固体培养基**　凡是无鞭毛的细菌,只能沿穿刺线生长,呈线状浑浊,称为动力试验阴性。而有鞭毛的细菌则沿穿刺线扩散生长,呈带状浑浊,称为动力试验阳性。

(四)细菌代谢产物的观察

1.**糖代谢产物观察**　将大肠埃希菌和伤寒沙门菌分别接种在葡萄糖、乳糖发酵培养基中,置 37℃温箱培养 24h 后,观察结果。大肠埃希菌分解葡萄糖、乳糖,产酸产气(产酸则使指示剂溴甲酚紫由紫变黄);而伤寒沙门菌分解葡萄糖产酸不产气,不分解乳糖。

2.**蛋白质代谢产物观察**

(1)靛基质试验:某些细菌能分解培养基中的色氨酸,产生靛基质。在培养 24h 的蛋白胨水中加入靛基质试剂数滴,振摇后在两液面交界处出现红色环者为靛基质试验阳性(如大肠埃希菌),无红色环者为阴性(如伤寒沙门菌)。

(2)硫化氢试验:某些细菌(如变形杆菌)具有分解含硫氨基酸的酶,当它们在含硫酸亚铁或醋酸铅的培养基中生长后,分解含硫氨基酸,产生 H_2S,而 H_2S 可与硫酸亚铁或醋酸铅形成黑色的硫化亚铁或硫化铅沉淀,此为硫化氢试验阳性。无黑色沉淀的为硫化氢试验阴性(如大肠埃希菌)。

【注意事项】

1.细菌接种时必须严格执行无菌操作。

2.接种时,刚通过火焰灭菌的接种环(针),不能直接挑取菌种,须冷却后方可挑取细菌,以免烫死细菌;使用后的接种环(针)须经火焰灭菌后,再放回原处。

3.斜面培养基和固体培养基接种划线时,力度要适中,不能用力过大,切忌划破培养基,影响实验结果。

【实践报告】

1.观察并记录细菌在液体、半固体、固体培养基中的生长现象。

2.记录糖发酵试验、靛基质试验、硫化氢试验结果。

3.分析接种细菌时如何防止环境和人体中微生物的污染。

实践项目四 外界因素对细菌生长繁殖的影响

【实践目的】

1. 学会分析消毒剂、紫外线和煮沸对细菌生长的影响。

2. 能判读药物敏感试验结果，了解药物敏感试验的方法和临床意义。

3. 学会高压蒸汽灭菌器、干烤箱的使用方法。

【实践试剂与器材】

1. 枯草杆菌、大肠埃希菌 18～24h 培养物、待检菌液（葡萄球菌、大肠埃希菌 18～24h 肉汤培养液）。

2. 普通琼脂平板，肉汤培养基、M-H 培养基。

3. 无菌棉拭子、生理盐水、2％碘酒、75％乙醇、药敏纸片、水浴箱、超净台、培养箱等。

【实践内容与步骤】

(一)紫外线对细菌的作用

取普通琼脂平板一个，密集划线接种大肠埃希菌，使细菌均匀密集涂布于平板的表面，然后将此培养皿的盖打开一半，置于紫外线灯下（距离 20～40cm 处）照射 20min。关闭紫外灯后取出平皿，盖好平皿盖，再置于 37℃ 温箱内培养 18～24h，观察结果。

(二)热力对细菌的作用

取肉汤培养基 4 支，分别做好标记 1、2、3、4。在第 1、2 管肉汤中接种大肠埃希菌，第 3 管接种枯草杆菌，第 4 管不接种细菌。然后取第 1、3 管置于 100℃ 水浴箱中煮沸 5min，取出后，连同第 2、4 管一起 37℃ 培养 18～24h，观察细菌生长情况。

(三)消毒剂对细菌的作用

取普通琼脂平板一个，在其底部划线分成 6 或 8 等区（每个学生用 2 区）。先让受试学生以某一手指在培养基某一区表面轻轻按一指印，然后用碘液棉拭自手指中心向外涂擦消毒，再以乙醇棉球以同法涂擦手指，稍干后在另一区琼脂表面轻轻按指印。做好标记，置 37℃ 温箱培养 24h，观察并记录结果，比较消毒前与消毒后两区菌落数的多少。

(四)抗生素对细菌的作用

以无菌棉拭蘸取已制备好的待检菌液，并在管壁内侧拧压几次，均匀涂布接种于 M-H 琼脂表面。需涂布三次，每次将平板旋转 60°，最后沿平板内侧缘涂抹一周，盖上平皿盖，置室温干燥 3～5min 后用无菌镊子将各个含药纸片贴于含菌琼脂表面。纸片应贴得均匀，各纸片中心距离不小于 24mm。纸片距平皿内缘应大于 15mm。直径 90mm 的平皿可贴 6 张纸片。纸片贴平后避免移动，因为有些纸片上药物立即就可扩散于琼脂内。平皿经室温放置数分钟后在 15min 内放 35℃ 温箱培养，18～24h 后读取结果。

结果判定：培养后取出平板，测量抑菌环的直径。抑菌环的边缘以肉眼见不到细菌明显生长为限。有的菌株可出现蔓延生长，进入抑菌环，磺胺药在抑菌环内会出现轻微生长，这些都不作为抑菌环的边缘（实践项目图 1）。

按抑菌环直径判断细菌对药物的敏感性，应依据实践项目表 2 所提供的解释标准报告敏感、中介度或耐药。

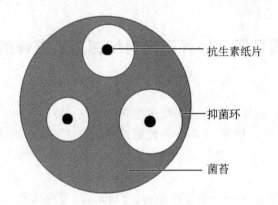

抗生素纸片

抑菌环

菌苔

实践项目图1　药物敏感试验结果

敏感：表示常规剂量的测定药物在体内所达到的浓度能抑制或杀灭待测菌的结果。

中介度：不是敏感性的度量，这一范围作为"缓冲域"，以防止由微小的技术因素失控导致的结果偏差。因而其临床意义是不确定的，一般不应作临床报告。对于K-B法测得的结果在中介度范围内的药物，如果没有其他替代品，使用前应做定量药敏试验（测定其MIC）以确证其敏感性。

耐药：表示常规剂量的测定药物在体内达到有效浓度时不能抑制待测菌生长的结果。

实践项目表2　抑菌环直径及其相应的最低抑菌浓度解释标准

抗菌药物 与细菌	纸片 含药量	抑菌环直径(mm)				相应 MIC(μg/ml)	
		耐药	中介度	中度敏感	敏感	耐药	敏感
阿米卡星	30μg	≤14	15～16	—	≥17	≥32	≤16
氨苄西林							
测肠杆菌	10μg	≤11	12～13	—	≥14	≥32	≤8
测葡萄球菌	10μg	≤28	—	—	≥29	β-内酰胺酶	<0.25
测其他细菌	20/10μg	≤13	14～17	—	≥18	≥32/16	≤8/4
复方阿莫西林	20/10μg						
测嗜血菌属		≤19	—	—	≥20	—	≤4/2
测其他细菌		≤13	14～17	—	≥18	≥32/16	≤8/4
苯咪唑西林							
测假单胞菌	75μg	≤14	15～17	—	≥18	≥256	≤64
羧苄西林	100μg						
测肠杆菌	100μg	≤17	18～22	—	≥23	≥32	≤16
测假单胞菌	100μg	≤13	14～16	—	≥17	≥512	≤128
头孢羧唑	30μg	≤14	15～17	—	≥18	≥32	≤8
头孢唑林	30μg	≤14	15～17	—	≥18	≥32	≤8
头霉素	30μg	≤14	15～17	—	≥18	≥32	≤8
先锋霉素	75μg	≤15	—	16～22	≥21	≥64	≤16
头孢噻肟	30μg	≤14	—	15～22	≥23	>64	<8

续表

抗菌药物与细菌	纸片含药量	抑菌环直径（mm）				相应 MIC（μg/ml）	
		耐药	中介度	中度敏感	敏感	耐药	敏感
头孢噻吩	30μg	≤14	15～17	—	≥18	≥32	≤8
氯霉素	30μg	≤12	13～17	—	≥18	≥25	≤12.5
噌噁星	100μg	≤14	15～18	—	≥19	≥64	≤16
克林霉素	2μg	≤14	15～16	—	≥17	≥2	≤1
多西环素	30μg	≤12	13～15	—	≥16	≥16	≤4
红霉素	15μg	≤13	13～15	—	≥18	≥8	≤2
庆大霉素	10μg	≤12	13～14	—	≥15	≥8	≤4
卡那霉素	30μg	≤13	14～17	—	≥18	≥25	≤6
甲氧苯青霉素							
测葡萄球菌	5μg	≤9	10～13	—	≥14	—	＜3
硫苯咪唑青霉素	75μg	≤12	13～15	—	≥16	≥256	≤64
米诺环素	30μg	≤14	15～18	—	≥19	≥16	≤4
头孢羟羧氧酰胺	30μg	≤14	—	15～22	≥23	≥64	≤8
萘夫西林							
测葡萄球菌	1μg	≤10	11～12	—	≥13	—	≤1
萘啶酸	30μg	≤13	14～18	—	≥19	≥32	≤12
乙酰西梭霉素	30μg	≤12	13～14	—	≥15	≥32	≤8
呋喃妥因	300μg	≤14	15～16	—	≥17	≥100	≤25
苯唑西林							
测葡萄球菌	1μg	≤10	11～12	—	≥13	—	≤1
测肺炎链球菌的青霉素敏感性	1μg	≤19	—	—	≥20	—	0.06
青霉素							
测葡萄球菌	10U	≤28	—	—	≥29	β-内酰胺酶	≤0.1
测淋病奈瑟菌	10U	≤19	—	—	≥20	β-内酰胺酶	≤0.1
测肠球菌	10U	≤14	—	10～13	≥15	16	—
测其他革兰阳性球菌	10U	≤19	—	20～27	≥28	4	＜2
哌拉西林	100μg	≤14	15～17	—	≥18	≥256	≤64
链霉素	10μg	≤11	12～14	—	≥15	—	—
磺胺	250 或 300μg	≤12	13～16	—	≥17	≥350	≤100
四环素	30μg	≤14	15～18	—	≥19	≥16	≤4
替卡西林	75μg	≤11	12～14	—	≥15	≥128	≤64
甲氧苄啶	5μg	≤10	11～15	—	≥16	≥16	≤4
复方磺胺	1.25/23.75μg	≤10	11～15	—	≥16	≥8/152	≤2/38
妥布霉素	10μg	≤12	13～14	—	≥15	≥8	≤4
万古霉素	30μg	≤9	10～11	—	≥12	—	≤5

（五）常用消毒灭菌器和滤菌器的介绍

1. 高压蒸汽灭菌器是应用最广、效果最好的灭菌器。适用于耐高温、耐潮湿的各种物品，如培养基、敷料、手术器械、注射用液体及玻璃器皿等。高压蒸汽灭菌器有立式、卧式、手提式等多种类型,其构造原理基本相同。

高压蒸汽灭菌器是一个全密封,耐高压的双层金属构件,附带加水阀、放水阀、排气阀、安全阀、压力表等装置。当以某种方式对高压蒸汽灭菌器加热时,水沸腾产生蒸汽、压力升高,水的沸点也升高,使器内温度升高到 100℃ 以上,保持一定时间,即可达到灭菌的目的。

高压蒸汽灭菌器的使用方法与注意事项:先向灭菌器内加水,把所需灭菌的物品放入器内(不要放得太满),盖好盖并将螺丝拧紧,打开排气阀开始加热。水沸腾后,排气阀开始排出气体,待容器内冷空气全部排出,持续排热蒸汽时,关闭排气阀。此时器内压力逐渐上升,待压力表显示压力达到 1.03×10^5 Pa 时,此时温度为 121.3℃。通过调节热源或放气阀,维持此压力下 15~30min,可达到灭菌目的。灭菌完毕,关闭热源,待压力下降到零时,打开排气阀,方可开盖取物。

2. 干烤箱,干烤箱是双层金属板制成的箱子,中间充以石棉,箱底有热源(电热丝或远红外灯管),并附有温度计和自动调节温度、时间的装置。灭菌时,加热于箱内空气,使温度升高,达到灭菌目的。主要适用于耐高温、不耐潮的物品,如玻璃器皿、油剂、粉剂等的灭菌。用时将需灭菌的物品经清洗和晾干之后整齐摆于箱内(不宜过挤),关闭箱门,通电,待温度升到160~170℃,维持 2h 即可。温度不可过高,如超过 180℃,棉塞和包装纸会被烤焦甚至燃烧。灭菌完毕,关闭电源,待温度自然下降到 50℃ 以下再开门取物。严禁在高温中开门取物,以免烫伤。

【注意事项】

1. 紫外线光源与被消毒物品之间的距离应在 1m 之内。

2. 实验者不能长时间暴露于紫外光源下,避免皮肤和黏膜的损伤。

【实践报告】

1. 记录消毒剂对细菌的作用结果,简述碘液、乙醇的杀菌机制及临床上的主要应用。

2. 记录紫外线对细菌的作用结果,简述紫外线杀菌机制以及临床上的主要应用等。

3. 记录热力对细菌的作用结果,简述热力对哪种试验菌有作用,对哪种无作用? 为什么?

4. 记录药物敏感试验结果并进行结果分析,指出其临床意义。

实践项目五　病原生物检查

【实践目的】

1. 熟悉常见病原菌的形态及染色特性。

2. 了解肠道杆菌的培养特性,熟悉病原性球菌的培养特性及鉴定方法。

3. 熟悉常用梅毒螺旋体血清学检测方法及意义。

【实践试剂与器材】

1. 常见病原性球菌、肠道杆菌、非发酵菌等的菌种及其示教标本片。

2. 普通琼脂培养基、血琼脂培养基、巧克力色培养基、SS 培养基、伊红亚甲蓝培养基等及其培养物、兔血浆等。

3. USR、RPR 或 TRUST 试剂盒。

4. 钩端螺旋体、皮肤丝状菌、白假丝酵母菌、隐球菌等玻片标本;寄生虫大体标本等。

【实践内容与步骤】

(一)常见致病菌形态及培养物观察(示教)

1. 常见致病菌形态镜下观察

(1)病原性球菌形态观察:葡萄球菌、链球菌、肺炎链球菌、脑膜炎奈瑟菌、淋病奈瑟菌的形态和染色特性观察。

(2)肠道杆菌形态观察:大肠埃希菌、伤寒沙门菌、志贺菌、变形杆菌的形态和染色特性观察。

(3)霍乱弧菌、白喉棒状杆菌、结核分枝杆菌的形态、染色特性观察。

2. 培养物观察

(1)葡萄球菌:在普通琼脂平板上形成中等大小、圆形凸起、表面光滑、边缘整齐不透明菌落[光滑型菌落(S 型),以下同],并可产生不同的脂溶性色素。如金黄色葡萄球菌产生金黄色色素,表皮葡萄球菌产生白色色素。

在血琼脂平板上,除了形成光滑型菌落及明显的色素外,金黄色葡萄球菌还可产生明显的溶血环,而表皮葡萄球菌等则无溶血环。

(2)链球菌:在血琼脂平板上形成细小、灰白色的菌落,菌落周围出现不同的溶血情况。如甲型链球菌菌落周围出现草绿色溶血环(α 溶血),乙型溶血性链球菌菌落周围出现大而透明的溶血环(β 溶血)。

(3)大肠埃希菌:在肠道选择性培养基 SS、伊红亚甲蓝培养基上,因为能分解乳糖,所以形成中等大小、红色、光滑型菌落(SS 培养基上)或紫黑色具有金属光泽、大而隆起、不透明的菌落(伊红亚甲蓝培养基上)。

(4)沙门菌:在 SS 和伊红亚甲蓝培养基上,因不能分解其中的乳糖,所以形成中等大小、无色半透明的光滑型菌落。产生 H_2S 的细菌在 SS 培养基上形成中心带黑色的菌落。

(5)志贺菌:也不能分解乳糖,在 SS 等肠道选择性培养基上也是形成中等大小、无色半透明的菌落。

(二)血浆凝固酶试验(操作)

1. 原理　金黄色葡萄球菌能产生血浆凝固酶(结合型或游离型),可使血浆中纤维蛋白原变为不溶性纤维蛋白,附着于细菌表面,在玻片上形成凝块;也可使试管中血浆发生凝固。

2.方法(玻片法)　取未稀释的兔血浆和生理盐水各一滴分别滴在载玻片两端,挑取金黄色葡萄球菌菌落少许分别与它们混合,立即观察结果并分析。2min内如兔血浆中出现颗粒状凝集而生理盐水中呈均匀浑浊即为阳性;兔血浆和生理盐水中都呈均匀浑浊则为阴性。此法测定的是结合型凝固酶。

(三)梅毒血清学试验(操作)

梅毒螺旋体血清检查:包括非螺旋体抗原试验和螺旋体抗原试验。前者作为筛选试验应用广泛。具体方法有不加热血清反应试验(USR):快速血浆反应试验和梅毒甲苯胺红不加热血清试验(TRUST)等。现以 TRUST 定性试验为例加以说明。

(1)分别吸取 50 μl 梅毒阳性对照和阴性对照均匀铺加在纸卡的两个圆圈中。

(2)取待检血清或血浆 50 μl 置于纸卡的另一圆圈中。

(3)用专用滴管及针头垂直分别滴加 TRUST 试剂 1 滴于上述血清及阴、阳性对照中。

(4)按每分钟 100 转摇动 8min,肉眼观察结果。

结果判断:

①阳性反应:可见中等或较大的红色凝聚物。

②弱阳性反应:可见较小的红色凝集物。

③阴性反应:可见均匀的抗原颗粒而无凝聚物。

(四)其他病原生物的形态观察(示教)

1.病原性螺旋体形态观察　经镀银染色后钩端螺旋体呈棕褐色,一端或两端弯成钩状。梅毒螺旋体也呈棕褐色,特征是小而纤细,菌体直硬,两端尖直。

2.真菌形态结构的观察

(1)皮肤丝状菌形态结构观察:如石膏样小孢子菌在高倍镜下可见呈纺锤形的大分生孢子。菌丝呈球拍状,梳状或结节状。

(2)白假丝酵母菌形态观察:白假丝酵母菌为单细胞真菌,菌体圆形,卵圆形。细胞出芽伸长而形成假菌丝,在假菌丝顶端可见大而圆的厚膜孢子,此为白假丝酵母菌重要的形态特征。

(3)新生隐球菌形态观察:新生隐球菌为圆形的酵母型菌,外围有荚膜,一般染色法不被着色,用墨汁做负染色后可见在黑色的背景中有圆形或卵圆形的透亮菌体,内有芽生细胞。

3.肉眼观察下列标本

(1)蛔虫、蛲虫和鞭虫三种寄生虫的雌、雄成虫大体标本。

(2)丝虫成虫大体标本。

(3)十二指肠钩口线虫、美洲板口线虫雌雄成虫大体标本。

(4)钩虫叮咬肠黏膜上大体标本。

(5)华支睾吸虫、卫氏并殖吸虫、布氏姜片吸虫、日本血吸虫成虫大体标本。

(6)华支睾吸虫寄生在肝胆管内大体标本。

(7)卫氏并殖吸虫寄生在肺大体标本。

(8)日本血吸虫寄生在肠系膜静脉内大体标本。

(9)吸虫的中间宿主和植物媒介:豆螺、沼螺、扁卷螺、川卷螺、钉螺、石蟹、蝲蛄、麦穗鱼、淡水虾、荸荠、菱角、茭白等大体标本。

(10)猪带绦虫成虫、囊尾蚴大体标本。

(11)"米猪肉"大体标本。

(12)棘球蚴肝大体标本。

【注意事项】

1. 观察示教片时要注意观察细菌的形状、大小、排列、染色特性等。

2. 梅毒血清学试验在23～29℃条件下进行,TRUST试剂使用前应充分摇匀。本试验系非特异性反应,需结合临床进行综合分析,必要时需做梅毒螺旋体抗体特异性试验。

【实践报告】

1. 观察示教片并作图,记录常见病原生物的形态与染色性。

2. 记录并分析血浆凝固酶试验结果。

3. 记录梅毒血清学试验结果,并说明为什么。

4. 记录人体寄生虫的成虫标本、中间宿主标本名称并指出相应的感染阶段。

实践项目六　免疫实验

【实践目的】

1. 熟悉玻片凝集试验的方法和结果分析。

2. 了解沉淀试验的基本原理、操作方法及结果评价。

3. 了解酶联免疫吸附试验的基本过程及临床意义。

4. 熟悉斑点免疫层析试验的原理,了解其操作过程和临床意义。

【实践试剂与器材】

1. 伤寒杆菌 18～24h 培养物、1:10 稀释伤寒杆菌诊断血清、生理盐水、载玻片、接种环、酒精灯等。

2. 羊抗人 IgG 诊断血清、人免疫球蛋白工作标准(IgG 含量 10mg/ml)、琼脂糖或琼脂粉、生理盐水、叠氮钠、打孔器、载玻片等。

3. 快速 ELISA 法检测 HBsAg 试剂盒、待测人血清、水浴箱。

4. 孕妇尿、"一步金法"早早孕妊娠诊断纸条等。

【实践内容与步骤】

一、凝集反应(操作)

颗粒性抗原与相应抗体在适宜条件下发生反应,出现肉眼可见的凝集现象,称为凝集反应。有直接法和间接法两种。直接凝集反应有玻片法和试管法;依据载体不同,间接凝集反应有血凝反应,胶乳凝集反应等。

(一)直接凝集反应——玻片凝集试验

1. 于洁净载玻片的一端加生理盐水一滴,另一端加伤寒杆菌诊断血清一滴。

2. 将接种环在酒精灯火焰上烧灼灭菌,冷却后取少许伤寒杆菌培养物分别涂于生理盐水和诊断血清中,充分研匀,并灭菌接种环。

3. 室温下静置数分钟观察结果。

[结果和评价]

生理盐水对照不发生凝集,为均匀浑浊的乳状液。在诊断血清中细菌与相应血清中的抗体反应会出现肉眼可见的白色凝集块,为阳性结果,如与对照相同则为阴性。

[注意事项]

1. 伤寒杆菌为肠道致病菌,在实验中务必严格无菌操作。

2. 在载玻片两端涂布细菌时,注意一定要先在生理盐水中涂布,后在诊断血清中涂布,以免将血清误带入生理盐水中。

3. 试验后的细菌仍有传染性,应将载玻片放入消毒缸内。

(二)间接凝集试验

将可溶性抗原制备成颗粒性抗原与其相应的抗体相结合而发生凝集现象。称为间接凝集试验。根据载体不同可分为间接血凝试验和胶乳凝集试验等。如将抗原吸附于载体上来检测抗体,称为"正向间接凝集试验";若将抗体吸附于载体上来检测抗原则称为"反向间接凝集试验"。

本次试验以胶乳凝集法检测类风湿因子为例。

1. 待测血清、阳性血清、阴性血清分别用生理盐水做 1:20 稀释,备用。

2. 在黑色反应板上取 3 个格,用毛细滴管分别加稀释待测血清、阳性血清、阴性血清各 1 滴(约 50 μl),然后每格加入 IgG 致敏胶乳试剂 1 滴。

[结果和评价]

在反应板上用牙签充分混匀后,连续摇动 2～3min,观察结果。胶乳颗粒凝集且液体澄清者为阳性反应,胶乳颗粒不凝集仍保持均匀胶乳状者为阴性反应。

二、沉淀试验——琼脂扩散试验(示教)

(一)单向琼脂扩散试验结果观察

将一定量抗体混匀于琼脂凝胶并铺于载玻片上,凝胶挖孔后将抗原加入孔中,抗原在向四周扩散的过程中与凝胶中的抗体发生反应,在抗原与抗体比例合适处出现白色沉淀环。沉淀环直径的大小与孔中的抗原浓度成正比,可从已知的标准曲线上查出待检标本中抗原的含量。

1. 琼脂准备　吸取已溶化琼脂 59ml 于三角烧瓶中,置 56℃ 水浴保温,将预温的羊抗人 IgG 诊断血清 1ml 与琼脂充分混合,继续保温于 56℃ 备用。

2. 制板　取混有抗血清的琼脂液 4.5ml 浇注于载玻片上,注意浇板要均匀、平整、无空泡,布满整张载玻片。

3. 打孔　待琼脂凝固后,用打孔器打孔,孔径 3mm,孔距 10～12mm。用针头挑去琼脂芯。

4. 加样　将待检血清用生理盐水做 1:40 稀释,用微量加样器取稀释血清 10μl 加入相应试验孔中,若同时测定多个标本,应做好标记。

另外,取免疫球蛋白工作标准 1 支加 0.5ml 蒸馏水溶解,用生理盐水稀释成如下浓度:1:10、1:16、1:20、1:32、1:40,分别加入另一套孔中,每孔中加 10μl,用于制备标准曲线(注:工作标准稀释度可根据试剂盒要求定)。

5. 扩散　将加样完毕的琼脂放于湿盒中,置室温或 37℃ 24h 后观察结果。

6. 绘制标准曲线　以各种稀释度工作标准的沉淀环直径作为横坐标,相应孔中 IgG 含量为纵坐标,在半对数纸上绘制标准曲线。

[结果和评价]

精确测量各试验孔沉淀环的直径,如果沉淀环不太圆,则取最大直径和最小直径的平均值。从标准曲线上查得相对应的 IgG 含量,乘以稀释倍数,即为待检血清中 IgG 的实际含量。

[注意事项]

1. 浇制琼脂板的注意事项同前。

2. 每批实验均应同步绘制标准曲线。

3. 琼脂溶化后置水浴保温时,温度不可超过 56℃,否则会使抗体变性;温度也不可过低,否则琼脂凝固而不能浇板。

(二)双向琼脂扩散试验结果观察

相应的抗原与抗体。在琼脂凝胶板上的相应孔内,分别向周围自由扩散。在抗原和抗体孔之间,扩散的抗原与抗体相遇而发生特异性反应,并于两者浓度比例合适处形成肉眼可见的白色沉淀线。沉淀线的形状、位置、与抗原和抗体的浓度、扩散速度相关。

1. 制板　用粗孔吸管吸取溶化的浓度为 15 g/L 的琼脂凝胶 4.5 ml,浇注于普通洁净载玻片上,要均匀、平整、无气泡,布满整张玻片。

2. 打孔　待琼脂板凝固后,用直径 3 mm 的打孔器打孔,孔间距为 4～5 mm。临床常用的孔型为梅花形,中间为抗体孔,四周等距排列 6 个抗原孔。

3. 加样　用微量加样器向中央孔加入抗体(羊抗人 IgG 诊断血清,约 10 μl),向四周孔加入待测抗原,其中第 1、4 孔加入阳性对照血清,第 2、3、5 孔分别加入不同的待检血清,第 6 孔加生理盐水做对照。

4. 扩散　将加好样的琼脂板水平放入湿盒中,置室温(20℃以上)或 37℃温箱,18h 后观察结果。

[结果和评价]

如凝胶中央孔与四周孔两孔之间呈现白色沉淀线,说明抗原与抗体相对应。若抗原与抗体只含单一的对应成分,则形成一条沉淀线;若含有多种成分,可形成多条沉淀线。

(三)对流免疫电泳试验结果观察(示教)

(四)火箭免疫电泳试验结果观察(示教)

三、免疫酶标记技术——酶联免疫吸附试验(操作)

酶联免疫吸附试验(ELISA)是一种固相酶免疫测定技术。先将抗体或抗原包被到某种固相载体表面,与待测样品中的抗原或抗体发生反应,再加入酶标抗体与免疫复合物结合,最后加入酶反应底物,根据底物被酶催化产生的颜色或其吸光度(A)值的大小进行定性或定量分析。该试验有双抗体夹心法、间接法、双位点一步法、竞争法和捕获法等多种方法。

本试验以双抗体夹心法测定 HBsAg 为例,要求熟悉免疫标记技术的基本原理和方法,了解酶联免疫吸附试验的基本过程及临床应用。

1. 包被　即把 HBsAb 吸附在塑料凹孔表面,使之固相化。目前厂商多提供预包被反应板,此步骤可省略。

2. 加血清　将待测血清和阳性、阴性对照血清分别加入各凹孔内,每孔 50μl,是否孵育和洗板按试剂盒要求。

3. 加酶标抗体　按试剂盒要求加入 HBs-Ab HRP 50μl 于各孔内。

4. 孵育　置 37℃恒温箱内 30min。

5. 洗板　甩去孔内液体,拍干并加满清洗液,放置 15～20s 后甩去,拍干。重复洗 5 次。

6. 显色　每孔加 TMB 底物显色剂 A 和 B 各 50μl,封板,置 37℃ 恒温箱,避光显色 15min。

7. 终止　每孔加终止液 50μl,混匀,终止反应,并在 20min 内完成比色。

[结果和评价]

1. 肉眼判定　明显显色者为阳性,反之为阴性。

2. 酶标仪测定　采用比色法测定结果,选波长 450nm,空白孔校零,用酶标仪对每孔进行比色,并记录 OD 值。样品孔 OD 值≥阴性对照孔 OD 平均值×2.1 时,该孔样品 HBsAg 为阳性;反之,为阴性。

四、免疫金标记技术——斑点免疫层析试验(操作)

斑点免疫层析试验(DICA)又称"一步金法"。以测定尿 HCG 为例,采用双抗体夹心法。将抗 HCG 单抗和抗小鼠 IgG 抗体分别固化于 NC 膜上。形成测试斑点线和质控参照斑点线。抗 HCG 免疫金结合物干片紧贴 NC 膜下端,试纸条两端附有吸水材料,当试纸条下端吸取标本后,液体向上端渗移,流经干片时,标本中 HCG 与免疫金结合物形成复合物,复合物沿 NC 膜的毛细微孔向前渗移至测试线时,形成双抗体夹心复合物,出现红色反应线条,剩余免疫金结合物继续渗移至质控参照线,与抗小鼠单抗结合呈现出红色质控线条。多余液体继续向前渗移至试纸条上端和吸水物。

将试纸条下端标志部浸入尿液中 10s 左右,取出后平放,置室温下 3min,目测观察结果。

[结果和评价]

若出现 2 条紫红色线为 HCG 阳性(妊娠),若只出现质控参照线显示紫红色为阴性(未妊娠)。

此法检测 HCG 的灵敏度为 50mU/ml。

[注意事项]

应避免试纸条一端浸入尿液过深或过浅,浸入时间过长或过短也影响试验结果。

[临床意义]

1. 孕妇妊娠 1 周后,尿中可出现较多 HCG,均可呈阳性反应,达到妊娠早期诊断的目的。

2. 绒毛膜上皮癌,水泡状胎块和睾丸畸胎瘤患者的尿中 HCG 可明显增高,故也可呈阳性反应,但结合临床能予以鉴别。

五、常用生物制品观察(示教)

示教用于疾病预防、治疗和诊断的生物制品。

1. 活疫苗　卡介苗(BCG)、脊髓灰质炎疫苗、麻疹疫苗、风疹疫苗等。

2. 死疫苗　百日咳菌苗、乙脑疫苗、狂犬病疫苗、钩端螺旋体疫苗等。

3. 联合疫苗　百白破三联疫苗等。

4. 亚单位疫苗　血源性乙肝疫苗、流感杆菌多糖疫苗、脑膜炎奈瑟菌多糖疫苗等。

5. 基因工程疫苗　HBsAg 基因工程疫苗等。

6. 类毒素　白喉类毒素、破伤风类毒素等。

7. 抗毒素　白喉抗毒素、破伤风抗毒素等。

8. 抗病毒血清　抗狂犬病毒免疫血清等。

9. 丙种球蛋白制剂　人血清丙种球蛋白、胎盘球蛋白等。

10. 免疫增强剂　转移因子、干扰素、IL-2、胸腺素等。

11. 诊断血清　伤寒 O、H 诊断血清、志贺菌诊断血清等。

12. 诊断抗原　伤寒 O 菌液,伤寒、副伤寒 H 菌液等。

[实践报告]

1. 记录并分析玻片凝集试验的结果。

2. 记录琼脂扩散试验的结果。

3. 记录 ELISA 法测定 HBsAg 的操作步骤及结果,并对待测标本结果进行分析。

4. 记录待测尿液标本斑点免疫层析试验结果并对结果进行分析。

5. 记录示教的生物制品名称及其用途。